心血管

临床光学相干断层成像技术

主　编　于　波　葛均波　韩雅玲　霍　勇
副主编　刘　斌　侯静波　陈韵岱　徐　波

人民卫生出版社

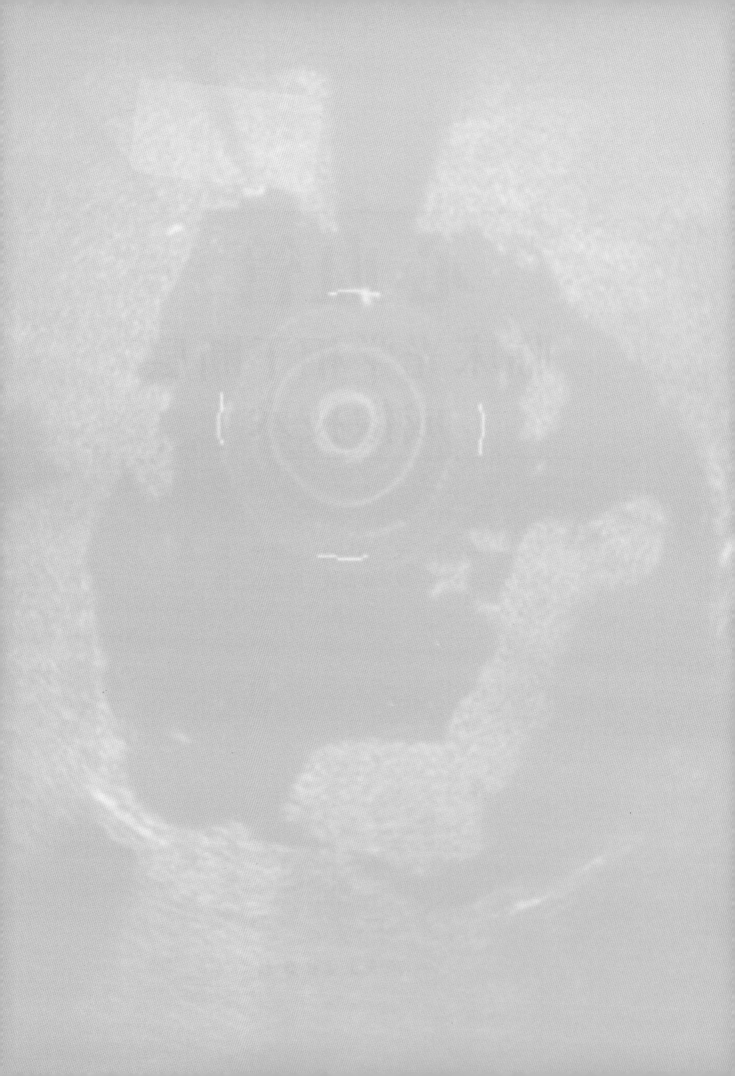

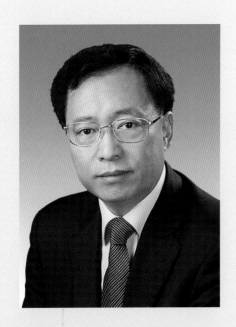

于波

教授，主任医师，博士生导师，美国心脏病学院院士

哈尔滨医科大学附属第二医院心血管病医院院长兼心内科主任；哈尔滨医科大学附属第二医院内科学教研室主任

中华医学会心血管病学分会副主任委员

中国医师协会心血管内科医师分会副会长

中国胸痛中心认证工作委员会副主任委员

心肌缺血省部共建教育部重点实验室主任

国家医学考试中心心血管内科专科医师准入考试专家委员会专业组副组长

原卫生部医政司心血管疾病介入诊疗技术管理专家工作组成员

原卫生部冠心病、先心病、心律失常介入诊疗培训基地主任及培训导师

黑龙江省心血管内科医疗质量控制中心主任；黑龙江省医学会心血管病学分会主任委员；黑龙江省医师协会心血管内科专业委员会主任委员

主编简介

● 从医三十余年，主要从事心脏病介入诊断及治疗，尤其是腔内影像学在动脉粥样硬化发生机制及易损斑块检测方面的临床及基础研究，以及心脏移植免疫监测及治疗等方面的研究。 在国内率先开展三十余项介入新疗法，应用不开胸微创的介入方法诊断及治疗多种心脏病

● 牵头"国家重大科研仪器研制项目"1 项、国家"十三五"慢病重点专项 1 项；主持国家自然科学基金课题 5 项，其中重点项目 1 项

● 发表文章 338 篇，其中 SCI 收录 197 篇，累计影响因子 850.154，其中最高影响因子 23.425；主编专著 1 部，牵头及参与行业内指南、共识的制定 10 项

● 获国家科学技术进步奖二等奖 1 项、中华医学科技奖一等奖 1 项，华夏医学科技奖一等奖 1 项，教育部自然科学奖二等奖 1 项，省级奖 7 项；发明专利 7 项

● 被评为"全国卫生计生系统先进工作者""全国模范教师"，享有国务院政府特殊津贴，获第八届中国医师奖、中国研究型医院杰出中青年人才奖及首届国家名医高峰论坛"国之名医·优秀风范"称号

● 被评为黑龙江省劳动模范、黑龙江省优秀中青年专家、"龙江学者"特聘教授、黑龙江省内科学及心血管内科学学科带头人，所带领的哈尔滨医科大学心血管疾病诊疗创新研究团队入选黑龙江省"头雁"团队

● 担任《中国介入心脏病学杂志》《美国心脏病学学院心血管介入杂志（中文版）》（*JACC cardiovascular intervention*）等国内外十余种期刊的编委、副主编及特约审稿人

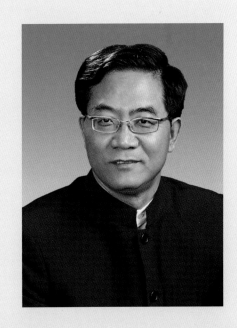

葛均波

教授，主任医师，博士生导师，长江学者

中国科学院院士

复旦大学附属中山医院心内科主任，上海市心血管临床医学中心主任，上海市心血管病研究所所长

安徽省立医院院长，复旦大学生物医学研究院院长，复旦大学泛血管医学研究院院长，复旦大学教育发展基金会泛血管基金理事长

中国医师协会心血管内科医师分会会长

中国心血管健康联盟主席

"心血管介入治疗技术与器械"教育部工程研究中心主任

美国心血管造影和介入学会理事会理事

美国心脏病学会国际顾问委员会委员

世界心脏联盟常务理事

主编简介

● 从事心血管疾病临床和科研工作 30 余年，长期致力于冠状动脉疾病诊疗策略的优化与技术革新

● 在血管内超声技术、新型冠状动脉支架研发、复杂疑难冠状动脉疾病介入策略、冠状动脉疾病细胞治疗等领域取得一系列成果

● 作为项目负责人，先后承担了 20 余项国家和省部级科研项目，包括："十三五"国家重点研发计划项目、国家杰出青年科学基金、国家自然科学基金委员会创新研究群体科学基金、国家高技术研究发展计划（863 计划）、"十一五"国家科技支撑计划、"211 工程"重点学科建设项目、"985 工程"重点学科建设项目、卫生部部属（管）医院临床学科重点项目、上海市重中之重临床医学中心建设项目等

● 参与多项国际多中心临床研究项目，包括：THEMIS 研究、COMPASS 研究、RELAX-AHF-2 研究、BEAUTIFUL 研究、PARAGON-HF 研究、DAPA-HF 研究等

● 作为通讯作者发表 SCI 或 SCI-E 收录论文 330 余篇

● 作为第一完成人获得国家科学技术进步奖二等奖、国家技术发明奖二等奖、教育部科学技术进步奖一等奖、中华医学科技奖二等奖、上海市科学技术进步奖一等奖等科技奖项十余项

● 获得全国五一劳动奖章、白求恩奖章，享有国务院政府特殊津贴，获谈家桢生命科学奖、树兰医学奖，被授予"上海市科技精英"、2019 年"最美医生"等荣誉称号

● 主编英文专著 1 部、中文专著 19 部。担任人民卫生出版社出版的《内科学》（第 8 版、第 9 版）教材及《实用内科学》（第 15 版）主编，*Cardiology Plus* 主编、*Herz* 副主编

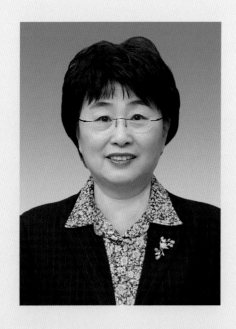

韩雅玲

教授，主任医师，博士生导师

中国工程院院士

中国人民解放军北部战区总医院终身荣誉院长

中国人民解放军北部战区总医院全军心血管病研
究所所长

中国人民解放军北部战区总医院心血管内科主任

全军心血管急重症救治重点实验室主任

中华医学会心血管病学分会主任委员

中国医师协会心内科医师分会名誉会长

中国医学科学院首届学部委员

中国共产党第十六次全国代表大会代表

中国人民政治协商会议第十一届至第十三届全国
委员会委员

❦ 主编简介 ❧

● 从事复杂危重冠心病的临床治疗、教学与研究工作 40 余年

● 在复杂冠状动脉病变介入治疗、急性心肌梗死救治及个体化抗血栓治疗等方面完成了大量开创性工作，显著降低了危重冠心病的病死率，为提高我国危重复杂冠心病救治水平做出了重要贡献

● 承担国家自然科学基金重点项目、"重大新药创制"科技重大专项"创新药物研究开发技术平台建设"项目、"十二五"国家科技支撑计划项目、国家"十三五"慢病重点专项等 30 余项科研课题

● 以第一完成人获得国家科学技术进步奖二等奖 2 项、何梁何利基金科学与技术进步奖 1 项、军队及省部级一等奖 15 项。主持 30 余项多中心临床研究

● 以第一作者或通讯作者发表论文 900 余篇，其中在 *JAMA*、*JACC* 等 SCI 期刊发表 200 余篇

● 获得"全国优秀科技工作者""全国'三八'红旗手""当代发明家""白求恩式好医生"等荣誉称号，获第十届"发明创业奖·人物奖"特等奖，享有国务院政府特殊津贴

● 荣立一等功、二等功各 1 次，三等功 8 次

● 担任《中华心血管病杂志》总编辑，*Circulation* 等国内外十余种期刊的编委、副主编

● 主编专著 27 部，主持发表心血管病诊治相关指南、共识及专家建议 12 项

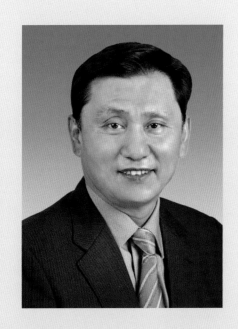

霍勇

教授，主任医师，博士生导师，美国心脏病学院院士

北京大学第一医院心内科及心脏中心主任

中国医师协会胸痛专业委员会主任委员

中国胸痛中心认证工作委员会主任委员

中国心血管健康联盟副主席

心血管健康（苏州工业园区）研究院院长

亚太心脏协会主席

世界华人医师协会副会长

世界华人心血管医师协会会长

主编简介

- 作为我国心血管疾病领域的领军人物，积极推动中国心血管疾病介入诊疗技术的普及、规范和发展，取得了业界公认的成就和声誉

- 在国家心脑血管疾病防治，尤其是创新型的 H 型高血压和脑卒中预防、急性心肌梗死救治体系和胸痛中心建设方面做出突出贡献

- 主持全国心血管病专业医疗质量控制和专科医师培训与认证体系建设

- 牵头制定多项国家疾病诊疗标准和心血管专业的指南和共识 30 余项

- 先后主持多项"十一五""十二五""十三五"国家级课题、33 项国内外创新药物临床研究

- 在 *JAMA* 等顶级国际学术期刊发表 SCI 文章 219 篇；发表中文文章 484 篇

- 获国家科学技术进步奖二等奖（2013 年、2016 年）、华夏医学科技奖一等奖（2012 年、2016 年）、教育部高等学校科学研究优秀成果奖·科学技术进步奖一等奖（2016 年）、第十三届吴阶平—保罗·杨森医学药学奖（2012 年）、吴阶平医药创新奖（2012 年）、中国人民解放军总后勤部 2012 年度科学技术进步奖一等奖等多个奖项，享有国务院政府特殊津贴

- 获得 6 项国家级发明专利，主编学术专著 68 部

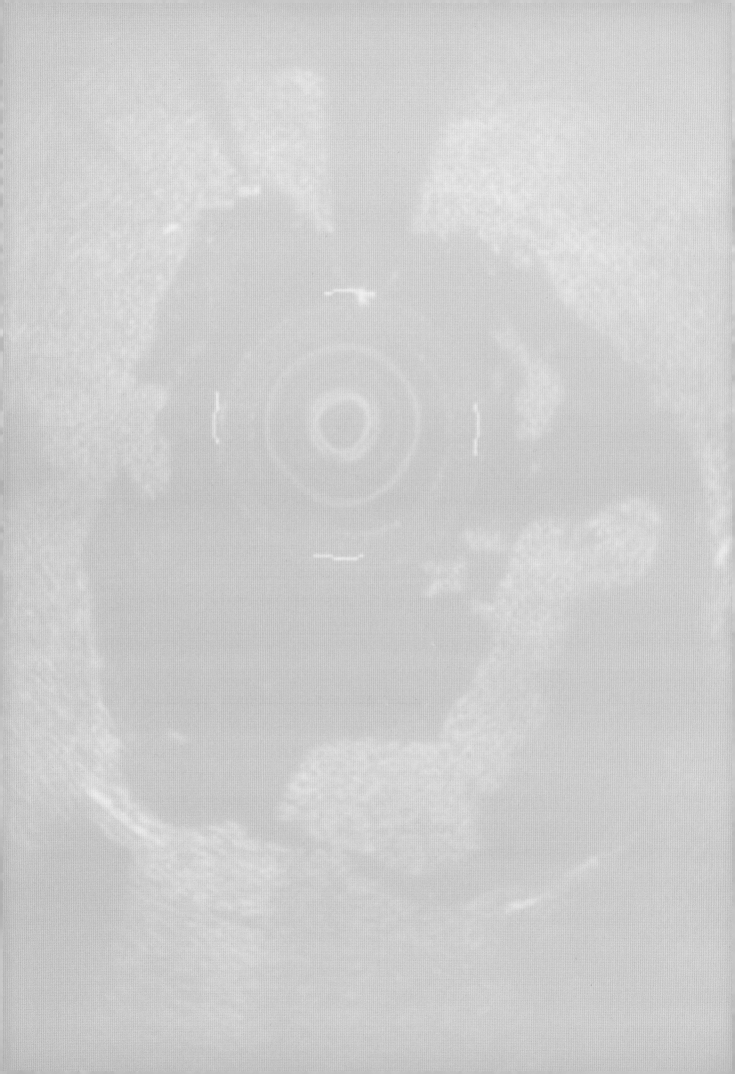

序

　　冠心病是全球疾病中引发患者死亡的首要原因，经皮冠状动脉介入术（percutaneous coronary intervention，PCI）是冠心病治疗的重要手段。 近20年来，我国冠心病介入事业飞速发展，2017年我国接受PCI的患者数量高达75.3万例，其中急性冠状动脉综合征占80%。 冠状动脉光学相干断层成像（optical coherence tomography，OCT）技术是一种分辨率高达10μm的光学诊断技术，能够精确评估冠状动脉结构、明确动脉粥样硬化病变特征，并与病理检查高度一致，被称为"光学活检"。 OCT能够明确哪些易损斑块更容易破裂并引起急性临床事件，判断急性冠状动脉事件的罪犯病变特征，避免"一刀切"的治疗方式。 OCT在冠状动脉介入精准和优化领域有着不可取代的价值，OCT能够精确测量管腔大小、优化支架选择、指导支架植入与并发症处理，也是目前诊断支架失败原因最灵敏与特异的腔内影像学技术。

　　于波教授自2005年在国内首先开展OCT应用及临床研究以来，单中心OCT应用病例居全球第一，在权威学术期刊发表多篇OCT重要研究成果，奠定了我国OCT在国际心血管领域的领先地位，其主编首部中国OCT心血管专家共识并参编欧洲OCT专家共识，大力推动了OCT在心血管领域的临床应用，成为心血管领域OCT临床应用的领军人物。 正如陈灏珠院士在2015年《我国介入心脏病学的百年发展历程》中所描述的："……最新显示血管横切面的方法是光学相干断层成像……哈尔滨于波于2005年和2010年分别引进两代的仪器……很有发展前景。"

　　我国目前OCT临床应用低于PCI总量的1%，相较于欧州、美国、日本等发达地区及国家明显落后，亟待普及OCT临床规范操作、提高图像解读能力、优化介入治疗的应用。 这本著作具有非常高的学术价值及实践参考意义，配以哈尔滨医科大学附属第二医院数百幅OCT图像与多个经典病例，并结合重要的OCT研究成果与指南进行详细深度地剖析，让读者能系统地理解与掌握OCT，并转化到临床实践中，从而优化冠心病的诊断与治疗。 我相信这部著作必将助力中国OCT技术的推广，推动冠状动脉介入事业向精准化和优化的方向前进，造福冠心病患者。

国家心血管病中心

中国医学科学院阜外医院

2019 年 12 月

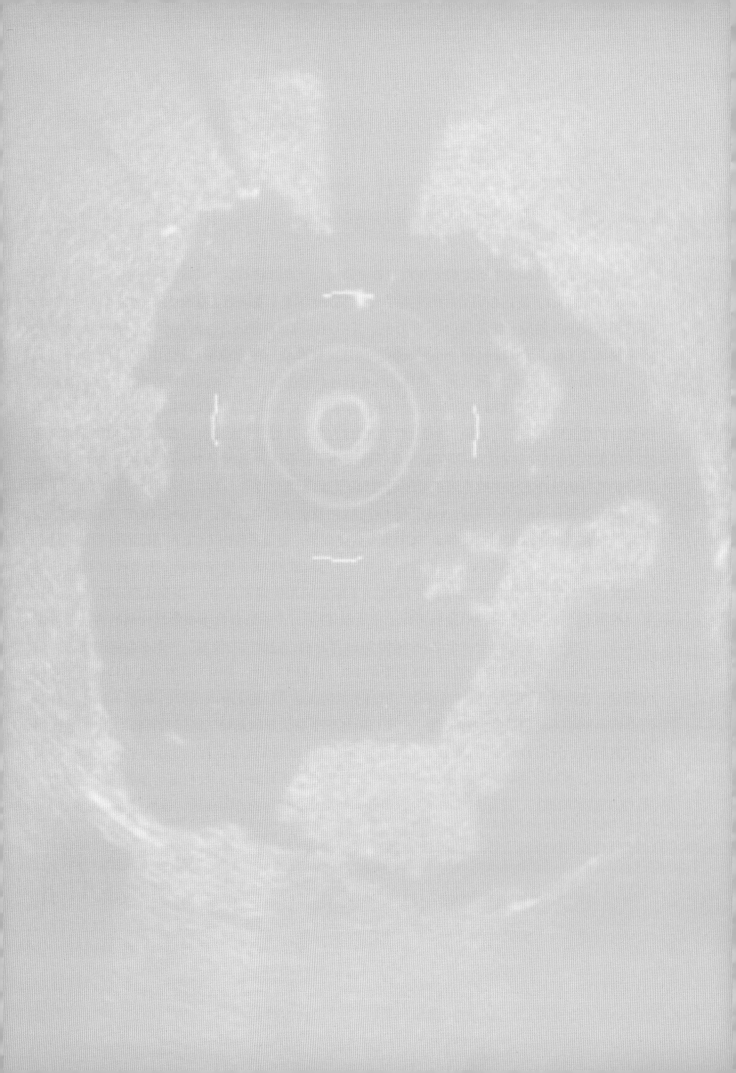

❦ 前言 ❧

经皮冠状动脉介入术（percutaneous coronary intervention，PCI）开辟了冠心病治疗的新篇章。近20年来，全球 PCI 飞速发展，我国能够完成 PCI 的医院已超过 1 500 家，2017 年国内 PCI 治疗病例也已达到 75.3 万例。如何进一步优化 PCI 策略从而降低手术风险、减少远期不良事件成为政府与心血管领域专家最为关注的问题。

自哈佛医学院麻省总医院 IK Jang 教授于 2001 年首次将光学相干断层成像（optical coherence tomography，OCT）技术应用于人体冠状动脉检查以来，历经 10 多年发展，OCT 系统已经更新至第五代，在操作性能及图像数据自动化处理等方面日趋完善，成为目前临床分辨率最高的腔内影像技术，在优化冠心病诊治过程中具有重要的作用；循证医学证据等级逐渐提高，被写入多部临床专业指南。鉴于其重要性，OCT 在各大权威学术会议上都成为讨论与学习的重点，但国内尚缺乏较为全面地讲解 OCT 临床操作、图像解读、策略选择、循证医学证据、OCT 优劣点及其未来应用发展方向的专业书籍。故我们编著本书来系统地介绍 OCT 成像机制、操作方法、并发症处理、冠心病诊治中 OCT 的实践应用及科学研究。

本书配以数百幅我们中心的 OCT 图像，以阐述易损斑块与罪犯病变的产生机制及诊断、复杂病变 PCI 策略选择以及利用 OCT 指导处理手术并发症与支架失败等多个方面的问题，并提供相应的影像诊断，同时针对性地结合重要的 OCT 研究与指南进行详细地深度剖析，力求加深读者对 OCT 的理解并将其转化到临床实践中。

我们希望可以为心脏病学临床专家、冠心病基础研究学者、支架研发人员及相关领域的学者提供一部有重要价值的参考书籍，从而优化冠心病的诊断与治疗，这也是本书写作的初衷。

本书系由多位有丰富经验的学者，结合临床实际，历经多次深入讨论、反复修改而成，力求阐述简明、准确且内容实用。为了进一步提高本书的质量，希望广大读者提出宝贵意见。

于波

2019 年 12 月

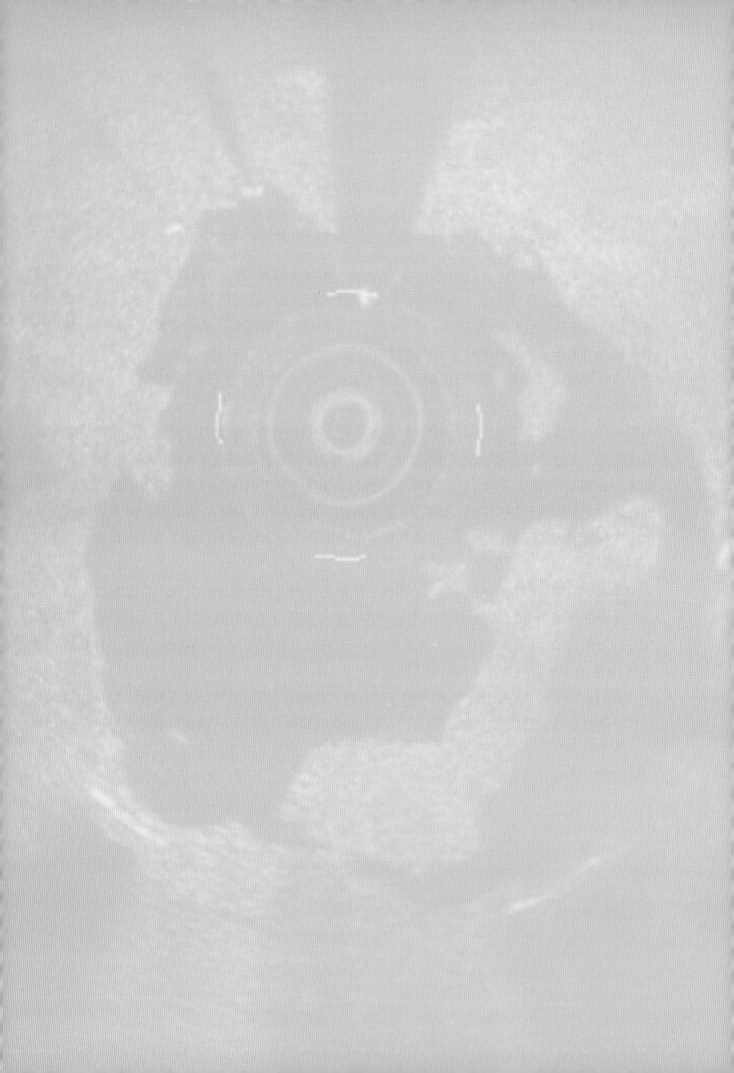

❦ 目录 ❧

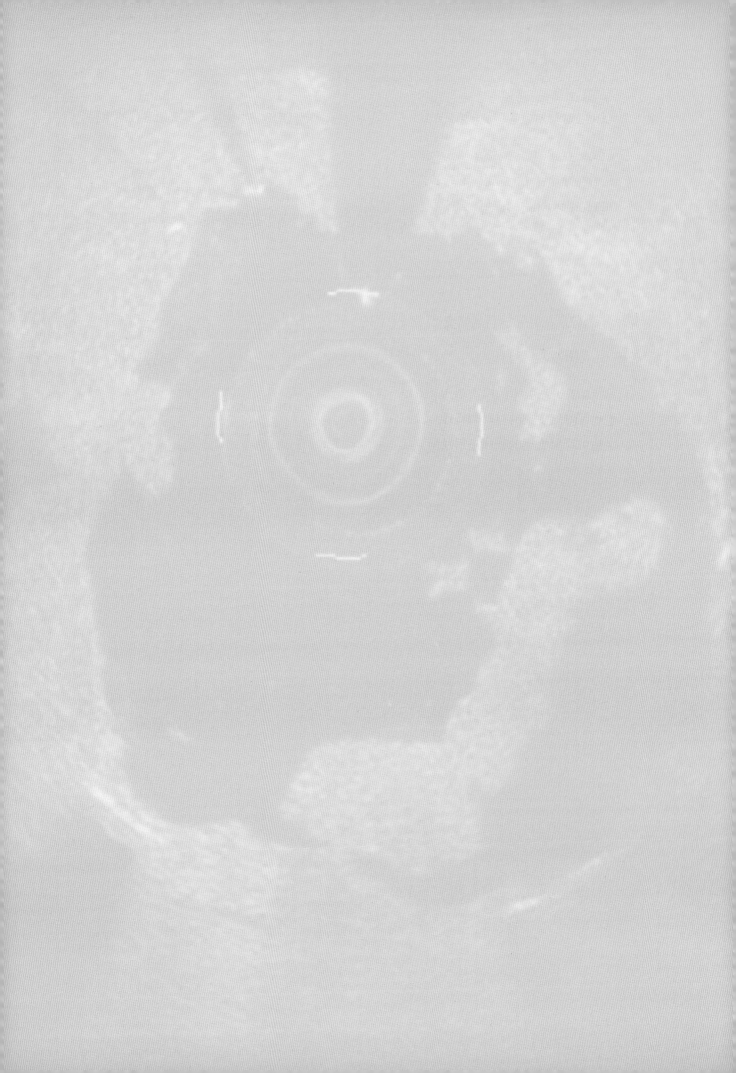

第一章
OCT 概述

1

一、OCT 发展简史

光学相干断层成像(optical coherence tomography, OCT)技术是近年来迅速发展起来的一种新的光学诊断技术。它经由一种非接触、高分辨率层析和生物显微镜成像设备，应用近红外光干涉成像，通过使用干涉仪接收并记录不同深度生物组织成分的反射光，再经计算机系统处理而得到生物组织断层图像。OCT 的分辨率可达 $10\mu m$，能够清楚观察到组织内部细微结构，因其结果与病理检查高度一致，在医学界被称为"光学活检"。

1991 年，麻省理工学院 Fujimoto 的工作小组首次在《科学》杂志上报道了 OCT 成像系统的基本原理以及其在视网膜和动脉内的应用。1996 年，Brezinski 第一次进行了动物血管的体外 OCT 成像研究。2001 年，第一台用于人体冠状动脉血管内成像的时域 OCT(time domain OCT, TD-OCT)面世，并由哈佛医学院麻省总医院的 IK Jang 首次将其应用于人体冠状动脉的检测(图 1-0-1)。自 2001 年国外首次报道在人体冠状动脉内应用 OCT 获得高清晰图像以来，OCT 在冠状动脉粥样硬化性心脏病(简称冠心病)介入领域中发挥着越来越重要的作用。

与血管内超声(intravascular ultrasound, IVUS)相比，OCT 具有极高的分辨率，其图像更易解读，因此在世界范围内迅速得到普及，广泛应用于在体评估斑块稳定性、指导冠状动脉介入治疗、评价支架植入后即刻效果(支架小梁贴壁、组织脱垂、支架内血

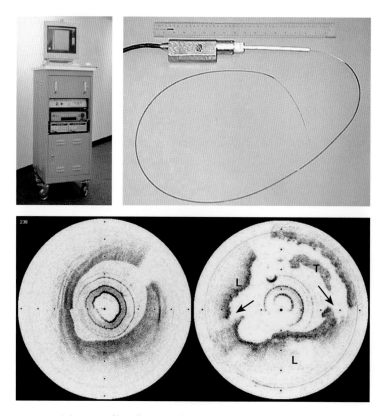

图 1-0-1　第一台用于人体检测冠状动脉的 OCT 机器

栓、血管夹层、残存斑块)及支架远期效果(晚期贴壁不良、晚期血栓、支架内膜覆盖、新生动脉粥样硬化、支架再狭窄等),开创了冠状动脉内影像学检查的新里程,应用 OCT 有许多重要的新发现,更新了临床对冠心病的认识。

近十年来,OCT 先后经历了多次技术更新和升级(图 1-0-2):①2004 年第一代 M2 成像系统于欧洲上市,2005 年获批进入中国,哈尔滨医科大学附属第二医院在国内率先引进第一台 OCT 机器。因近红外光无法穿透血管中红细胞,这使得 M2-OCT 进行 OCT 相关检查时需要暂时阻断血管管腔中的血流以获得清晰的图像。②2007 年第二代 M3 系统将成像速度从 15 帧/s 提高到 20 帧/s,但球囊阻断技术操作较为烦琐,某些并发症(胸痛、ST-T 改变、血压下降等)发生的比率,一定程度上影响了 OCT 的广泛推广,也导致 TD-OCT 在冠状动脉中的应用未获得美国食品药品监督管理局(FDA)的批准。第二代频域 OCT(frequency domain OCT,FD-OCT)技术攻克了球囊阻断血流这一难题,与第一代 TD-OCT 相比,FD-OCT 成像质量更高,成像速度更快,不需要球囊阻断血流,这使得 OCT 无论在心血管研究领域还是在临床应用方面都取得了进一步的发展。③2010 年第二代 FD-OCT 在美国经 FDA 批准上市,第三代 C7 XR™ 系统采用频域检测技术使成像速度提高达 10 倍(100 帧/s),且不需要阻断血流即可进行快速成像。C7 在纵向分辨率不变的基础上,横向分辨率更高,图像质量更高,动态伪影明显减少,最大视野范围增至 10mm,使其在冠心病介入诊疗领域的应用迅速推广。④最近发布的新一代 ILUMIEN™ 和 ILUMIEN™ OPTIS™ 系统将成像速度进一步提高到 180 帧/s,单次扫描的血管段长度可达 75mm,同时整合了血流储备分数(fractional flow reserve,FFR)功能,兼备形态学和功能学评估功能,使 OCT 的应用指征进一步拓展。

随着 OCT 的发展及推广,*J Am Coll Cardiol* 及 *Eur Heart J* 等重要心血管杂志相继发表冠状动脉内 OCT 相关的专家共识,这标志着 OCT 的发展进入了一个新的阶段,同时也促进了 OCT 的进一步推广[1,2]。2014 年,欧洲心脏病学会(ESC)/欧洲心胸外科协会(EACTS)心肌血运重建指南中,将 OCT 对优化经皮冠状动脉介入术(percutaneous coronary intervention,PCI)的推荐等级从 2013 年 Ⅱb 类推荐(证据水平为 B)提升到 Ⅱa 类推荐[3]。2015 年发表的 ILUMIEN Ⅰ 研究表明 PCI 术前和/或术后行 OCT

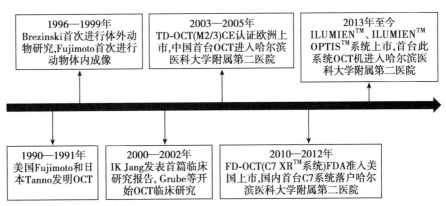

图 1-0-2　心血管 OCT 发展重要历史事件

检查,可影响术者的介入治疗策略达50%以上(包括不必要支架,支架直径、长度的变化,支架贴壁不良及膨胀不良的后扩张,更多的支架等)。ILUMIEN Ⅱ研究结果表明OCT在指导支架膨胀方面不劣于IVUS。ILUMIEN Ⅲ研究纳入全球8个国家29个中心450例患者,以1∶1∶1随机分入OCT指导组、IVUS指导组和单纯造影指导组,随访结果显示OCT指导组最小支架面积为5.79mm²(四分位间距:4.54~7.34),IVUS指导组5.89mm²(四分位间距:4.67~7.80),单纯造影指导组为5.49mm²(四分位间距:4.39~6.59),OCT指导组的效果不劣于IVUS指导组,但也不优于IVUS指导组($P=0.42$)和单纯造影指导组($P=0.12$),主要心血管不良事件(major adverse cardiovascular events,MACE)发生率三组间无明显差异[4]。但ILUMIEN Ⅲ研究中OCT对于支架边缘夹层、支架贴壁及组织脱垂等检出率更高。ILUMIEN Ⅲ研究主要是针对简单病变的评估,近期开展的ILUMIEN Ⅳ研究将进一步针对腔内影像学优化指导作用更强的复杂病变,比较OCT指导组与单纯造影指导组MACE发生率的差异,相信研究结果有可能会改变现有证据等级。

二、OCT在冠心病领域中的应用

(一)OCT对冠状动脉粥样硬化斑块的评估

冠状动脉内OCT的高分辨率和对组织特异性的识别功能使其具有重要的临床意义。2002年,哈佛医学院麻省总医院的Yubushita等学者验证了OCT对斑块成分检测的灵敏性与特异性,尤其肯定了其对易损斑块及血栓等特征的诊断优势。这项研究表明OCT能为深刻理解易损斑块及血栓提供重要帮助。

1. OCT对冠状动脉粥样硬化斑块的分类

依据OCT影像特征,斑块被分为三类:纤维斑块、钙化斑块、脂质斑块。①纤维斑块表现为内膜增厚伴有均匀一致的亮信号;②钙化斑块表现为内膜增厚伴有低信号,边界清晰;③脂质斑块表现为内膜增厚伴有低信号,边界模糊。OCT检测可鉴别斑块的成分和稳定性。OCT对脂质斑块和纤维钙化斑块的检测跟组织学相似的敏感性和特异性分别是90%和92%;96%和97%;对纤维斑块的敏感性和特异性分别为79%和97%。而且,OCT可以对斑块的主要成分进行定量分析,更加清晰地显示管腔结构,有利于更加精准地了解患者的病情并选择恰当的治疗方式。

2. OCT对易损斑块的评估

在临床实践中,很多患者的冠状动脉造影结果并不能很好地显示其冠状动脉基础病变,尤其是不能鉴别血栓的罪犯病变是否是由不稳定斑块的破裂、斑块侵蚀或钙化结节导致的。高破裂风险的斑块就是指拥有大的脂质核心、薄纤维帽、富含巨噬细胞的斑块。检测具有高破裂风险的易损斑块,对筛选和预防急性冠状动脉综合征具有重要意义。易损斑块的主要特征之一就是薄纤维帽的厚度,而 OCT 是唯一能够精确测量易损斑块纤维帽厚度并与病理组织学高度相关的检查方法。2003 年,哈佛医学院麻省总医院 GJ Tearney 等人开发 OCT 定量评估巨噬细胞浸润的方法,完善了 OCT 对易损斑块另一主要特点的评估,OCT 能够准确评估斑块中巨噬细胞的密度以及分布情况。

鉴于 OCT 对易损斑块检测的敏感性,很多学者进行了大量的相关研究。如 2005 年,哈佛医学院麻省总医院 IK Jang 等分别选取了 20 名急性心肌梗死(acute myocardial infarction,AMI)患者、20 名急性冠状动脉综合征患者和 17 名稳定型心绞痛的患者,其通过 OCT 检测显示:富含的脂质斑块分别为 90%、75%、59%。在一项针对 41 名 ST 段抬高型心肌梗死患者的研究中,Kubo 等人发现使用 OCT 能观察到 73% 的斑块破裂,而使用 IVUS 只观察到 40%,血管镜也才观察到 47%。

3. OCT 可对斑块进展及药物治疗后的效果进行评价

OCT 也被作为一个很好地评价药物疗效的替代手段。Takarada 在 2009 年利用 OCT 评估他汀类药物治疗对脂质斑块的纤维帽厚度的影响。2012 年,Uemura 等发现了 OCT 预测斑块进展的斑块形态特征。OCT 具备分辨斑块破裂、侵蚀和钙化结节及其他引起急性冠状动脉综合征罪犯病变的能力。

4. OCT 可对引起 AMI 的斑块及血栓进行分析

在 2013 年,哈尔滨医科大学附属第二医院于波团队建立了人体内 OCT 诊断 AMI 机制的标准;并且于 2014 年其团队的 OCT 研究成果挑战了易损斑块多位于轻-中度狭窄处的传统观念,系统阐明了斑块破裂引起 AMI 的机制。

OCT 能准确识别血栓,有效鉴别其成分。2006 年,Kume 等学者证实 OCT 能观测到冠状动脉血栓,并能区别血栓成分,也定义了血栓的不同信号特点。红色血栓在 OCT 图像定义为血管管腔的突出物,高信号伴强反射信号后迅速衰减;白色血栓则为高信号伴弱衰减,我们在临床经常可以观测到的是介于两者之间的混合血栓。2008 年,于波团队使用 OCT 在兔颈动脉血栓模型基础上进行血栓观察及与组织学的对比,发现 OCT 对血栓成分的判定与病理学高度吻合,这有助于临床医师准确评估溶栓及抽栓的效果。OCT 对血栓的检测较 IVUS 敏感,一项研究中应用 OCT 在 AMI 尸检患者中发现了近 100% 的血栓,而 IVUS 仅仅发现了其中 33%。

(二)OCT 在优化和指导冠心病介入治疗中的应用

心血管易损患者是指以易损斑块、易损血液或心肌易损性为基础,易发生急性冠状动脉事件或心脏性猝死的患者。易损斑块破裂、内膜侵蚀及钙化结节是 AMI 发生的主要病理机制,OCT 是目前人体内唯一能准确鉴别这些机制的手段,于波团队建立了 OCT 诊断标准并获得了国内外专家的认可[5]。

易损斑块是 60%~80% AMI 患者的主要病理基础,它曾被认为是斑块破裂的前体。但在 AMI 患者人群回顾性研究中,可以发现冠状动脉内多个未破裂的易损斑块同时存在但并不都会引起临床事件,甚至还发现破裂的易损斑块也可以只处于沉默状态。于波团队通过 OCT 发现纤维帽的厚度是决定斑块破裂的一个关键因素,然而斑块负荷重及管腔狭窄是破裂斑块引起事件的必要条件。因此即使一个易损斑块具有破裂高风险,并不意味着患者就将发生 AMI,也不意味着需要植入支架治疗。因此如果其狭窄程度并不严重,可选择抗动脉粥样硬化治疗稳定斑块,避免了支架植入存在的内膜愈合不良、再狭窄及血栓形成的风险。实际上 OCT 动态研究显示,他汀类药物治疗 12 个月后很多易损斑块可趋于稳定。值得注意的是,部分患者血栓抽吸后,我们发现其管腔本身的狭窄程度并不严重,患者体内易栓状态在此次急性缺血事件中起到了重要的作用,这种情况多见于斑块侵蚀引起的 AMI。临床工作中我们预想可通过 OCT 辨别出这类患者,血栓抽吸后单纯抗凝抗血小板治疗即可达到预期目标,不需要接受搭桥手术或者支架植入。虽然目前前瞻性的证据尚缺乏,但国外回顾性的 OCT 研究及小样本研究显示,部分斑块侵蚀导致的 AMI 通过保守治疗远期预后良好[6]。我国也有类似的病例报道。心脏介入治疗理应追求"精准",严格规范介入及保守治疗指征,OCT 为我们提供了新思路。

冠状动脉造影并不能清楚地观测到支架贴壁、血管夹层,无法评价支架植入后内膜覆盖及内膜组织特征,而上述因素的精准评估对临床治疗具有重要指导意义。

到目前为止,OCT 是活体内准确评估支架植入后情况最有效的工具。①相比于 IVUS,OCT 对手术后血管夹层、支架贴壁不良以及组织脱垂的检测更加敏感;②OCT 可以提供斑块的真实空间分布,以选择最适宜的支架长度及支架释放位置;③可以提供参考血管的管腔大小,以选择最适宜的支架直径,根据参考血管的大小,预先选择安全的后扩张球囊压力以预防支架膨胀不全;④通过三维重建后的 OCT 图像,可进一步提供更多的管腔空间信息,指导左主干及分叉病变支架的优化植入[7];⑤在 PCI 术后即刻 OCT 可以探测支架两端夹层情况、支架小梁贴壁情况、支架植入术后即刻血栓形成情况以及支架对分支血管管腔结构的影响,术者可即时根据观察的情况采取相应措施,预防 PCI 相关不良事件的发生。

Secco 等学者应用 OCT 指导切割球囊治疗支架内再狭窄病变,取得了良好的效果。Prati 等学者证实了 OCT 指导经皮冠状动脉介入术(PCI)能提高接受支架治疗患者的预后。Alfonso 等学者证实 OCT 能够优化支架内血栓的治疗,且与 IVUS 能够相互提供补充信息[8]。几个正在进行的 OCT 前瞻研究旨在建立 OCT 即刻指标与未来临床不良事件的关系,确定优化标准及建立临床证据。

（三）OCT 在冠状动脉支架植入术后随访中的应用

1. OCT 可准确评估支架内内膜组织的覆盖厚度、面积、分布和血栓附着情况。在支架植入术后这些有利于我们制订个体化的抗血小板方案，评估合理的停药时间，不过现今尚缺乏一个公认的关键阈值。因此，可以通过 OCT 评价未被覆盖的支架支撑杆的情况，决定是否采取更长时间的抗血小板治疗。

2. OCT 是目前证实最有效的评估内膜性质的影像手段。除了内膜的覆盖情况，支架内膜性质也是与患者预后相关的重要因素。哈尔滨医科大学附属第二医院心内科通过 OCT 检测首次提出了支架内新生动脉粥样硬化是支架内血栓形成的重要机制[9]。第二代药物支架虽然提高了内膜覆盖率，降低了早期支架内血栓的发生率，但值得注意的是，支架内新生动脉粥样硬化发生率在第二代药物支架中并未明显降低，其极晚期支架内血栓的发生率可能出现追赶现象。在病理研究中也证实了第一代与第二代药物支架植入术后支架内新生动脉粥样硬化发生率相似。

3. OCT 也可用于评价药物洗脱支架晚期获得性支架贴壁不良情况。

4. OCT 的内在缺点及限制 ①OCT 是有创的工具，具有一定的风险及费用，因此确定 OCT 检查的获益人群非常关键；②OCT 穿透深度只有 1～2mm，尤其在脂质及巨噬细胞的影响下，无法得到血管及斑块外层结构；③OCT 的扫描直径约 10mm，对于直径超过 5mm 的血管，经常出现扫描盲区；④OCT 成像时需要通过指引导管冲洗血管以排出血管中的血液，难以评估冠状动脉开口处病变。

（四）结语

OCT 是一种精确评估冠状动脉结构的血管内成像手段，它能帮助我们明确冠状动脉病变情况和指导冠状动脉介入治疗。在选取合适的患者亚群中进行 OCT 检查，OCT 无疑将有利于回答："患者冠状动脉病变如何？是否需要接受支架？如何植入支架？支架植入效果如何？能否进行个体化患者双抗治疗？"等一系列重要问题。然而，由于 OCT 图像解读在不同中心并不一致，因此有必要建立相对统一的标准及培训体系。本书正是以此为出发点，为临床医师提供正确解读及应用 OCT 的工具，为普及与推广冠状动脉内 OCT 作出努力。

（田进伟　于波）

参考文献

[1] Tearney GJ, Regar E, Akasaka T, et al. Consensus standards for acquisition, measurement, and reporting of intravascular optical coherence tomography studies: a report from the International Working Group for Intravascular Optical Coherence Tomography Standardization and Validation. J Am Coll Cardiol, 2012, 59(12): 1058-1072.

[2] Prati F, Regar E, Mintz GS, et al. Expert review document on methodology, terminology, and clinical applications of optical coherence tomography: physical principles, methodology of image acquisition, and clinical application for assessment of coronary arteries and atherosclerosis. Eur Heart J, 2010, 31(4): 401-415.

[3] Windecker S, Kolh P, Alfonso F, et al. 2014 ESC/EACTS Guidelines on myocardial revascularization: The Task Force on Myocardial Revascularization of the European Society of Cardiology (ESC) and the European Association for Cardio-Thoracic Surgery (EACTS) Developed with the special contribution of the European Association of Percutaneous Cardiovascular Interventions (EAPCI). Eur Heart J, 2014, 35(37): 2541-2619.

[4] Ali ZA, Maehara A, Genereux P, et al. Optical coherence tomography compared with intravascular ultrasound and with angiography to guide coronary stent implantation (ILUMIEN III: OPTIMIZE PCI): a randomised controlled trial. Lancet, 2016, 388(10060): 2618-2628.

[5] Tian J, Ren X, Vergallo R, et al. Distinct morphological features of ruptured culprit plaque for acute coronary events compared to those with silent rupture and thin-cap fibroatheroma: a combined optical coherence tomography and intravascular ultrasound study. J Am Coll Cardiol, 2014, 63(21): 2209-2216.

[6] Prati F, Uemura S, Souteyrand G, et al. OCT-based diagnosis and management of STEMI associated with intact fibrous cap. JACC Cardiovasc imaging, 2013, 6(3): 283-287.

[7] Ligthart JM, Diletti R, Witberg K, et al. Three-dimensional optical coherence tomography for guidance of complex percutaneous coronary interventions. JACC Cardiovasc Interv, 2014, 7(1): 102-103.

[8] Alfonso F, Dutary J, Paulo M, et al. Combined use of optical coherence tomography and intravascular ultrasound imaging in patients undergoing coronary interventions for stent thrombosis. Heart, 2012, 98(16): 1213-1220.

[9] Hou J, Qi H, Zhang M, et al. Development of lipid-rich plaque inside bare metal stent: possible mechanism of late stent thrombosis? An optical coherence tomography study. Heart, 2010, 96(15): 1187-1190.

第二章

OCT 基本原理与操作方法

第一节　OCT 基本原理

一、概况

OCT 的基本原理与 B 型超声和雷达相类似,不同之处在于后两者使用声波和无线电波,而前者则利用近红外光作为成像手段。OCT 集成了激光技术、光学技术和计算机图像处理技术等,可以对生物体进行无损、非接触性的活体形态学检测,并获得高分辨率的组织内部横断面图像,故被称为"光学活检"。

深入了解和学习 OCT 成像原理、器械特点和相关参数,有助于研究人员获取高质量的图像以及准确地解读相关图像信息。由于 OCT 成像原理方面的物理学知识繁冗复杂,对于多数非专业人员来说理解较为困难,故本章尝试将此部分内容通过简单易懂的语言呈现给医学研究人员。血管内 OCT 是通过带有光纤维的导管将机器发出的近红外激光束输送至待检测的血管节段,利用光源的不断旋转扫描或频率变换进而获取靶血管反射回的组织不同深度的信号来进行分析,从而形成横断面及纵轴微观结构图。

二、OCT 成像机制

OCT 成像机制是基于 Michelson 的干涉度量学,以超发光二极管发光体作为光源。两个光路中反射或反向散射的光线在光纤耦合器被重新整合为一束并为探测器所探测,对不同深度组织所产生的反向散射强度和延搁时间进行测量。

随着技术的进步,OCT 逐渐发展到了生物组织显像阶段。OCT 系统由低相干光源和干涉仪组成,是以相干干涉测量方法为基本原理,对生物组织内部不同深度入射相干光形成背向反射或散射信号,再通过扫描获得二维或三维的组织影像。由相干光源发出连续、相干的近红外光能够被光纤耦合器分成两束:一束发射到被测物体(如血管),在被测组织的不同界面发生散射,这段光束可提供各种组织内部厚度与距离等信息,故被称为信号臂;另一束发射到参照反光镜,由已知空间距离的参照镜反射回的光束被称为参考臂。两条光束经过反射或散射后被光纤耦合器重新整合为一束,当信号臂与参考臂的长度一致时,就会发生光的干涉现象(形成干涉的条件是频率相同、相位差恒定)。所以,可以通过改变参考臂的长度也就是参照镜的位置来调整光线到被测组织内部各种结构的距离,进而得到不同深度的组织的信号,这些信号可经计算机的分析处理通过图像的形式表现出来,得到组织断层的图像(图 2-1-1)。

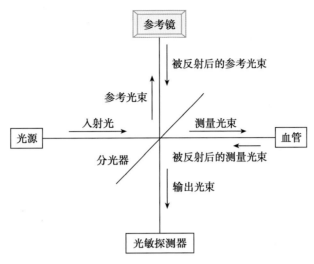

图 2-1-1　干涉的基本原理

三、OCT 成像系统的组成与功能

(一)光源

　　理想的 OCT 成像光源可发射宽带的近红外线(中心波长约 1 300μm,带宽 40~50nm)。光谱的宽度和形态决定了 OCT 成像的轴向宽度。在发射光源技术上的进步一定程度上促进了 OCT 成像速度的发展,尽管在一定频率范围内 A-line 的速度已经是确定的,但是将最终得到的干涉信号数字化仍具有挑战性[1,2]。在恒定的光源条件下,增加扫描速度不但会直接减少成像的照片数量,而且也会减弱信号的强度和穿透深度。目前市面上应用的 OCT 成像仪可达到 A-line 的速度的频率约为 100kHz。大多数光源的输出能量在 20~60mW,而发射至组织的能量为 8~20mW。

(二)成像导管

　　OCT 成像导管可围绕血管壁内部一周发出近红外光束并可在机械作用下从纵轴方向上对血管内部进行扫描。其包括位于导管远端的可旋转的光纤维探头,它可以向周边的血管壁发出光束并接收反射回的信号[3]。此导管连接于一个可驱动光纤维旋转的接头上,同时此接头可将 OCT 成像系统的操作台和光纤维之间进行偶联。在回撤马达和旋转连接装置的驱动下,获得的信息和转换后的信号可通过光纤维本身或者包裹在一起的可弯曲的成像电缆传递到成像系统的远端。

　　对于大多数 OCT 成像导管来说,驱动的电缆、光纤等被包裹在同一个直径约为 0.87mm 的透明鞘内。光纤维由于不能耐受旋转时产生的剪切力,故其被镶嵌在驱动杆中。其内部还包含具有弯曲能力的弹簧,可以在成像导管旋转时保证灵活性的同时将扭力输送至远端。当然,成像探头也可在回撤的时候对血管内部进行轴向的扫描。相对于之前应用的时域 OCT(TD-OCT)的成像探头最大外径为 0.019 英寸(1 英寸 =

25.4mm)(带有标准的 0.014 英寸的可视卷曲头端),在其透明鞘内含有一个单模式的光纤核心,目前市面上广泛应用的频域 OCT(FD-OCT),其成像探头被整合在一个短的单轨球囊中(大小为 2.4~3.2Fr),其可与常用的 0.014 英寸 PCI 导引导丝和≥6Fr 指引导管相兼容(图 2-1-2)。

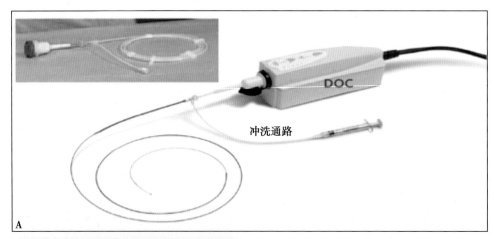

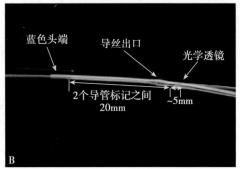

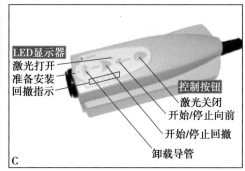

图 2-1-2　Drangonfly 成像导管
A:OCT 成像导管与 DOC 连接图示;B:OCT 成像导管远端结构;C:DOC(即一体化的驱动电机和光学控制器)

(三)旋转装置

旋转装置将干涉仪和成像导管相连接,并可设置光学成像探头的扫描模式。其主要包括两个透镜:干涉仪端不动的校准透镜和可与成像导管一起旋转的透镜。探头的旋转速度是与成像系统的 B 扫描速度匹配的。目前市面上的 OCT 成像仪器转速可达到 158r/s,每帧 B 扫描成像中有 1 000 条 A 扫描线,并且可以最高 40mm/s 的速度回撤,扫描长度为 150mm(图 2-1-3)。

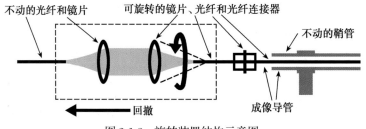

图 2-1-3　旋转装置结构示意图

旋转装置产生的扭矩是与驱动杆偶联在一起的。由于驱动杆的弹簧状设计,旋转的探头与透明鞘之间产生的摩擦力可使探头的基底部和头端发生反向运动。因此马达的角度和位置可能不能精确反映成像探头头端的角度与位置。如果摩擦的发生与探头的角度、位置相关,那么在所获得的横截面图像中,在探头运动的同时就会产生非均匀旋转伪像[4]。少量的非均匀旋转伪像可能不会在获得的图像中显示出来,但是可以改变所获得图像中血管内部表面的几何形态。

(四)OCT 操作台

OCT 成像系统的操作台用于连接 OCT 成像仪以及成像导管,主要具有以下功能:①可发射近红外光束,同时可以收集通过成像导管和可旋转装置发射到血管壁反射回的光束;②把收集到的反射回的光束转换为数字信号,用于 OCT 成像;③播放和储存 OCT 图像。

操作台可以用于控制成像导管的旋转和回撤速度。成像探头的旋转速度决定了横断面图像获取速率以及每幅图像的 A-line。与之相似,成像导管的回撤速度决定了螺旋式扫描的螺距或者每一帧图像之间的距离。另外,通过调整操作台内的 Z 补偿值可提高进行精确测量的图像的保真性。在成像导管内部的光纤维的路径长度在成像过程中可发生轻度的偏移,会造成获取图像直径以及轴向空间校准的不准确,故在每次 OCT 成像之前都应进行校准,这个过程可通过自动、半自动或者手动调整样本和/或参考臂中光学路径的长度来实现。而且,每次的回撤成像都会造成光纤维长度的改变,导致 Z 补偿值的变化。因此推荐 OCT 图像分析之前,都应该对 Z 补偿值进行调试从而保证其准确性和可靠性。

(五)OCT 图像存储格式

所获取 OCT 图像信息的有效储存和转换对于保证不同 OCT 成像系统之间以及与其他图像存储系统之间进行正常的交流是至关重要的。DICOM 格式作为在医学影像设备中标准的图像转换格式,也是 OCT 系统首选的图像存储格式。

四、OCT 于冠状动脉的应用

OCT 是从光学相干域反射仪(或光学低相干反射仪)发展而来的,1991 年,美国麻省理工学院的 Fujimoto 等人在 *Science* 上首先报道了 OCT 的应用[5]。其成像原理与 CT 和 MRI 不同,OCT 所成图像是逐线扫描得到的,每一条扫描线都是相对独立的,代表了探头所在方向的信号深度。自 OCT 问世以来,各个研究机构为了扩展其应用范围和提高性能进行了大量的研究工作,创造出许多新方法,为 OCT 技术在医学领域的广泛应用打下了基础。如 Schmitt 等将此技术用于生物组织光学特性参数测量,取得了很好的效果。由于早期的 OCT 扫描速度较慢,每秒只有几百条线的扫描,这种扫描速度不能对搏动的血管系统成像,所以 OCT 应用于医学领域是从眼科开始的[6,7]。经过技术的不断改进,当 OCT 扫描速度达到每秒 5 000 条线时,便可用于血管成像。2002 年 IK Jang 等首次将 OCT 应用于冠状动脉内成像[8]（图 2-1-4、图 2-1-5）。

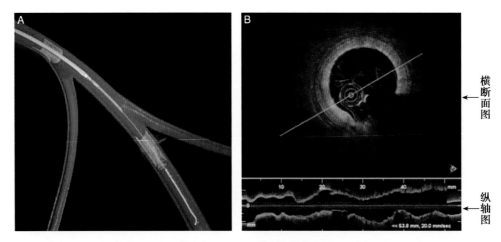

图 2-1-4　OCT 血管内成像原理
A：导管内的光纤传输近红外光，光纤旋转产生横断面图像，光纤回撤生成一系列图像;B：如箭头所示上图为 OCT 的横断面图像，下图为纵轴图像

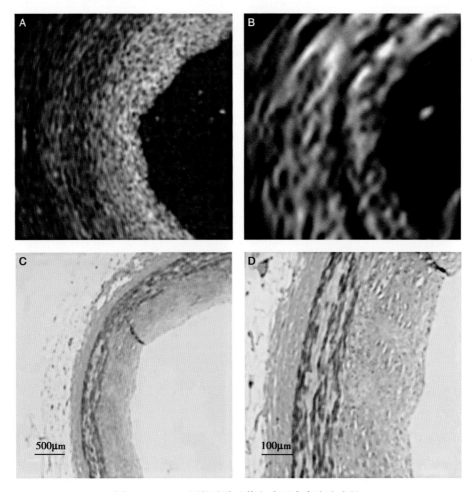

图 2-1-5　OCT 冠状动脉成像与病理有高度吻合性
A：OCT 显示冠状动脉三层血管结构；B：IVUS 显示冠状动脉血管结构（两层结构：内膜+中膜、外膜）；C：冠状动脉三层血管结构病理染色（分辨率：500μm）；D：冠状动脉三层血管结构病理染色（分辨率：100μm）

五、OCT 种类与特点 ·◄━━━━►·

随着光学技术的进步与发展,OCT 也在不断更新换代(图 2-1-6)。目前 OCT 分为两大类:TD-OCT 和 FD-OCT。

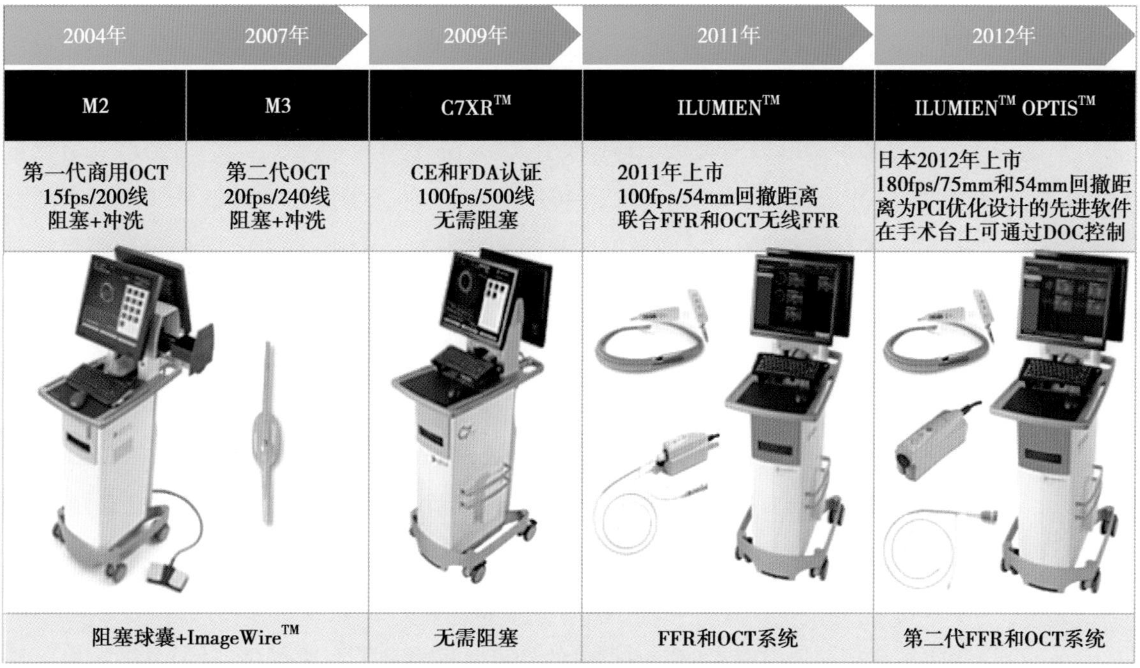

2004年	2007年	2009年	2011年	2012年
M2	M3	C7XR™	ILUMIEN™	ILUMIEN™ OPTIS™
第一代商用OCT 15fps/200线 阻塞+冲洗	第二代OCT 20fps/240线 阻塞+冲洗	CE和FDA认证 100fps/500线 无需阻塞	2011年上市 100fps/54mm回撤距离 联合FFR和OCT无线FFR	日本2012年上市 180fps/75mm和54mm回撤距离为PCI优化设计的先进软件 在手术台上可通过DOC控制
阻塞球囊+ImageWire™		无需阻塞	FFR和OCT系统	第二代FFR和OCT系统

图 2-1-6　不同 OCT 机器及功能对比图
fps: 帧/s

(一) TD-OCT

自 1991 年 TD-OCT 被首次提出后,其在过去的近 10 年中一直处于主流地位。TD-OCT 是把在同一时间从组织中反射回来的光信号与参照反光镜反射回来的光信号叠加、干涉,然后经过信号处理系统后成像。然而,随着其在临床的应用以及研究的进一步深入,TD-OCT 的局限性也越来越明显,其主要的缺点为:

1. 成像速度慢

TD-OCT 的层析图像是通过 3 个方向的光学扫描来实现的,其所形成的二维图像帧频较慢,不能实现视频级的动态实时成像。

2. 需要进行球囊阻断或冲洗血液

M2-OCT 最大的限制是穿透深度只有 1.5mm 左右。另外,因为近红外线很难穿过红细胞,所以 OCT 成像时需阻断血流或冲洗血管以排出血管中的血液。这种方法的缺点是会造成心肌缺血,而且操作较复杂,限制了 OCT 的临床应用。

3. 信噪比低

对于生物体内成像,往往信噪比高于 100dB 较为合适,而目前应用的 TD-OCT 的信噪比只能局限在 90dB 以下,不能满足高信噪比的需求。

(二)FD-OCT

FD-OCT 的特点是参考臂的参照反光镜固定不动,通过改变光源光波的频率来实现信号的干涉。FD-OCT 分为两种:①激光扫描 OCT(SS-OCT),这种 OCT 利用波长可变的激光光源发射不同波长的光波;②光谱 OCT(SD-OCT),它利用高解像度的分光光度仪来分离不同波长的光波。它有两个光源,主光源是超亮度发光二极管,发射宽带近红外线(中心波长 1 310μm,带宽 40~50nm)。从光源发出的近红外线通过光纤及探头到达人体组织,组织反向散射回来的光波被探头收集,同参考臂的光波信号结合形成干涉,然后经过计算机解析,构建出显示组织内部微观结构的高解析度图像。FD-OCT 的激光光源在一定的频带内改变光波信号的频率,多采用与 TD-OCT 相同的频域,为 1 250~1 350μm。

FD-OCT 主要具备两大优点:①可以进行高速扫描。其每秒的扫描帧数为 100,回撤速度为 20mm/s,因此只需注射一次造影剂就可完成冠状动脉血管的成像,彻底摒弃了球囊阻断血流的方法,大大提高了操作的安全性。在扫描完成后,可获得连续记录的录像,工作者可对每一帧图像进行回放并分析。②可以获得高分辨率的图像。FD-OCT 在扫描速度提高的同时图像的分辨率也得到了大幅提高,其通过高速电荷耦合元件摄像头同时获取所有的光回声信号,并以傅里叶变换将其信号从时域转换为频域,并在频域中进行相关的数据分析,进而可获得较高的扫描速度(可达 25 000~40 000A 扫描/s),因此可以更清楚地看到病变的微细结构特征。

过去十几年中,IVUS 一直是冠状动脉腔内影像学中最主要的检查方法。与 IVUS 相比,OCT 不但具有较高的分辨率,而且对血管内微小的结构和病变能够实时观测,但其成像不能穿透整个斑块的厚度,即横向扫描深度较浅。由于新一代 FD-OCT 成像探头设计得更为精细、成像回撤速度更快,因此即使在较严重的血管病变成像中也不会引起靶血管管腔阻塞,显著减少了 OCT 成像过程中缺血事件的发生。然而,由于成像技术上的局限性,FD-OCT 尚不能对左、右冠状动脉开口部的病变进行检测,而且对一些狭窄非常严重的血管,其成像质量并不是很理想[9]。

目前,广泛应用在医疗中的 FD-OCT(C7 XR)共有两种成像导管,分别为 Dragon-fly™(St. Jude Medical)和 Fast View OCT(Terumo)。它们具有相似的成像功能:①可以通过常规的 PCI 导引导丝送至靶血管远端;②在 OCT 成像镜头远端 10mm 处设置专用的标记用于确定回撤的起始位点;③成像速度可设定范围为 5~40mm/s,可以检测的血管节段为 50mm 或 75mm,允许检测相应血管节段横断面的厚度可达 100μm[10,11](表 2-1-1)。

表 2-1-1　不同种类 OCT 与 IVUS 性能参数比较

性能参数	ILUMIEN（2011/2013）	C7 XR（2009）	M3/M2X（2007）	M2（2004）	IVUS
能量来源	近红外线	近红外线	近红外线	近红外线	超声波
波长/μm	1.3	1.3	1.3	1.3	35~80
分辨率(轴向)	15	15	15	25	150
横向/μm		19	39	47	225
帧速/(帧·s⁻¹)	180	100	20	15.6	30
每帧线数	500	500	240	200	256
回撤速度/(mm·s⁻¹) 默认/最大	36/40	20/25	1.5/3.0	1.0/2.0	0.5/1
扫描直径/mm（生理盐水）	10	10	6.8	6.8	15
组织渗透性/mm	1.0~2.0	1.0~2.0	1.0~2.0	1.0~2.0	10

　　2011 年研发出第四代 OCT 成像系统 ILUMIEN™ System，其成像原理和操作方法与 C7 XR 相似，但较之前的 C7 XR 性能有较大提升，可实时 3D 成像(图 2-1-7)，是第一代 OCT 与 FFR 一体机。2013 年研发出最新一代的 OCT 成像系统 ILUMIEN™ OPTIS，是第二代 OCT 与 FFR 一体机(图 2-1-8)，主要区别见表 2-1-2。

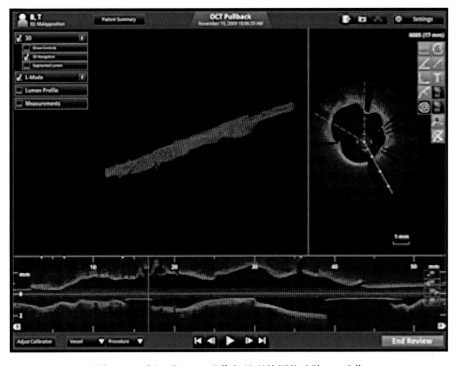

图 2-1-7　新一代 OCT 成像仪呈现的冠状动脉 3D 成像

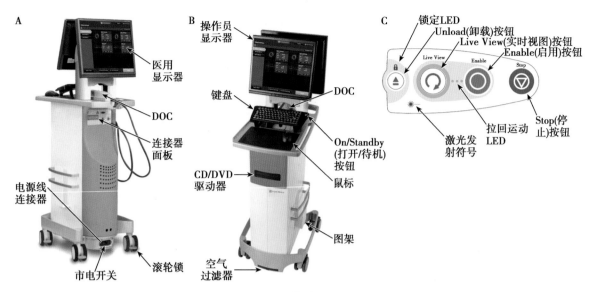

图 2-1-8　ILUMIEN™ OPTIS 结构示意图

A：医师侧；B：操作员侧；C：DOC，drive-motor and optical controller，一体化的驱动电机和光学控制器

表 2-1-2　C7 XR 与 ILUMIEN™ OPTIS 参数与性能对比

参数与性能	C7	ILUMIEN OPTIS	参数与性能的临床益处
引擎扫描速度/kHz	50	90	更快扫描成像
帧速/(帧·s⁻¹)	100	180	更高成像速度,更快回撤速度
回撤速度/(mm·s⁻¹)	10/20/25	18/36	更快的速度,更少的造影剂可以扫描更长距离
距离回撤长度/mm	54	75	左冠:约90%的病变位于50mm距离内 右冠:约80%的病变位于75mm距离内
实时 3D 功能	无	有	观察分支开口情况
支架尺寸自动选择工具	无	有	精准选择支架尺寸,减少并发症
自动测量功能	无	有	简化操作程序,缩短学习曲线
FFR 功能	无	有	影像和功能结合,优化 PCI,改善预后

六、OCT 现状与发展方向

　　虽然 OCT 可高清晰地呈现出血管内的各种结构及组成成分,但也有着不足之处。例如近红外线很难穿过红细胞,故 OCT 的成像过程需要阻断或者清除相应检测血管

内的血液,这无疑增加了操作的难度以及限制了其在严重冠状动脉缺血性疾病中的应用;OCT 穿透能力弱(1~2mm),虽然新一代 OCT 较前一代已经有所提高,但其穿透深度远不及 IVUS(8~10mm),正是由于上述特点,IVUS 一直是左主干病变评价支架植入前后的金标准,但随着 ILUMIEN OPTIS OCT 的推出,OCT 在此领域的应用也在不断扩宽;OCT 无法清晰识别血管内部被血栓(尤其是红色血栓)覆盖的内部组织,因此在这种情况下对血栓下的病变特征的评估是不可靠的;在支架植入术后的靶血管检测中,目前的OCT 虽能明确检测到支架内膜,但尚不能分辨出支架表面覆盖内膜的组织学特点。

无论 OCT 如何发展,其核心宗旨始终是为心血管领域相关疾病诊疗技术的进步及发展提供更好的技术支持。根据 OCT 以往的研究资料以及正在研发的相关技术,OCT 未来发展的方向主要包括:①微米级分辨率 OCT(micro-OCT)、OCT 快速成像系统的革新;②血管内 OCT 的 3D 模拟成像技术的完善;③OCT 与其他血管内影像学检测方法联用技术的研发:④OCT-FFR、OCT-IVUS、OCT-光谱检测、OCT-荧光检测等;⑤血管内斑块的功能学检测的应用;⑥新型的冠状动脉内血液冲洗方法的改进等。

第二节　OCT 操作方法

OCT 是近十年来迅速发展起来的一种新的高分辨率实时成像技术,在冠心病早期诊断、指导介入治疗的实施和评价治疗效果等方面具有重要的应用价值。本节主要对 OCT 的具体操作方法进行介绍,其中主要详细介绍目前应用最为广泛的 C7 XR 成像系统。

一、OCT 术前准备

与行 IVUS 相同,所有被检测者在行 OCT 检查前都应该用肝素充分抗凝。在无相关禁忌证的条件下,应该在冠状动脉靶血管内给予硝酸甘油之后获取图像,以减少可能因导管导致的血管痉挛。OCT 检查在以下情况应该慎用:①有严重的左心功能不全或者存在血流动力学障碍;②有单支开放冠状动脉;③有严重的肾功能不全;④对造影剂过敏;⑤靶血管具有广泛的侧支循环或者有与导引导管同轴的开口部病变,后两种情况下,可造成血液清除不完全从而影响图像质量。对于靶血管狭窄严重或者完全闭塞的情况,为了能够最大限度清除管腔内血液,推荐先恢复靶血管的前向血流再进行 OCT 检查。

二、OCT 成像方法（FD-OCT）

OCT 成像系统是通过在血管内手动或者自动回撤检查导管来实现的。因为近红外光无法穿透血液,所以必须把待检查血管内的血液完全清除掉才能获取高质量的图像。目前有两种成像系统:即 TD-OCT[12] 和 FD-OCT,其中 FD-OCT 为新一代成像系统,较 TD-OCT 具备多种优势,应用也最为广泛。下面我们主要就 FD-OCT 的基本方法及影响成像结果的因素作一下简单介绍。

与 TD-OCT 相比,C7 XR 采用扫频激光作为光源,成像速度更快,穿透能力更强,分辨率更高,而且不需要阻断血流,在临床中已经被广泛应用。之前所介绍的新一代的 FD-OCT 即 ILUMIEN OPTIS,其操作过程与 C7 XR 完全相似,故主要介绍 C7 XR 的操作方法及技巧[C7 XR 仪器及 DOC(drive-motor and optical controller,一体化的驱动电机和光学控制器)见图 2-2-1]。

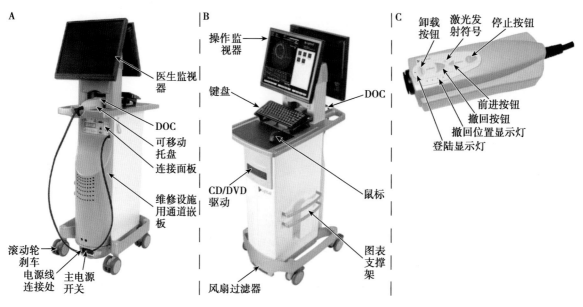

图 2-2-1　C7 XR 仪器结构示意图
A:C7 XR 仪器的医师侧;B:C7 XR 仪器的操作员侧;C:DOC

1. 获取 OCT 图像过程

（1）进行 C7 XR 的初始设置。

（2）创建新的患者记录或更新现有的患者记录并输入相关病例信息。

（3）连接成像导管与 DOC。

（4）获取测试图像并验证校准。

（5）准备获取患者图像。

（6）断开成像导管与 DOC 的连接。

2. 相关操作人员、材料及设备

操作人员:无菌操作员与非无菌操作员。无菌操作员负责与 Dragonfly 成像导管或者无菌 DOC 护盖外部接触的所有步骤;非无菌操作员负责在无菌 DOC 护盖内部执行或与 C7 XR 成像系统直接接触的所有步骤。

材料及设备：LightLab C7 XR™ 成像系统、DOC™ 和 C7 Dragonfly™ 成像导管；无菌 DOC 护盖；3ml 清洗注射器；冠状动脉内应用的造影剂，用于清洗和冲洗；0.014 英寸导丝；导引导管和护套导引器；Y 形止血适配器或连接器；肝素化生理盐水；造影剂注射器；压力传感器和 C7 XR 系统电缆。

3. OCT 成像的具体操作过程（以 C7 XR 为例）

（1）C7 XR 系统设置（由非无菌操作者完成）

1）将 C7 XR 系统放在患者检查台的台脚处，并使医用显示器朝向主治医师。每当在移动设备附近使用 C7 XR 系统时，建议将轮子保持在锁定状态，避免在碰撞时发生移动。

2）尽量合理地布置系统电源线及 C7 XR 系统的其他连接，防止绊倒。

3）合理放置 C7 XR 系统以避免控制台与 DOC 之间的连接在使用过程中形成干扰。

（2）C7 XR 系统的启动（由非无菌操作者完成）

1）打开系统电源，在初始启动检查后，C7 XR 的系统显示屏会在两个显示器上显示（图 2-2-2、图 2-2-3）。

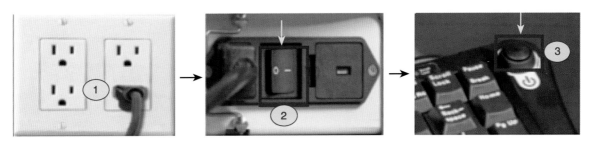

图 2-2-2　启动 C7 XR 电源

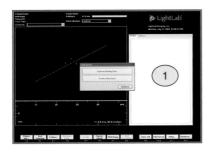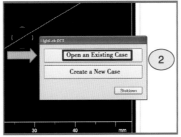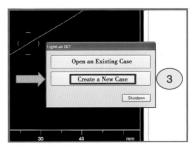

图 2-2-3　创建病例过程

2）打开现有的病例或根据需要创建新的患者病例（图 2-2-3）。创建新病例，如果以前病例选择的冲洗介质不是 100% 造影剂，则会显示警报，指出冲洗介质已经重置为 100% 造影剂，选择 OK 按钮确认警报。

3）通过单击图像窗口上方 Flush Medium（冲洗介质）选择框右侧的箭头并从下拉

菜单中选择所需的冲洗介质,为成像选择该冲洗介质。如果选择了Contrast Only(仅限造影剂)选项,则无法选择冲洗介质。

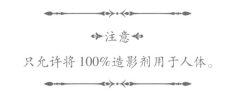

◆▶注意◀◆

只允许将100%造影剂用于人体。

4)如果将冲洗介质更改为任何其他非100%的造影剂,则会显示Confirm Flush Medium Setting(确认冲洗介质设置)警报,选择Yes,change the setting(是,更改设置)按钮并单击OK(确定),将冲洗介质更改为您选择的介质。

(3)准备DOC和压力传感器(由无菌操作员和非无菌操作员共同完成):必须准备好DOC和压力传感器选件,以供在无菌环境中使用(连接配置见图2-2-4)。

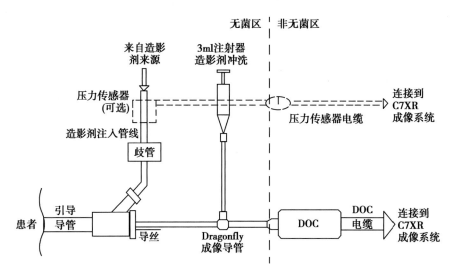

图2-2-4　DOC、成像导管、引导导管、压力传感器连接图

1)无菌操作员操作流程:①在无菌操作员的协助下,将DOC放入无菌DOC护盖内;②如果要使用压力传感器选件,则可在无菌操作员协助下,将压力传感器的连接电缆从C7 XR系统通过无菌DOC护盖内部与DOC旁的连接器连接;③确保护盖可延伸,能够完全盖住整条DOC电缆。

2)非无菌操作员操作流程:①如果要使用压力传感器选件,则将传感器的电缆通过无菌DOC护盖上的开口插入,然后将传感器电缆连接到无菌DOC护盖中的电缆。验证Pressure Transducer Connected(压力传感器已连接)图标是否变为绿色。②将自动注射泵输出端连接到指引导管歧管的一个端口,如果使用压力传感器选件,请在泵与歧管之间以同轴方式连接传感器,以便造影剂可通过压力传感器从泵流入指引导管中。③将泵设置配置为4ml/s或更低冲洗速率,总共14ml冲洗量,压力限制为300psi或最接近的可用设置。④清除管路和歧管中所有的空气。

（4）Dragonfly 成像导管（由无菌操作人员完成）：C7 XR Dragonfly 成像导管在使用前必须准备妥善，以确保患者的安全和正确操作（图 2-2-5）。如果出现光纤损坏则会出现如图 2-2-6 所示的图像。

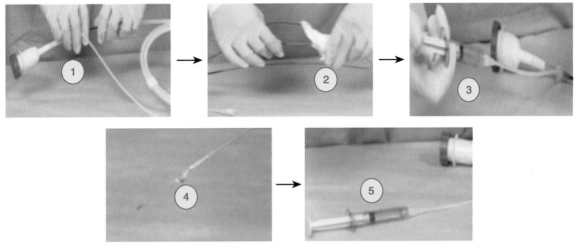

图 2-2-5　准备 Dragonfly 成像导管

检查导管的包装是否有损坏，如果有任何损坏或者怀疑无菌屏障破损，请勿使用。①使用无菌方法，小心地从其无菌包装中取出 Dragonfly 导管；②小心地从包装箍中取出导管，检查其是否存在可见损坏或缺陷；③使用肝素化盐水，打湿导管末端部分中从尖端到邻近大约100cm 的一段，以确保亲水性涂层的最佳性能（注意：只能使用肝素化盐水，乙醇会损坏亲水性涂层）；④取下侧臂鲁尔接口上的盖子，然后连接装有 100% 造影剂的 3ml 注射器；⑤使用 3ml 注射器装满 100% 造影剂清洗 Drangonfly 成像导管的管腔，除去导管中的所有空气。一直冲洗，直至从导管末端尖端流出 3~5 滴造影剂

（❖注意❖　导管必须在连接到 DOC 之前进行清洗，以防止损坏成像核心）

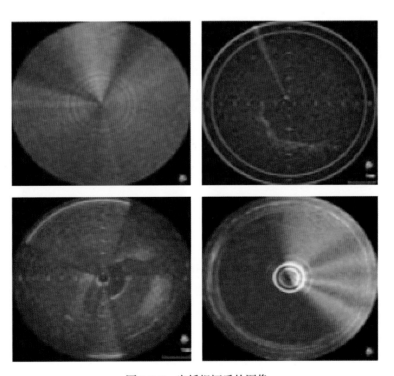

图 2-2-6　光纤损坏后的图像

（5）将导管连接到 DOC（由无菌操作员和非无菌操作员共同完成）：在开始扫描之前，必须将成像导管通过 DOC 连接到 C7 XR 系统。一旦导管连接到 DOC，便会自动开始初始校准过程（图 2-2-7、图 2-2-8）。

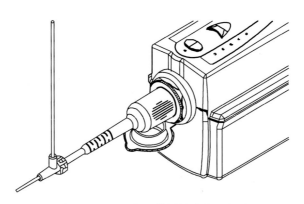

图 2-2-7　DOC 与成像导管连接示意图

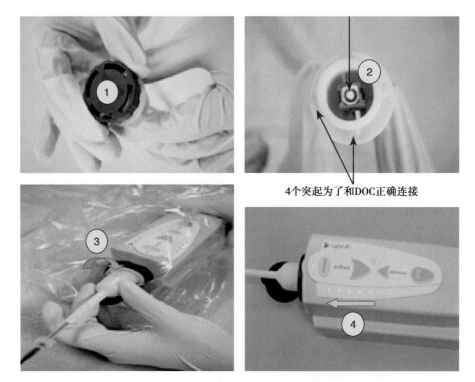

4个突起为了和DOC正确连接

图 2-2-8　将 Dragonfly 成像导管连接至 DOC

1）确保 Image Management（图像管理）区域的 Settings（设置）选项卡上的 Tick Style（记号样式）设置为 Fiducials（基准标记）（本步骤由非无菌操作员完成）。

2）确保 DOC 的绿色 Load（装载）LED 已亮起并且不闪烁，表示已做好连接准备。打开 DOC 上的黑色保护帽，露出内部光纤连接器的连接端口（本步骤由无菌操作员完成）。

◆◆注意◆◆

务必防止DOC中的外露连接器与液体接触。液体接触可能会使DOC无法工作,需要维修。

3)拧下位于导管近端白色衬套上的蓝色保护帽(本步骤由无菌操作员完成)。

4)用手指握住白色导管衬套,通过无菌DOC护盖上的开口插入衬套,并将衬套的四个锁片与DOC的开口连接器端口对齐(本步骤由无菌操作员完成)。

5)将衬套插入端口中,然后顺时针旋转衬套,直至固定(1/8圈)(本步骤由无菌操作员完成)。

DOC的绿灯将会闪烁,将会听到DOC自动进行内部光纤连接。

◆◆注意◆◆

在Load(装载)LED闪烁时,请勿尝试断开导管与DOC的连接,因为这可能会损坏导管或DOC。

此时会同时进行以下操作:屏幕顶部的黄色Pullback(拉回)进度条显示完成;Start Scanning(开始扫描)软键变为Stop Scanning(停止扫描);绿灯停止闪烁并保持稳定亮起;屏幕底部的绿色Completing catheter connection(正在完成导管连接)进度条显示完成;在图像窗口中,导管外部护套的位置会按照四个基准记号,调整为接近于其的最终正确位置。

◆◆注意◆◆

①如果连接或初始校准失败,会显示Connection Failure(连接失败)警报。如果出现此警报,请卸载导管,然后尝试再次装载导管。如果再次出现此警报,请更换导管。②如果取消了连接或初始校准,则会显示Connection Cancelled(连接已取消)警报。如果出现此警报,请卸载导管,然后尝试再次装载导管;连接或初始校准完成后,确认消息显示4秒,Stop Scanning(停止扫描)软键变回Start Scanning(开始扫描),DOC停止扫描。

6)选择Start Scanning(开始扫描)以获得测试图像,并通知无菌操作员启动测试图像(将开始实时扫描成像)(本步骤由非无菌操作员完成)。

7)用戴着无菌手套的拇指和示指小心握住导管镜头(位于可见红灯处),以便在C7 XR系统显示器上可以看到无菌手套的表面图像,从而获取测试图像来验证校准

（本步骤由无菌操作员完成）。

8）如有必要，请调整校准，以使导管护套外环与基准标记对准（本步骤由非无菌操作员完成）（图2-2-9）。

✦注意✦

如果校准过程中出现任何失真或光纤破损迹象，请卸下导管并更换为新导管，然后再继续操作。

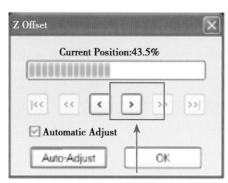

用中间2个箭头调整

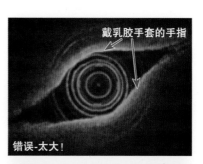

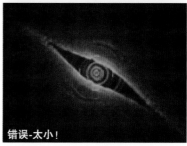

图 2-2-9　调整 Z-off 校准

9）选择Stop Scanning（停止扫描）（本步骤由非无菌操作员完成）。

10）根据需要调整图像设置（本步骤由非无菌操作员完成）。

（6）Dragonfly 成像导管插入和定位：在插入 C7 Drangonfly 成像导管之前，必须按照正常临床规程，将指引导管和导丝就位于靶血管，必须将 Drangonfly 成像导管正确插入指引导管并校准，以确保患者安全和正确操作。

✦注意✦

确保在插入成像导管时，不会将空气带入系统中。在荧光透视检查条件下观察 Drangonfly 成像导管的所有推进和移动，并保持始终缓慢地推进和收回导管。如果未能使用透视仪器来观察设备移动，可能会导致血管损伤或设备损坏。为了确保正确的放置位置，请勿在 Drangonfly 成像导管就位后移动导丝。

1）确保在无菌操作员开始装载和插入之前,Drangonfly 成像导管不会旋转［如果有必要,请选择Stop Scanning(停止扫描)］(本步骤由非无菌操作员完成)。

2）将 Drangonfly 成像导管的快速交换管腔从后部装载到内部 0.014 英寸的导丝上(本步骤由无菌操作员完成)。

3）在荧光透视的指引下,向前移动导管,直至近端标记(镜头标记)位于距离所需拉回启动位置 10mm 末端处(本步骤由无菌操作员完成)。

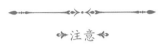

❖注意❖

如果在 Drangonfly 成像导管推进过程中遇到阻碍,请停止操作,并通过荧光透视检查进行鉴定。如果无法确定或解决阻碍原因,请将导管和导丝作为一个整体,小心地从患者体内取出。在使用过程中,请始终将导丝与导管结合在一起。请勿在收回导管之前,收回或推进导丝。

（7）准备进行拉回成像

1）在 C7 XR 成像系统界面上选择Start Scanning(开始扫描),系统会启动实时扫描成像(成像核心低速旋转)(本步骤由非无菌操作员完成)。

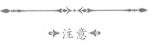

❖注意❖

监视 OCT 图像,留意是否存在导管光纤故障。如果怀疑存在光纤故障,请取出导管并更换为新导管。

2）如有必要,请重新调整校准(本步骤由非无菌操作员完成)。

3）确保光纤完全推进。对于光纤的位置状态,请观察系统显示屏顶部Pullback(回撤)进度条(本步骤由非无菌操作员完成);如果Pullback进度条没有满格,则必须推进光纤。

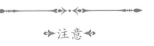

❖注意❖

在开始拉回之前,光纤必须完全推进;如果进度条已满格,则光纤位于其末端位置,可以开始拉回。

4）通过使用3ml 注射器注入 0.1ml 造影剂,来清洗 C7 Drangonfly 成像导管,从而确保没有血液扩散到导管管腔中,以防造成图像模糊(本步骤由无菌操作员完成)(图 2-2-10)。

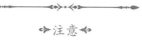

✦注意✦

不建议使用负压力将血液吸入到导管中,导管管腔中的血液会使图像模糊,可能难以完全清洗。

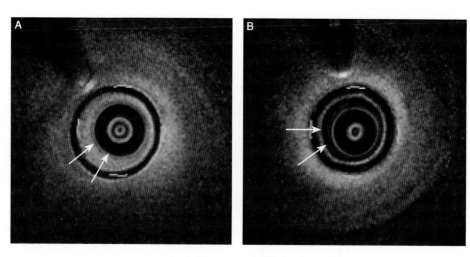

图 2-2-10　3ml 冲洗前后对比
A:冲洗前;B:冲洗后

5)确保指引导管的方向可优先引导造影剂流入目标动脉,并以血管造影的方式验证是否向动脉流入了足够的造影剂(本步骤由无菌操作员完成)。

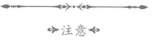

✦注意✦

也可以在参考 C7 XR 系统上图像的同时注入一小"股"造影剂,来验证是否向动脉输入了足够的造影剂。

6)验证注射泵设置(本步骤由无菌操作员完成):①冲洗速率是否为 4ml/s 或更低;②总冲洗量是否为 14ml;③压力限制是否为 300psi 或最接近的可用设置。

7)验证歧管上的活塞位置是否设置为允许注射泵的引流进入指引导管(本步骤由无菌操作员完成)。

(8)开始成像

1)选择 C7 XR 上的 Enable(启用),以允许系统检测成像冲洗的启动情况。①如果触发类型设置为 Automatic(自动),则再启用系统进行拉回启动时,可听见 DOC 驱动马达加速(注意:Enabled 状态会持续 15 秒);②如果触发类型设置为 Pressure(压力),则在从压力传感器收到信号之前,DOC 马达不会加速(本步骤由非无菌操作员完成)。

2)请通知无菌操作员系统已启用(本步骤由非无菌操作员完成)。

3)使用自动电动注射泵或手动注射开始注入造影剂。当系统检测到冲洗介质时,它会自动拉回并记录图像数据(本步骤由无菌操作员完成)。①当触发类型设置为 Automatic(自动)时,在检测到一小段清晰图像帧序列(表示已使用造影剂冲洗该区域)之后,系统会自动开始拉回并记录图像数据;②如果触发类型设置为 Pressure(压力),则在从压力传感器接受到指示已注入造影剂的信号之后,系统会自动开始拉回并记录图像数据。

❖注意❖

按下注射泵上的按钮,直至拉回完成。当达到 OCT 拉回长度限制(约 50mm)时(约 3 秒),扫描会停止,C7 XR 系统会保存该图像文件。①如果启用了 Automatically review recording(自动查看录像)选项,则会加载图像文件以供获取后查看;②如果启用了 Automatically Advance after Pullback(拉回后自动推进)选项,则每次拉回后 OCT 系统都会自动推进成像导管镜头,回到其原来的末端位置;③如果禁用此选项,则必须手动推进成像导管镜头。

---

4)查看拉回中获得的图像数据,并在需要时重复拉回(本步骤由无菌操作员完成)。

5)成像过程可使用 4P 方法(图 2-2-11)即:Position(定位)是确定导管相对于目

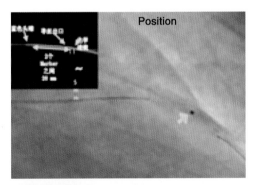
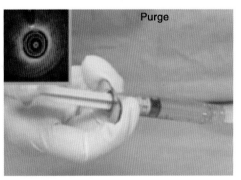
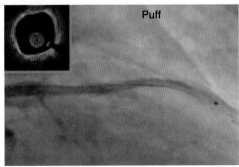
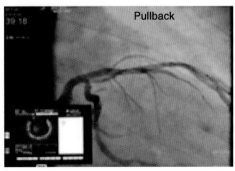

图 2-2-11　4P 方法

标损伤部位/支架的位置;Purge(清洗)是清除导管管腔中的血液(如果存在);Puff(喷入)是注入少量造影剂来评估清除率;Pullback(拉回)是选择Enable(启用)可启动成像过程。

（9）成像完成:在成像过程中获取的所有信息都会随病例自动保存。成像完成后,便可以查看病例数据和图像,或将其传输到可移动设备上,以便在LightLab Imaging Offline Review Workstation(OCT 工作站)上进行查看。

1）确保在无菌操作员开始收回和卸载之前,Dragonfly 导管不会旋转[如有必要,请选择Stop Scanning(停止扫描)](本步骤由非无菌操作员完成)。

2）当所有 OCT 成像都完成后,在荧光透视检查中将 Dragonfly 成像导管收回到指引导管中(本步骤由无菌操作员完成)。

❖注意❖

如果在 Dragonfly 成像导管收回过程中遇到阻碍,请停止操作,并通过荧光透视检查进行鉴定。如果无法确定或解决阻碍原因,请将导管和导丝作为一个整体,小心地从患者体内取出。

3）从指引导管和导丝中取下 Dragonfly 导管(本步骤由无菌操作员完成)。

4）通过按黄色Unload(卸载)按钮,使 Dragonfly 导管与 DOC 断开连接。等待光纤在内部断开连接,这通过 DOC 绿色指示灯闪烁进行指示。当绿色指示灯变为稳定状态时,将白色导管衬套轻轻逆时针旋转 1/8 圈,它会从 DOC 上脱离(本步骤由无菌操作员完成)。

5）如果使用了压力传感器选件,请将传感器电缆和无菌 DOC 护盖内的电缆断开连接(本步骤由无菌操作员完成)。

❖注意❖

将 C7 Dragonfly 导管以及手术过程中使用的所有其他一次性用品作为潜在生物危害进行处理。按照公认的医疗惯例以及所有适用的法律和法规进行处置。

第三节 OCT 操作的临床注意事项与并发症

一、OCT 操作的临床注意事项

（一）注意事项

由于 LightLab C7 XR™、ILUMIEN OPTIS™ 成像系统与 Dragonfly™ 成像导管设计用于冠状动脉的成像，并建议用于可能进行腔内介入治疗的患者；适用于直径在 2.0~3.5mm 的血管，不适用于左主干或以前做过旁路手术的目标血管。

ILUMIEN OPTIS 成像系统还会获取来自远端冠状动脉内压力传感器和近端主动脉压力传感器的射频信号输出，用于判定血流储备分数（FFR）；通过结合患者病史和 FFR 值，选择合理的介入治疗策略。

在临床应用过程中，如果患者存在以下几种情况，OCT 检查需要慎用：①菌血症或败血症；②凝血系统明显异常；③不适合行冠状动脉造影术及经皮冠状动脉腔内成形术；④严重的血流动力学不稳定或休克；⑤冠状动脉痉挛；⑥血管完全闭塞。

（二）相关操作过程中建议

1. 在手术过程中，必须根据需要使用合适的抗凝剂和血管扩张治疗方法。

2. 在透视条件下观察成像导管所有的推进和移动，始终缓慢地推进和回撤导管（未在透视条件下观察设备移动可导致血管损伤或设备损坏）。

3. 在全程操作过程中，要始终保持成像导管与导丝相结合，请勿在回撤导管之前，收回或者推进导丝。

4. 在成像导管推进或者回撤过程中遇到任何阻碍应立即停止操作，并在透视下进行仔细评估。如果无法确定或解决其可能的原因，则小心地将导管和导丝一起取出。

5. 严禁将成像导管强制送入比导管自身直径更小的管腔，及严重狭窄、钙化或者扭曲的病变部位。

6. 在导管通过支架进入病变时可能会发生导管与导丝打结、导管尖端分离或者支架错位等。

7. 关于 OCT 成像导管、DOC 连接、储存、使用及维护 ①所有 OCT 成像操作者都应进行相关正规培训；②应该将 OCT 成像仪器放置在没有阳光直射且具有干燥和合适温度的环境中；③只有当绿色 Load LED 亮起并不闪烁时才可将成像导管连接 DOC 或者将成像导管与 DOC 分离；④任何情况下勿扭曲、夹住或者挤压成像导管；⑤成像导管使用环氧乙烷灭菌，仅供一次性使用，导管可能具有潜在的生物危害，使用后请按相关医疗器械处理法律法规进行处理，请勿重复使用、重新灭菌或者处理；⑥成像系统无可供用户维护的部件,如发现问题,请立即求助相关厂家工程师处理,请勿尝试修理或更换任何部件。

(三)OCT 操作的安全性

自从 OCT 开始应用于冠心病诊疗以来,其操作过程的安全性一直是备受关注的问题。由于 OCT 以近红外线为能源用于血管内成像(输出的能量范围为 5.0 ~ 8.0mW),此能量并不会引起组织结构或者功能的损伤。因此,OCT 的安全性主要取决于两点:①成像导管的结构特点;②在成像过程中球囊阻断血流或者造影剂冲洗血液引起靶血管缺血的时间和范围。

1. TD-OCT

早期应用于冠状动脉成像的 OCT 成像多为 TD-OCT,其成像过程需要球囊阻断或持续冲洗冠状动脉远端的血流来实现。故在成像过程中由于冠状动脉血流被短时间阻断,导致阻断部位远端心肌的缺血,患者可能发生心绞痛、心律失常、冠状动脉痉挛,严重者甚至会发生心肌梗死、急诊血管血运重建、栓塞、死亡。但是在随后的具体应用过程中,上述不良事件发生率较低,主要是短暂的心绞痛症状、心律失常以及冠状动脉痉挛发生。

2007 年,F Prati 等研究表明在入组的 64 个患者中,非阻断血流 OCT 成像系统能够成功地在各种不同的冠状动脉病变中获得高质量的图像。操作过程中无主要不良事件如死亡、心肌梗死及恶性心律失常的发生[13]。2009 年,一项多中心注册性研究入组了 468 例患者评估了 OCT 在临床操作过程中相关风险(不良事件的发生及并发症)。研究中应用非球囊阻断冲洗技术和球囊阻断法的比率分别为 45.3% 和 54.7%,两种方法短暂的胸痛和心电图 QRS/ST 改变的发生率为 47.6% 和 45.5%。主要的并发症包括:因球囊阻断血流和/或指引导管的深插导致的 5 例室颤(1.1%)、3 例气栓(0.6%)和 1 例血管夹层(0.2%)。在 OCT 检查过程中以及术后的 24 小时内无血管痉挛和 MACE 的发生[14]。哈尔滨医科大学附属第二医院心内科自 2005 年开始应用 TD-OCT 以来,截止到 2010 年底共完成 OCT 成像近 800 例,经统计相关数据显示术中发生胸痛比率为 60.6%,心电图 ST 改变的发生率为 52.6%,心律失常发生率为 8%,未发生危及生命的不良事件(死亡、心肌梗死、急诊血管重建、栓塞等)。

2. FD-OCT

随着成像技术的进步,FD-OCT 开始应用于临床,其操作过程不需要球囊阻断血流而且成像速度快,其安全性得到了进一步的提高。F Imola 等利用 FD-OCT 评价 90 例患者,在所有患者中,无 OCT 相关不良并发症的发生。在临界病变组,60%患者选择了 PCI 治疗。OCT 共评价了 113 枚植入的支架,其中发现 24 例患者需要进一步的介入干预：15 例需要球囊的扩张，9 例需要额外的支架植入（其中有 2 例同时进行了球囊扩张和支架植入）。在术后随访中［(4.6±3.2)个月］，无死亡、急性心肌梗死和支架内血栓的发生，只有 2 例患者再发心绞痛[15]。2012 年，JH Yoon 等对 FD-OCT 在冠状动脉领域应用的安全性作了详细的研究。共 50 例支架植入术后患者进行了 FD-OCT 随访，能够成功获取>24mm 长度清晰图像的比率为 94%，有 5 例(10.6%)患者由于第一次回撤获取图像质量不佳需要二次操作。在 36 例(76.6%)患者中，一次性获取了支架全长的图像；且在 FD-OCT 操作过程中及术后未发生不良事件（死亡、心肌梗死和恶性心律失常)[16]。截止到 2017 年，哈尔滨医科大学附属第二医院心内科已经完成 FD-OCT 共 4 000 余例，术中很少有胸痛症状、心律失常的发生，无危及生命的不良事件（心肌梗死、急诊血管重建、栓塞、冠状动脉夹层、死亡等）的发生。

以往的 OCT 临床操作经验表明，在成像过程中无论是阻断血流还是非阻断血流都是比较安全的。OCT 已经在全球范围内的多个医学中心得到广泛的应用，上述的多项临床研究中的大量临床资料证实其操作过程无重大并发症的发生，故 OCT 在临床应用中是安全可行的。

二、并发症与处理原则

血管内成像过程中定会涉及相关并发症的发生，有些轻微并发症可不予处理（自愈），但是有些较为严重的并发症则必须引起重视，需进行严密监测并给予积极的处理，必要时请其他医疗资源（外科或影像科）进行辅助诊断和治疗。主要的并发症包括以下几个方面，其中以冠状动脉痉挛和心律失常最为常见，冠状动脉夹层、气栓较为少见，血栓、闭塞、穿孔或死亡等极为少见。

（一）冠状动脉痉挛

冠状动脉内 OCT 检查时最常见的并发症是冠状动脉痉挛。术前患者若有反复心绞痛发作，应及时给予硝酸甘油持续滴注或予钙离子阻滞剂；若在 OCT 成像操作过程出现心绞痛症状，应给予吸氧并可经指引导管于冠状动脉内注射硝酸甘油，必要时反复应用以尽快缓解冠状动脉痉挛情况。

（二）心律失常

主要包括窦性心动过缓、窦性停搏、频发室性期前收缩、室性心动过速、心室颤动等。若在操作 OCT 过程中出现上述心律失常，应立即终止 OCT 操作，上述症状会随着血流的恢复而消失；若出现缓慢性心律失常，终止 OCT 操作后仍未恢复，则应给予提高心率药物如阿托品、异丙肾上腺素，必要时植入临时起搏器；若出现最为严重的持续性室性心动过速或心室颤动，在终止 OCT 操作的同时，撤出 OCT 成像导管，行电复律或电除颤及心肺复苏术。

TD-OCT 发生心律失常的概率较高,推荐使用林格液进行冲洗可降低心律失常的发生。目前得到广泛应用的 FD-OCT 由于其成像速度快、相应靶血管覆盖的心肌缺血时间短已经使心律失常发生的概率大大降低。

(三)冠状动脉气栓

在 OCT 操作过程中,冠状动脉气栓较为少见,其发生率与常规 PCI 手术相似约为0.1%~0.3%,主要是由于介入相关管路没有充分排气和冲洗,偶尔也与支架、球囊或者导丝撤出过程中气体进入系统相关。其主要症状为突发胸痛、低血压、严重的心律失常等。

具体的治疗措施:①少量的气体栓塞,大多可自行排出,无须特殊处理;②较多气栓时,建议立即使用 20~50ml 注射器强力回抽,直至排出大量含气泡的血液为止;③冠状动脉内推注生理盐水;④使用主动脉内球囊反搏(IABP)以及血管活性药物;⑤使用微导管回抽、给药以及经皮冠状动脉腔内成形术中导丝破坏气泡等加速其消散等。

(四)冠状动脉的夹层、血栓、闭塞或死亡

要尽量保证 OCT 操作过程中各个步骤都应轻柔,并保证所有送入或退出相关器械都在透视下完成。

一旦发生靶血管或者其他冠状动脉血管的夹层、血栓或急性闭塞,应在保证血流动力学稳定的情况下,防止夹层的进展(如植入支架覆盖夹层段)、开通闭塞血管。

若患者血流动力学不稳定,则在给予药物治疗的同时,可考虑行临时起搏器和 IABP 植入术。

(五)冠状动脉穿孔

冠状动脉穿孔发生概率极小,OCT 整个操作过程要保证相关导管或球囊在 PCI 导丝引导下进行,同时避免暴力操作,导丝及导管都应缓慢推进,尽量避免对冠状动脉造成的损伤。如果发生冠状动脉穿孔,处理原则与其他介入操作引起的冠状动脉穿孔一致。

第四节　影响 OCT 成像结果的因素

OCT 影像的质量依赖于所检查靶血管的特征以及标准、正确的操作技术,尤其重要的是,为了优化指引导管的造影剂冲洗质量,需要操作者具备一定的指引导管操作技术。操作者在图像采集过程中应综合考虑各种影响成像质量的因素并加以调整,最终获取高质量的图像。影响 OCT 成像结果的因素主要有以下几方面:

一、分支血管过多、过大

由于 OCT 成像受到血液的影响很大,当分支血管过多时,很难将扫描段的红细胞冲洗干净,特别是分支较大时会影响成像部位的血液阻断,这时由于红细胞的影响使得成像效果欠佳。

二、血管管腔过大

冠状动脉从开口发出后,由近至远逐渐变细。一般情况下,冠状动脉近端最大管腔直径为 4～5mm。新一代的 C7 XR OCT 成像系统因不需要阻断血流,因此影响较小,但是因管腔过大,血流冲洗不彻底,同样影响成像质量。所以对于冠状动脉直径过大(直径>5.0mm)或者开口病变,其获取的 OCT 成像质量欠佳。

三、血管过度弯曲

OCT 成像导丝主要是由光导纤维构成,相对较硬易碎,柔韧性与可操作性无法和 PCI 导丝相比。有的冠状动脉血管曲度过大,这样 OCT 成像导丝无法就位,导致检查失败。

四、管腔严重狭窄

当管腔严重狭窄时,因 OCT 导丝直径较大,不容易通过病变,且容易造成病变处血液冲洗不干净,影响成像质量。另外,对于狭窄严重的靶病变,OCT 成像导管通过后可能会阻断血流,故需要考虑对术中患者病情的影响。

五、心脏周期运动对图像的影响

心脏节律性收缩和舒张时,会影响冠状动脉的三维形态。特别是心率较快时,成像导丝会随着心跳出现"抖动",导致图像出现运动伪影;同时心脏收缩和舒张不同时相测量目标血管的数值也会有偏差。

六、术中操作相关因素

(一)指引导管与靶血管的同轴性

指引导管的同轴性是影响成像质量最常见的原因。一般来说,一次成像如果同轴性好,左冠状动脉通常需推注 6~8ml 造影剂,右冠状动脉需推注 4~5ml 造影剂。

当反复冲洗管腔内仍有血液残留致图像不清晰的时候:①应首先考虑导管是否同轴,调整指引导管方向确保同轴性良好,但此时动作要轻柔,避免损坏成像导丝;所以在快速推注造影剂之前,应推注少量造影剂"冒烟"以确认导管的同轴性,尽量保证单次冲刷完成成像,减少造影剂的用量。②如果经反复调整,同轴性仍不佳则可考虑更换与靶血管相匹配的指引导管。如图 2-4-1 所示,图 A、B 和 D 中白色箭头所指为冠状动脉内未冲洗干净残留的血液,影响了高质量图像的获取以及分析。

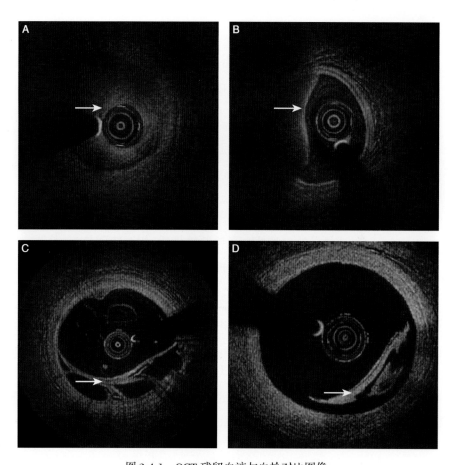

图 2-4-1　OCT 残留血液与血栓对比图像
A、B、D:冠状动脉内血液未冲洗完全,白色箭头所指为冠状动脉内残存的血液;
C:机化血栓

（二）推注造影剂的使用

1. 推注的造影剂中应避免掺杂血液,冲洗前应弃掉三环注射器中带血的造影剂,反复冲洗干净后抽取纯的造影剂,使注射器及导管系统内充满造影剂,避免混入血液影响图像质量。

2. 在成像过程中造影剂推注缓慢、推注量不足,会导致靶血管内血液冲洗不完全进而使获取的图像质量不佳,可以采用高压注射器进行推注,但大部分情况下经过调整可通过手动推注获取高质量图像。

3. 造影剂浓度一般选择推注未经稀释的造影剂,当患者有肾功能不全时,可选择1∶1稀释的造影剂或右旋糖酐进行冲洗。

（三）图像采集同步性

术者推注造影剂与图像采集不同步,此时术者和 OCT 系统操作者应密切配合,相互提醒,当管腔内血液完全冲洗干净后,操作者快速执行回撤导丝的功能进行图像采集,确保单次采集最长段的清晰有效图像。

（四）Dragonfly™ 成像导管内或推注的造影剂中应避免红细胞或气泡

成像导管到达位置后,应用少量纯造影剂冲洗成像导管,推注造影剂的注射器中应避免掺有血液;进行 OCT 成像之前,注意将 OCT 导管中的血液冲干净,否则红细胞将影响成像质量,造成图像偏暗,如图 2-4-2 所示。

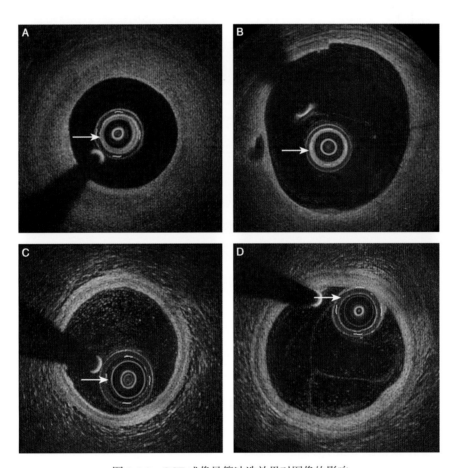

图 2-4-2　OCT 成像导管冲洗效果对图像的影响
A、B：OCT 成像导管未冲洗完全（箭头所示）,图像偏暗；C、D：OCT 成像导管冲洗完全（箭头所示）,图像明亮

2

第五节　OCT 与其他冠状动脉内影像学的比较

　　心血管疾病领域无论从发病机制、诊断还是治疗方面取得的巨大成就都和血管影像学的发展息息相关,其对心血管疾病的不断认知起到推动作用。冠状动脉影像学检查技术包括两类,即无创性和有创性检查。①无创性检查:主要有冠状动脉多层螺旋CT 造影(multislice spiral CT angiography, MSCTA)与冠状动脉磁共振血管成像(magnetic resonance angiography, MRA),但是其只能提供血管轮廓影像,无法对血管内部动脉粥样硬化(atherosclerosis, AS)斑块提供详细信息,所以在临床应用中有其局限性;②有创性检查:包括冠状动脉造影(coronary arteriography, CAG)、血管镜、IVUS、FFR、近红外光谱法(near-infrared spectroscopy, NIRS)等,其可清晰显示出血管内部结构及病变,同时为临床医师提供实时动态的观察,进而明确其发病机制或及时对疾病作出正确的诊断并提供合理的治疗策略。

　　我们之前介绍的 OCT 现已成为冠心病腔内影像学检查的重要手段,但是,其他血管影像学技术在临床中的地位也不容忽视,本章主要对应用于心血管领域尤其是冠心病方面的其他影像学工具作以简要的介绍。

一、OCT 与多层螺旋 CT、磁共振血管成像的比较

(一)多层螺旋 CT(MSCT)

　　与传统的 CT 成像相比,MSCT 通过采用滑环技术调整球管旋转部分和电缆之间信号传递,这样球管就可以进行连续的扫描。MSCT 冠状动脉成像即经静脉注射造影剂后,当冠状动脉内造影剂浓度达到高峰时进行 CT 扫描,然后利用软件对所获取的数据进行重建得到影像[17,18]。目前市面上应用的 MSCT 已经包括 128 排、256 排、320排等。

　　MSCT 的主要优势包括:①扫描速度快,缩短了成像时间,进而减少了造影剂的使用;②成像过程中不受体位的限制,利用三维成像系统可从任意角度观察冠状动脉及心脏的形态结构和病变特征,可对心脏进行综合评估[19];③在冠心病介入治疗过程中,尤其是慢性闭塞性病变,可显示出闭塞远端的血管影,有利于估算闭塞长度以及相应节段的成分[20];④除了提供冠状动脉的详细信息之外,其可同时为临床医师提供心脏解剖等相关信息。

　　MSCT 在冠状动脉中的应用也有一定的不足,主要包括:①存在电离辐射且需要注射碘造影剂;②成像过程中需要患者进行相关动作配合;③对心率及心律有一定要求,心律失常的患者常会受限;④对于血管分叉处或者存在严重扭曲的冠状动脉,其对血管严重程度的评估会存在困难;⑤对于部分既往做过冠状动脉旁路移植术的患者,其体内使用的金属夹可能会产生伪像进而对桥血管的形态产生影响;⑥对于冠状动脉

有严重钙化的患者,会对冠状动脉的成像造成干扰。因此 MSCT 常被应用于冠心病的筛查或作为闭塞性病变、搭桥血管介入干预的辅助手段[21]。

MSCT 与 OCT 成像对比如图 2-5-1 所示。

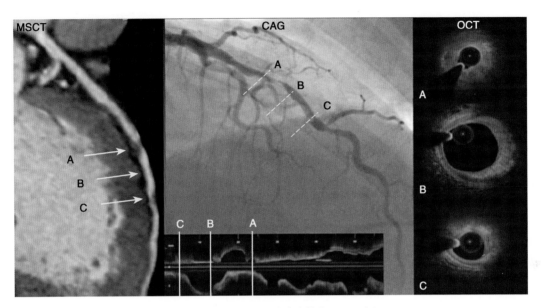

图 2-5-1　MSCT 冠状动脉成像与 OCT 对比

左侧图为 MSCT 冠状动脉成像:A 为冠状动脉内斑块伴严重狭窄,B 为相对正常的血管,C 为斑块伴中度狭窄;中间图为对应的 CAG 成像:A 为严重狭窄,B 为相对正常的血管,C 为轻-中度狭窄;右侧图为对应的 OCT 成像:A 为严重狭窄,纤维脂质斑块,B 为管腔斑块浸润,呈纤维斑块,C 为管腔中度狭窄,纤维脂质斑块

(二)磁共振血管成像(MRA)

冠状动脉的 MR 成像利用相控阵线圈或心脏线圈,采用"白血技术"通过抑制心肌和脂肪组织的信号即将其标记为低信号,把快速流动的血液标记为高信号,而血流缓慢或淤滞则表现为低信号。从而,MRA 既可以将冠状动脉血管与其他心脏组织区分开,又可显示出正常血管与有病变的血管的差异。MRA 可显示出冠状动脉血管的管腔以及冠状动脉血管壁的特征。相关研究表明,与正常对照组相比,具有心血管疾病危险因素较多的患者其冠状动脉血管壁更厚[22]。MRA 还可用于评估血管的正性重构[23]。可是目前 MRA 尚无关于冠状动脉 AS 斑块消退等方面的相关研究。

与冠状动脉 CT 相比,MRA 检查主要的优势为:①避免电离辐射;②可对心肌缺血的程度、梗死的范围以及局部或整体心肌的功能进行评估。但由于其扫描时间长、伪影多、患者不耐受等原因导致其未能在临床得到常规应用。

OCT 与 CAG、MSCTA、MRA 成像特点对比如表 2-5-1 所示。

表 2-5-1　OCT 与 CAG、MSCTA、MRA 特点对比

影像手段	OCT	CAG	MSCTA	MRA
分辨率/μm	10	100	<200	300
有无侵入性	是	是	否	否
成像探头	125	N/A	N/A	N/A
有无射线照射	无	有	有	无
阻断血流	否	否	否	否
图像显示	血管内部	管腔轮廓	管腔表面	管腔表面

二、OCT 与其他血管内成像手段的比较

（一）冠状动脉血管镜（CAS）

冠状动脉血管镜（coronary angioscopy，CAS）的原理与其他纤维内镜相似，其使用多根柔韧度高的图像传输纤维和能够发射出白光的玻璃纤维组成成像导管，在清除血管内血液的情况下，其头端光镜将得到血管内部的图像经光纤维传到显示器进而对冠状动脉血管管腔进行直观的观察。

AS 斑块在血管镜下通常是以一种白色或者黄色的突起连续出现在管腔（图 2-5-2、图 2-5-3）。其与组织学样本对比显示：白色的斑块主要成分为纤维；黄色的斑块提示粥样或变性的纤维伴坏死成分，组织学中其富含胆固醇结晶伴有薄的纤维帽；红色的物质为含血小板、红细胞的血栓突入管腔[24,25]。

CAS 属于有创性检查，采集图像时需要阻断血流，可能会造成冠状动脉供血区缺血，增加了操作的风险性；只能评价较大直径的血管（>2mm），在管腔直径小的狭窄病变中的应用受到限制；只能对血管腔表面的形态进行观察，且分辨率较低，不能对血管壁内膜以外的各层组织进行观察，也不能对斑块成分进行准确的定性评估。

（二）血管内超声（IVUS）

20 世纪 80 年代，随着血管内影像学技术的不断进展，IVUS 开始在冠状动脉领域得到广泛的应用。其可实时显示冠状动脉内横截面图像，观察血管内 AS 斑块的信息，评估病变的性质并可精确指导介入的治疗。10MHz 以下的超声波在生物组织内较少被吸收，故可用于深部组织结构的成像。血管内超声也可以应用高频率的超声波，如频率超过 100MHz 可达到 15~20μm 分辨率的图像。但是，高频率的声波会在生物组织内部发生衰减，进而导致成像的深度受到限制。新一代的 IVUS 可根据组织回声的不同，结合组织学的研究标注上不同的颜色，分别代表斑块内部不同的成分，即虚

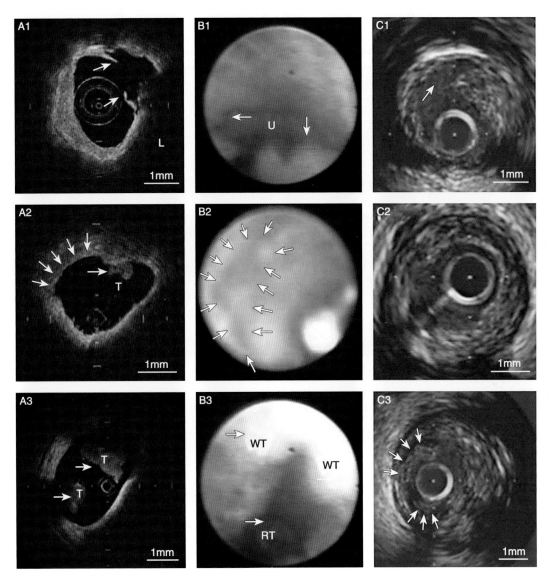

图 2-5-2 斑块破裂、斑块侵蚀与血栓三种影像学表现

左侧图 A 系列为 OCT、中间图 B 系列为血管镜、右侧图 C 系列为 IVUS

A1：斑块破裂，白色箭头提示纤维帽破裂，L 为富含脂质斑块；B1：白色箭头提示纤维帽破裂，U 为巨大的斑块溃疡；C1：偏心的斑块肩部发生破裂

A2：斑块侵蚀，白色箭头提示斑块完整的内膜，T 为血栓；B2：白色箭头提示未发现斑块破裂，有突入管腔的侵蚀斑块；C2：不能确认斑块侵蚀

A3：冠状动脉管腔内的血栓（白色箭头所示），T 为血栓；B3：WT 为白色血栓（白色箭头所示），RT 为红色血栓（白色箭头所示）；C3：白色箭头提示管腔内的血栓

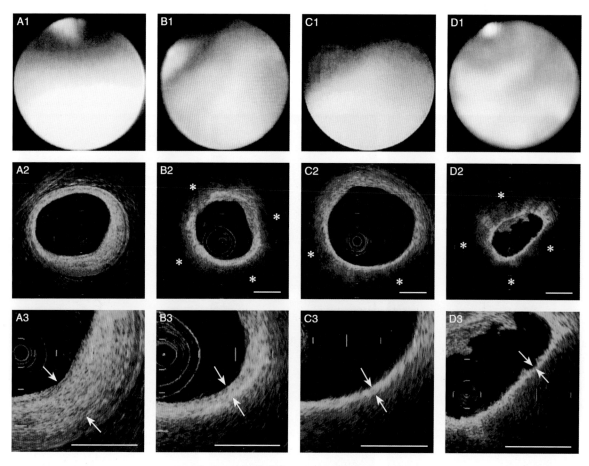

图 2-5-3　冠状动脉 OCT 与血管镜对比图

A1、B1、C1、D1：血管镜成像的冠状动脉斑块的颜色，A1 为白色，B1 为浅黄色，C1 为黄色，D1 为深黄色

A2、B2、C2、D2：冠状动脉内斑块 OCT 成像图，＊代表脂质池，在 OCT 图像中可半定量地显示出其所占象限

A3、B3、C3、D3：斑块纤维帽的厚度即冠状动脉管腔与脂质池之间的强信号区，白色箭头之间距离代表纤维帽厚度

拟组织学超声（VH-IVUS）[26]。VH-IVUS 成像也可实时、直观地显示动脉粥样硬化斑块的构成信息。

　　IVUS 在冠状动脉诊疗领域应用的优势有：①IVUS 已经应用于冠状动脉领域将近 30 余年，相关技术的发展以及图像的识别已经较为成熟，目前 IVUS 操作可以在大部分冠状动脉病变中顺利完成；②由于 IVUS 可较为清晰地显示血管内结构并对斑块成分进行评估，故可对临界病变（尤其是 CAG 无法判定的病变）、易损斑块、冠状动脉夹层及壁内血肿、动脉瘤以及移植血管等作出正确的评估和诊断；③其可优化指导冠状动脉介入的治疗，包括术前血管内斑块的评估、术中介入策略的选择（尤其是左主干、钙化、分叉及慢性闭塞性病变）、术后即刻支架植入的状态以及随访过程中发现支架失败的原因（如支架膨胀不良、贴壁不良、支架植入后边缘夹层等），研究表明，IVUS 指导下的药物洗脱支架（drug eluting stent，DES）植入，可明显减少死亡、MACE 和支架内血栓的发生[27]；④其还可用于研究治疗前后斑块进展或消退、支架植入后血管重构及再狭窄机制等。

然而,由于IVUS本身的成像特点,其在冠状动脉领域的应用也有一定的局限性:①目前研发的IVUS成像导管对于较为严重的狭窄或扭曲成角病变的通过能力差。②IVUS成像是收集通过不同组织对声波的反射波经过重建和相应转换得到的图像,其反映的并不是真正的组织。因为不同组织可表现出相同的声学特性,进而在IVUS图像中反映出相同的密度值(如血栓和脂质斑块在IVUS中都可表现为低密度回声),这给斑块成分的准确评估带来一定的困难。③目前市面上应用的IVUS分辨率较低,不能为血管内部微小结构和病变、支架植入后管腔内相应的变化(内膜的覆盖)作出精确的判断,而之前所描述的OCT其分辨率约为IVUS的10倍,其在此方面具有IVUS无法比拟的优势。

图2-5-4为冠状动脉病变OCT与IVUS成像对比图。

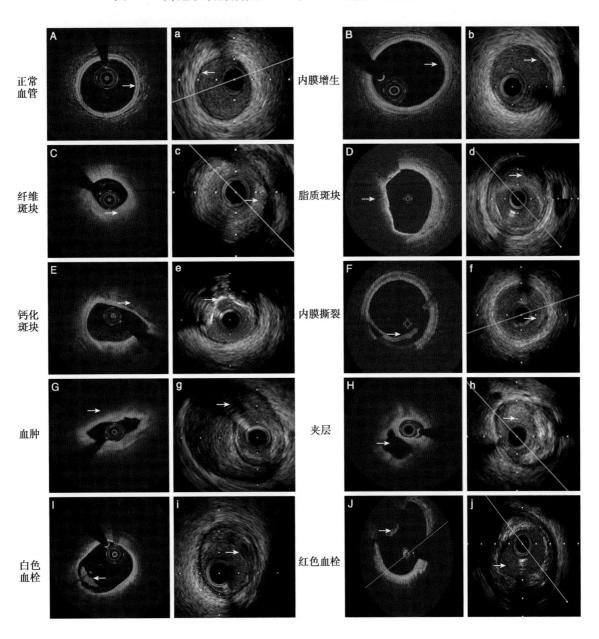

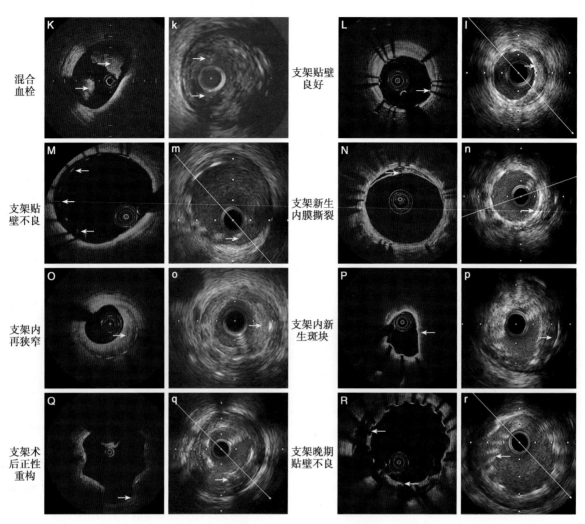

混合血栓

支架贴壁良好

支架贴壁不良

支架新生内膜撕裂

支架内再狭窄

支架内新生斑块

支架术后正性重构

支架晚期贴壁不良

图 2-5-4　冠状动脉病变 OCT 与 IVUS 成像对比图
左侧为 OCT 图像，右侧为 IVUS 图像，白色箭头指示病变部位

（三）血流储备分数（FFR）

血流储备分数（FFR）是指某一支冠状动脉有狭窄时在最大扩张状态下的血流量与假定该支冠状动脉无病变时在最大扩张状态下的血流量之比。FFR 主要通过计算压力导丝测得的冠状动脉狭窄远端压力与由指引导管同步测定的主动脉压力的比值来获得。

FFR 能特异地反映冠状动脉狭窄的严重程度，且不受心率、血压、心肌收缩力等血流动力学因素变化以及正常参照血管的影响，可特异地反映心外膜冠状动脉病变严重程度，对开口病变、分支血管、多支病变以及弥漫性病变均有一定的指导意义。

研究表明以 FFR<0.75 来诊断心肌缺血的标准，准确率高达 95%。FFR≥0.8 时，无论选择药物治疗或者 PCI，在心脏事件发生率以及临床症状改善程度上均无显著差别；而 0.75~0.8 是目前尚无统一定论的"灰色区"，尚需进一步的研究予以

明确;介入治疗术后 FFR≥0.9 表明手术治疗成功,支架植入术后理想结果 FFR 值应>0.94。

FFR 对冠状动脉生理功能的评价有重要价值,但也存在不足:在有微血管病变的情况下,会限制冠状动脉获得最大充血状态,在使用冠状动脉扩张药物后所诱发的狭窄远端压力降低程度可能低于无微血管病变存在时所降低的程度,故可高估 FFR[28]。

OCT 提供冠状动脉病变的形态学特征,但 OCT 所获得的数据资料与 FFR 测量数值密切相关,两者并不抵触或相互排斥,而是相辅相成的关系:①FFR 提供的是冠状动脉狭窄是否导致了心肌缺血的相关信息,但不能反映斑块本身是否稳定;②OCT 通过对斑块性质、成分、斑块负荷、血管重构等形态学特征的识别来区分稳定斑块和易损斑块。两者分别是生理功能上和形态学上互补的技术,FFR 检测血流而 OCT 显示血管,两种检测方法各有其优点及适用情况。目前新一代的 OCT 已经将 FFR 和 OCT 功能整合到一起,可以在手术过程中同步获取相关信息。

(四)近红外光谱法(NIRS)

NIRS 是一种新型的血管内影像学检测手段,其利用光源发出约 1 300nm 近红外光投射到冠状动脉壁并被反射,然后根据已知的近红外光谱的特征,对反射光进行收集和数据的转换从而对管腔内部斑块的组成进行分析。由于其对脂质成分检测的敏感性,故已经被广泛应用于动脉粥样硬化易损斑块的检测[29]。

NIRS 的成像过程与之前描述的 IVUS 和 OCT 成像过程十分相似,目前已经在冠状动脉的脂质核心斑块(lipid core plaques,LCPs)的特征分析上得到应用。NIRS 成像导管通过近红外光技术检测到易损斑块并根据获取的信息对靶血管节段进行化学图谱的构建,即黄色代表斑块富含脂质核心成分可能性大,红色代表斑块富含脂质核心成分可能性小(图 2-5-5)。另外一种识别模式是脂质核心负荷指数,四个颜色阶差(红、橙、褐和黄)分别代表检测部位所含脂质斑块的可能性,其可大致显示出扫描段动脉的脂质含量[30]。

NIRS 已经用于冠状动脉疾病的诊断以及指导相关 PCI 治疗。NIRS 在临床中的应用仍在不断探索之中。目前发现大的脂质核心斑块会增加 PCI 术后心肌梗死的发生,这主要是由于远端栓塞和支架内血栓所导致[31]。另外,NIRS 还被用于检测冠状动脉斑块的进展以及药物治疗效果。在 YELLOW 研究中,NIRS 发现经过瑞舒伐他汀治疗后的患者脂质核心斑块指数显著降低[32]。

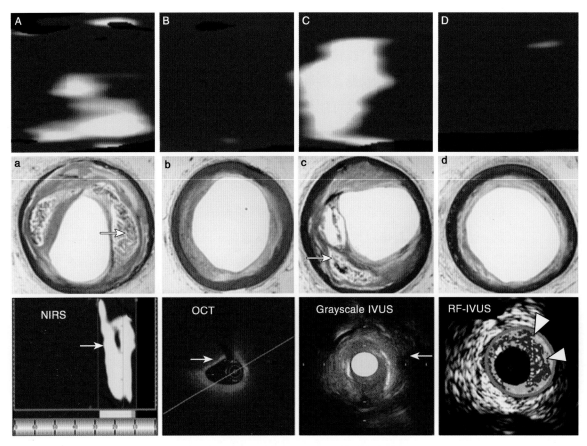

图 2-5-5　NIRS 成像与冠状动脉斑块成像对比

第 1 排 A ~ D 为冠状动脉内斑块 NIRS 成像，图中黄色区域为脂质斑块；第 2 排 a ~ d 为与 A、B、C、D 相对应的组织病理学切片，白色箭头指示脂质斑块；第 3 排为同一脂质斑块在不同影像学中的表现，白色箭头提示脂质斑块

三、结语

上述血管内影像学技术在冠心病的发病机制研究、诊断以及优化指导治疗方面扮演着重要的角色。与之相比，OCT 是最近十几年才发展起来的一种新的血管内影像学技术。随着技术的不断进步和改良，其在心血管领域凸显出越来越大的优势：①OCT 具有较高的分辨率，可以实时观察到血管内微小的结构和病变（如支架边缘夹层、贴壁不良、组织脱垂、内膜覆盖等），这是 IVUS、NIRS、血管镜无法比拟的（表 2-5-2）；②OCT 图像显示的结构清晰，与真实组织成分吻合率高，且容易辨认；③新一代的OCT 成像速度更快，操作较为简单，大大减少了操作相关的并发症的发生（如推注大量造影剂所致的心肌缺血），并且其具有 3D 成像功能和整合 FFR 功能，可重建靶血管节段的三维空间结构及全面判断血管结构和功能，这对指导优化 PCI 的治疗具有重要意义。

表 2-5-2　OCT 与其他血管内影像学技术对比

成像技术	原理	波长/μm	穿透性/mm	分辨率/μm	冠状动脉内斑块成分特征识别				
					纤维帽	脂质核心	炎症	钙化	血栓
CAG	X 线	<0.01	0.0	>500	−	−	−	+	+++
IVUS	超声	35~80	10.0	100~200	+	++	−	+++	−
OCT	红外光	1.3	1.0~2.5	<10	+++	+++	+	++	++
NIRS	近红外光	0.8~2.5	1.0~2.0	NA	−	+++	−	−	−
Raman spectroscopy	近红外光	0.75~1.0	1.0~2.0	NA	−	+++	−	−	−
IV-MRI	磁共振	NA	0.25	100	+	++	++	++	+
Angioscopy	光学成像	0.4~0.7	0.0	10~50	+	+	−	−	+++
Thermography	红外光	0.8~2.5	1.0	500	−	−	+++	−	−

注:Raman spectroscopy,拉曼光谱;IV-MRI,血管内磁共振成像;Angioscopy,血管镜;Thermography,热成像技术

（陈涛　侯静波）

参考文献

[1] Wojtkowski M. High-speed optical coherence tomography: basics and applications. Appl Opt,2010,49(16):D30-D61.

[2] Klein T,Wieser W,Reznicek L,et al. Multi-MHz retinal OCT. Biomed Opt Express, 2013,4(10):1890-1908.

[3] Tearney GJ,Boppart SA,Bouma BE,et al. Scanning single-mode fiber optic catheter-endoscope for optical coherence tomography. Opt Lett,1996,21(7):543-545.

[4] Kawase Y,Suzuki Y,Ikeno F,et al. Comparison of nonuniform rotational distortion between mechanical IVUS and OCT using a phantom model. Ultrasound Med Biol,2007, 33(1):67-73.

[5] Huang D,Swanson EA,Lin CP,et al. Optical coherence tomography. Science, 1991, 254(5035):1178-1181.

[6] Hee MR,Izatt JA,Swanson EA,et al. Optical coherence tomography of the human retina. Arch Ophthalmol, 1995, 113(3):325-332.

[7] Swanson EA,Izatt JA,Hee MR,et al. In vivo retinal imaging by optical coherence tomography. Opt Lett,1993,18(21):1864-1866.

[8] Jang IK,Bouma BE,Kang DH,et al. Visualization of coronary atherosclerotic plaques in patients using optical coherence tomography: comparison with intravascular ultrasound. J Am Coll Cardiol, 2002, 39(4): 604-609.

[9] Prati F,Guagliumi G,Mintz GS,et al. Expert review document part 2: methodology,terminology and clinical applications of optical coherence tomography for the assessment of interventional procedures. Eur Heart J,

2012,33(20):2513-2520.

[10] Prati F, Regar E, Mintz GS, et al. Expert review document on methodology, terminology, and clinical applications of optical coherence tomography: physical principles, methodology of image acquisition, and clinical application for assessment of coronary arteries and atherosclerosis. Eur Heart J, 2010,31(4):401-415.

[11] Okamura T, Onuma Y, Garcia-Garcia HM, et al. First-in-man evaluation of intravascular optical frequency domain imaging (OFDI) of Terumo: a comparison with intravascular ultrasound and quantitative coronary angiography. EuroIntervention, 2011, 6(9):1037-1045.

[12] Tearney GJ, Regar E, Akasaka T, et al. Consensus standards for acquisition, measurement, and reporting of intravascular optical coherence tomography studies: a report from the International Working Group for Intravascular Optical Coherence Tomography Standardization and Validation. J Am Coll Cardiol, 2012, 59 (12): 1058-1072.

[13] Prati F, Cera M, Ramazzotti V, et al. Safety and feasibility of a new non-occlusive technique for facilitated intracoronary optical coherence tomography (OCT) acquisition in various clinical and anatomical scenarios. EuroIntervention, 2007, 3 (3): 365-370.

[14] Barlis P, Gonzalo N, Di Mario C, et al. A multicentre evaluation of the safety of intracoronary optical coherence tomography. EuroIntervention,2009,5(1):90-95.

[15] Imola F, Mallus MT, Ramazzotti V, et al. Safety and feasibility of frequency domain optical coherence tomography to guide decision making in percutaneous coronary intervention. EuroIntervention, 2010,6(5): 575-581.

[16] Yoon JH, Di Vito L, Moses JW, et al. Feasibility and safety of the second-generation, frequency domain optical coherence tomography (FD-OCT): a multicenter study. J Invasive Cardiol,2012,24(5):206-209.

[17] Li M, Du XM, Jin ZT, et al. The diagnostic performance of coronary artery angiography with 64-MSCT and post 64-MSCT: systematic review and meta-analysis. PloS one, 2014,9(1):e84937.

[18] Mizouni H, Arous Y, Hedhli M, et al. Multi slice computerized tomography of the heart and coronary arteries. Tunis Med,2012,90 (3):201-204.

[19] Delgado K, Williams M. Diagnostic accuracy for coronary artery disease of multislice CT scanners in comparison to conventional coronary angiography: an integrative literature review. J Am Acad Nurse Pract,2010, 22(9):496-503.

[20] Magro M, Schultz C, Simsek C, et al. Computed tomography as a tool for percutaneous coronary intervention of chronic total occlusions. EuroIntervention,2010,6 Suppl G:G123-G131.

[21] de Graaf FR, Schuijf JD, Delgado V, et al. Clinical application of CT coronary angiography: state of the art. Heart Lung Circ, 2010,19:107-116.

[22] Macedo R, Chen S, Lai S, et al. MRI detects increased coronary wall thickness in asymptomatic individuals: the multi-ethnic study of atherosclerosis (MESA). J Magn Reson Imaging,2008,28(5):1108-1115.

[23] Miao C, Chen S, Macedo R, et al. Positive remodeling of the coronary arteries detected by magnetic resonance imaging in an asymptomatic population: MESA (Multi-Ethnic Study of Atherosclerosis). J Am Coll Cardiol,2009,53(18):1708-1715.

[24] Kubo T, Imanishi T, Takarada S, et al. Assessment of culprit lesion morphology in acute myocardial infarction: ability of optical coherence tomography compared with

intravascular ultrasound and coronary angioscopy. J Am Coll Cardiol, 2007, 50 (10):933-939.

[25] Kubo T, Imanishi T, Takarada S, ct al. Implication of plaque color classification for assessing plaque vulnerability: a coronary angioscopy and optical coherence tomography investigation. JACC Cardiovasc Interv, 2008, 1(1):74-80.

[26] Groves EM, Seto AH, Kern MJ. Invasive testing for coronary artery disease: FFR, IVUS, OCT, NIRS. Cardiol Clin, 2014, 32 (3):405-417.

[27] Parise H, Maehara A, Stone GW, et al. Meta-analysis of randomized studies comparing intravascular ultrasound versus angiographic guidance of percutaneous coronary intervention in pre-drug-eluting stent era. Am J Cardiol, 2011, 107(3):374-382.

[28] Bourantas CV, Jaffer FA, Gijsen FJ, et al. Hybrid intravascular imaging: recent advances, technical considerations, and current applications in the study of plaque pathophysiology. Eur Heart J, 2017, 38 (6):400-412.

[29] Negi SI, Didier R, Ota H, et al. Role of near-infrared spectroscopy in intravascular coronary imaging. Cardiovasc Revasc Med, 2015, 16(5):299-305.

[30] Gardner CM, Tan H, Hull EL, et al. Detection of lipid core coronary plaques in autopsy specimens with a novel catheter-based near-infrared spectroscopy system. JACC Cardiovasc Imaging, 2008, 1 (5): 638-648.

[31] Raghunathan D, Abdel-Karim AR, Papayannis AC, et al. Relation between the presence and extent of coronary lipid core plaques detected by near-infrared spectroscopy with postpercutaneous coronary intervention myocardial infarction. Am J Cardiol, 2011, 107(11):1613-1618.

[32] Kini AS, Baber U, Kovacic JC, et al. Changes in plaque lipid content after short-term intensive versus standard statin therapy: the YELLOW trial (reduction in yellow plaque by aggressive lipid-lowering therapy). J Am Coll Cardiol, 2013, 62 (1): 21-29.

第三章

OCT 图像识别与测量

第一节　OCT 图像识别

在本章中对 OCT 图像的定性识别大多为单一横截面图像的解读。在实际应用中，OCT 在回撤期间可以获得连续的血管横截面图像，将横截面图像和连续观察数帧的图像信息结合有助于提高诊断的可靠性。以下 OCT 诊断标准参照国际公认的 OCT 共识[1-3]。

一、正常冠状动脉血管壁

在 OCT 图像中，正常冠状动脉血管壁的特征是典型的三层结构，它由血管内膜、中膜和外膜组成。血管内膜的反射信号高；中膜的反射信号通常较低或信号微弱；而外膜常表现为不均匀的高反射信号。在 OCT 图像中，内弹力膜（internal elastic membrane，IEM）的定义是动脉内膜与中膜的边界，而外弹力膜（external elastic membrane，EEM）的定义是动脉中膜与外膜的边界（图 3-1-1）。

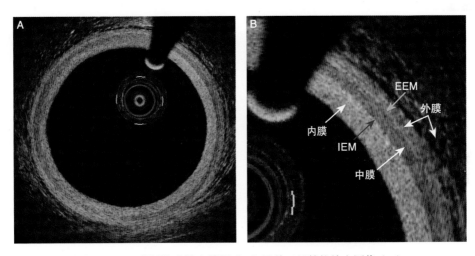

图 3-1-1　正常冠状动脉血管图（A）及其三层结构放大图像（B）

二、冠状动脉粥样硬化斑块

在 OCT 图像中，动脉粥样硬化斑块的定义是血管壁出现占位性病变（增厚病变）或血管壁三层结构的缺失。OCT 可准确识别一些动脉粥样硬化斑块、动脉外膜、EEM 和/或 IEM，但在某些情况下，这些血管壁特征可能由于光线在穿过斑块组织时发生衰减而无法有效成像。OCT 图像中的斑块类型可分为三类：纤维斑块、钙化斑块、脂质斑块（图 3-1-2）。

（一）纤维斑块

在 OCT 图像中，纤维斑块表现为具有相对均匀且高反射的光学信号，有时可以在

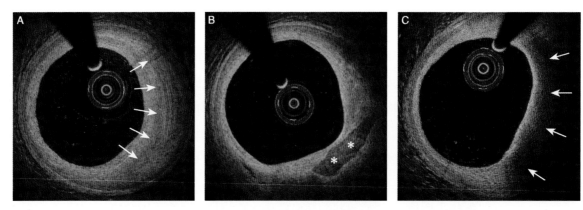

图 3-1-2　三种冠状动脉粥样硬化斑块

A：纤维斑块（箭头所示）；B：钙化斑块（星号所示）；C：脂质斑块（箭头所示）

纤维斑块中发现 IEM 或 EEM（图 3-1-3）。假如在病变中无法看见 IEM 或 EEM 时，应慎重考虑是否将该病变描述为纤维斑块。OCT 中的纤维斑块目前认为可能由胶原和平滑肌细胞组成。

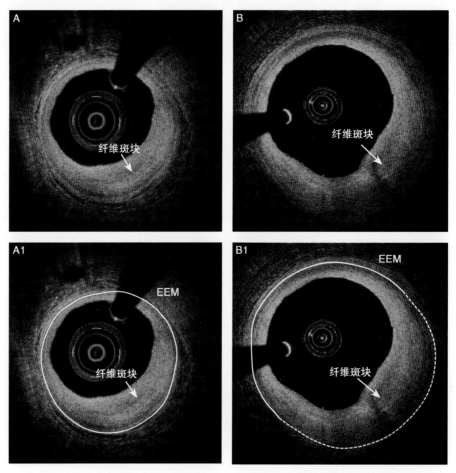

图 3-1-3　纤维斑块：均一的高信号区，伴有相邻区域不同程度的内膜增厚

A、A1：纤维斑块（箭头所示），外弹力膜可见（白色实线所示）；B、B1：纤维斑块（箭头所示），外弹力膜部分可见（白色实线示可见部分，白色虚线示模拟 EEM 边界）

（二）钙化斑块

钙化斑块在 OCT 图像中表现为边缘锐利的低信号或信号不均匀的区域（图 3-1-4）。该定义适用于较大的钙化,目前尚未确定上述 OCT 定义是否适用于微小钙化（micro-calcification）。钙化斑块可分为 4 种类型:①环形钙化,指钙化斑块角度超过270°;②点状钙化(spotty calcification),指钙化角度<90°、长度<10mm 的钙化;③深层钙化,指钙化斑块距离管腔超过 100μm;④浅表钙化,指钙化斑块距离管腔65~100μm。

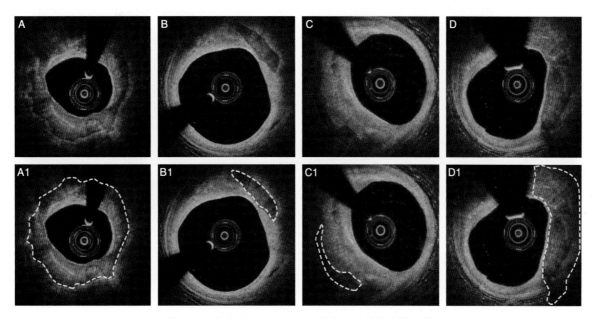

图 3-1-4　钙化斑块：显示为低信号、边界清晰的区域

A、A1：环形钙化，钙化累及 4 个象限，达 360°（虚线示 360°钙化边界）；B、B1：点状钙化，角度小于 90°（虚线内为钙化面积）；C、C1：深层钙化，斑块所在位置距离管腔超过 100μm（虚线所示）；D、D1：浅表钙化，斑块位置距离管腔小于 100μm（虚线所示）

（三）脂质斑块

在 OCT 图像中,脂质斑块表现为边缘轮廓模糊的光学信号微弱区域,在低信号区域的表面有高信号的纤维帽(图 3-1-5)。

脂质斑块应注意与钙化斑块相鉴别,前者边缘模糊或难以辨认,而后者边缘锐利。在诊断组织深处的脂质斑块时应谨慎,因为 OCT 信号的衰减也可能导致信号微弱区域的出现。因此,OCT 在识别靠近管腔表面的脂质斑块及脂质池时会更准确。需要说明的是,某些斑块的特定成分如巨噬细胞,也会造成 OCT 信号的强衰减,使得近红外光被阻挡在斑块表面,并在后方呈现出低信号图像。其他一些 OCT 图像,如浅层(切线)的信号衰减、血液或红色血栓也可以形成类似脂质斑块的伪影。由于光线无法很好地穿透脂质斑块及脂质池,目前普遍认为当无法识别 EEM 时,OCT 不能测量脂质池的厚度、面积或体积,OCT 图像中往往用脂质池的角度来评价脂质池的大小。

3

薄纤维帽粥样硬化斑块（thin-cap fibroatheroma，TCFA）：在 OCT 图像中，TCFA 是指具有薄纤维帽（纤维帽的最小厚度<65μm）的富含脂质的斑块（脂质池角度≥2 个象限）（图 3-1-6）。其依据来源于病理学研究将 65μm 作为 TCFA 纤维帽最小厚度界值[4]，因此目前所达成的共识是 OCT 识别的 TCFA 应与组织病理学定义的 TCFA 保持一致性。

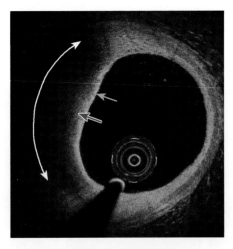
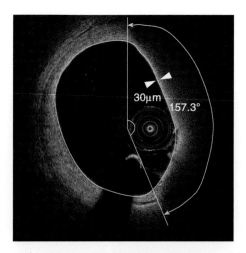

图 3-1-5 脂质斑块	图 3-1-6 薄纤维帽脂质斑块
在 7 点至 12 点位置显示为低信号区，弧度超过 90°（双箭头所示），红色箭头示模糊的边界，蓝色箭头示高信号的纤维帽	大脂质核心，脂质角度 157.3°（双箭头所示），纤维帽为 30μm（白箭头所示），绿色圈内为管腔面积

（四）斑块内微结构

1. 巨噬细胞浸润

巨噬细胞在 OCT 图像中的特征为高反射、强衰减的点状或条带状结构，且在高信号的点状区域后常形成放射状光影（图 3-1-7）。

一般来说，巨噬细胞通常在纤维帽和脂质池边界聚集，故目前 OCT 图像主要在纤维斑块和脂质斑块中对巨噬细胞进行评估。巨噬细胞会显著衰减甚至阻挡 OCT 发出

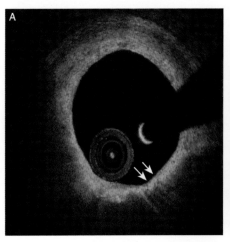
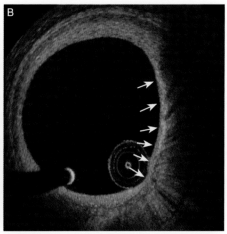

图 3-1-7 巨噬细胞浸润
巨噬细胞浸润区域呈高反射、强衰减的条带状结构（箭头所示）

的光线,因此在巨噬细胞与微小钙化、胆固醇结晶或内外膜同时出现时,图像识别也可能会造成混淆。

2. 微通道

在 OCT 图像中,微通道(斑块内新生血管)的定义为直径 50~300μm,信号微弱、边缘锐利的空洞,并通常可以在多个连续帧中进行跟踪(图 3-1-8)。目前还未确定这些血管是与管腔表面相连,还是源自于滋养血管。

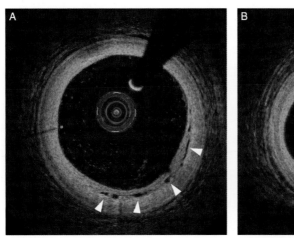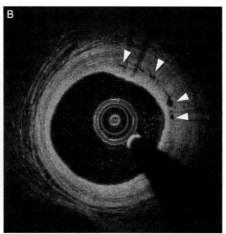

图 3-1-8　微通道
OCT 图像上可见大小不等、低信号、边缘锐利的空腔内结构(白色箭头所示)

3. 胆固醇结晶

胆固醇结晶在 OCT 图像中表现为信号强度较高的薄线性区域,通常位于纤维帽或脂质斑块坏死核心中(图 3-1-9)。对于某些体积较大的胆固醇结晶,有时可见前方和后方的反射光伪影。OCT 检测胆固醇结晶的敏感性和特异性还有待进一步研究。

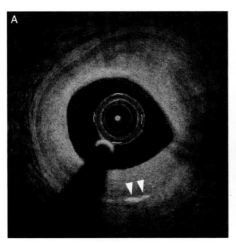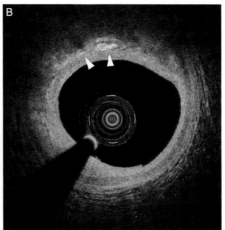

图 3-1-9　胆固醇结晶
OCT 图像显示为高信号的线性结构(白色箭头所示)

3

三、血栓

在 OCT 图像中,血栓表现为附着在管腔表面或在管腔内漂浮的不规则团块。OCT 可以识别血栓的类型有:①红色(富含红细胞)血栓(图 3-1-10A),有高信号的表面反射和高衰减性(和血液类似);②白色(富含血小板)血栓(图 3-1-10B),其表面反射较少、信号均匀,且衰减较低;③混合血栓,介于红白血栓之间。小的血栓可能与小夹层或内膜断裂相混淆。血栓可遮蔽或使光源信号衰减,使所覆盖的结构变得模糊不清而无法识别(主要为红色血栓或混合血栓)。

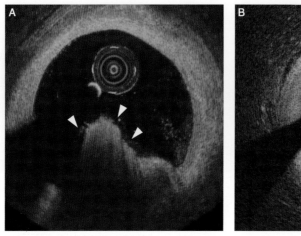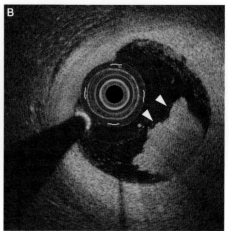

图 3-1-10 血栓

A:红色血栓(白色箭头所示),后方血管壁不可见;B:白色血栓(白色箭头所示),后方血管壁可见

四、急性冠状动脉综合征发病机制判定

研究表明,造成急性冠状动脉综合征(acute coronary syndrome,ACS)的三个主要病理学机制是:斑块破裂(plaque rupture,PR)、斑块侵蚀(plaque erosion,PE)以及钙化结节(calcified nodule,CN)[4]。

OCT 对斑块的识别与病理学有较好的吻合性,因此,OCT 也被认为是目前在体水平研究 ACS 病理发生机制的高分辨率影像学手段。其他 OCT 可见的 ACS 罪犯病变包括自发性冠状动脉夹层(spontaneous coronary artery dissection,SCAD)、冠状动脉痉挛(coronary artery spasm,CAS)等。

(一)斑块破裂

破裂的斑块通常出现在 OCT-TCFAs 中,并显示出内膜撕裂、破裂或纤维帽分离的特征(图 3-1-11)。当进行 OCT 成像,注入晶体液体或造影剂时,这些破裂区域的 OCT 表现为低或无信号空洞(腔)。

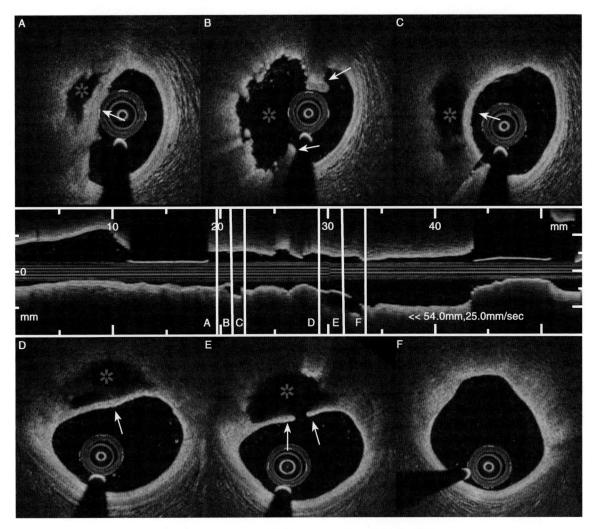

图 3-1-11 斑块破裂(横轴上 A ~ E 可见两处斑块破裂)
A:斑块破裂病变远端,管壁完整(箭头所示),可见空腔(星号处);B:脂质斑块的纤维帽连续性中断(箭头所示),伴空腔形成(星号处);C:斑块破裂病变远端,纤维帽连续性完整(箭头所示),可见空腔(星号处);D:斑块破裂病变远端,纤维帽连续性完整(箭头所示),可见空腔(星号处);E:脂质斑块的纤维帽连续性中断(箭头所示),伴空腔形成(星号处);F:相对正常管腔

（二）斑块侵蚀

OCT 定义的斑块侵蚀表现为连续的纤维帽表面可见血栓形成或管腔表面不规则(图 3-1-12)。

（三）钙化结节

钙化结节是指结节样钙化突出到管腔内,伴有纤维帽破裂,伴或不伴血栓形成。

主要特征为结节样突出,浅表钙化,病变近端或远端通常可见严重钙化(图 3-1-13)。

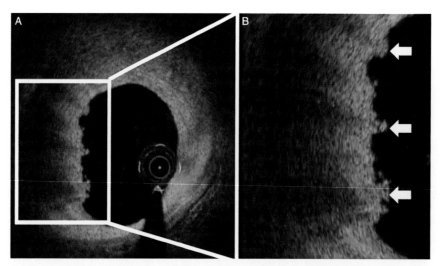

图 3-1-12　斑块侵蚀（B 为 A 局部放大图）
纤维帽完整未见斑块破裂，伴附壁血栓形成（白色箭头所示）

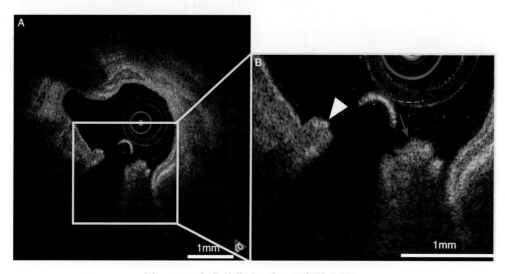

图 3-1-13　钙化结节（B 为 A 局部放大图）
OCT 图像显示为结节样钙化突出到管腔内，呈火山爆发样改变，纤维帽破裂（白色箭头所示），
伴有血栓形成（红色箭头所示）

（四）自发性冠状动脉夹层

自发性冠状动脉夹层在 OCT 中的表现为由内-中膜的撕裂导致的双腔（真、假腔）或壁内血肿的形成（图 3-1-14）。壁内血肿是指在分离的内膜与外层血管壁之间有相对均质、高反射且强衰减的光学信号。

（五）冠状动脉痉挛

冠状动脉痉挛在 OCT 中的表现为痉挛期中膜收缩增厚，内膜聚集隆起，血管腔面积缩小。当冠状动脉内给予足够剂量的硝酸甘油后，上述现象往往消失，血管腔恢复至痉挛前水平（可参考第四章图 4-1-5）。

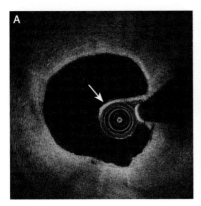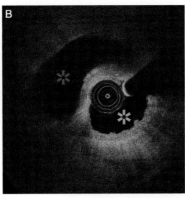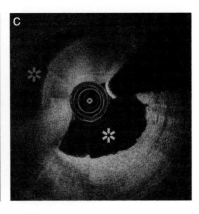

图 3-1-14　自发性冠状动脉夹层

A：夹层破口，内膜掀起于管腔（箭头所示）；B：夹层，可见真腔（蓝色星号处）、假腔（红色星号处）；C：夹层近端，可见真腔（蓝色星号处）、更深位置的假腔（红色星号处）

五、支架植入术后评价

OCT 的高分辨率保证了其对支架植入效果判定及支架小梁前后方的组织结构的显示较 IVUS 更为清晰，因此，目前 OCT 已被广泛用于评价支架植入术后的情况及随访评估。

（一）支架膨胀不良

在 OCT 图像中，可采用"膨胀率"来评价支架膨胀情况（图 3-1-15），其公式为：

$$支架膨胀率 = \frac{最小支架面积}{平均参考血管段面积} \times 100\%$$

一般将 90% 作为评价支架膨胀不良的界值。ILUMIEN Ⅰ 研究表明，OCT 检测的支架膨胀不良比率可达 41.3%[5]。

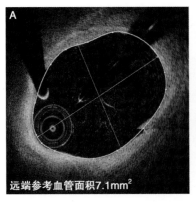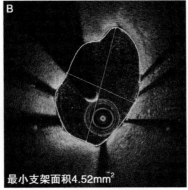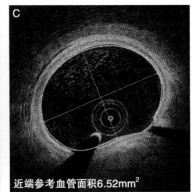

图 3-1-15　支架膨胀不良

平均参考血管面积为 6.81mm²，支架膨胀率为 66.37%

3

（二）支架贴壁不良

在 OCT 图像中，支架贴壁不良是指支架小梁表面到管腔表面的纵向距离大于支架小梁厚度（如果支架小梁上有聚合物，也应包含在内）（图 3-1-16），当支架与血管腔之间的距离>200μm 时，则定义为支架显著贴壁不良。

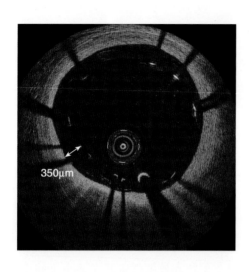

图 3-1-16　支架贴壁不良
支架小梁表面到管腔表面的最大纵向距离为 350μm（白色双箭头所示）

当纵向距离小于支架小梁厚度时，可认为支架小梁已附着。文献中描述了两种形式的附着：①突出，即腔内支架小梁边界高于管腔水平面；②嵌入，即腔内支架小梁边界平或低于管腔水平面。然而，该分类的临床意义尚未明确。应注意在评估支架贴壁情况前，必须对贴壁不良距离进行校准。

（三）组织脱垂

在 OCT 图像中，组织脱垂的定义是支架植入后，组织突出于支架小梁之间的管腔中（图 3-1-17）。组织脱垂可分为斑块脱垂及血栓脱垂，在 OCT 图像中，斑块脱垂通常

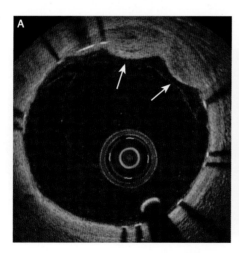
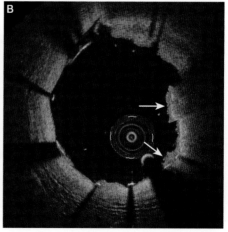

图 3-1-17　组织脱垂
A：斑块脱垂，表面光滑（箭头所示）；B：血栓脱垂，表面不规则（箭头所示）

表面光滑且无明显的信号衰减,而血栓脱垂通常表面不规则并伴有强衰减。当植入的支架位于 OCT-TCFA 或坏死核上时,容易出现组织脱垂。

（四）支架边缘夹层

支架植入术后易导致血管壁的损伤,这种损伤常发生在支架边缘。支架边缘夹层可分为内膜撕裂及中膜夹层(图 3-1-18):①内膜撕裂是指支架植入术后内膜的片状掀起,而无明显的斑块纤维帽的破裂;②中膜夹层是指内膜的撕裂延伸至冠状动脉中膜,可导致冠状动脉内血肿。一般夹层的严重程度以夹层发生的角度及纵轴图像上测定的长度来表示。

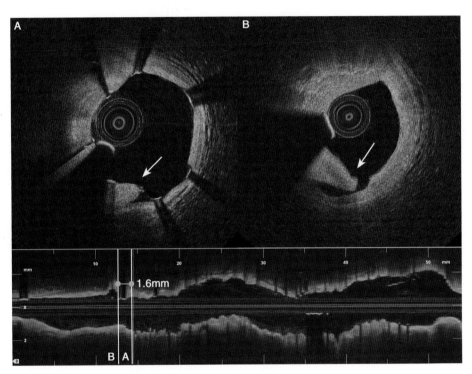

图 3-1-18　支架边缘夹层

A:支架边缘内膜撕裂起始处,OCT 图像未见斑块破裂纤维帽,可见内膜片状掀起（箭头所示）;B:支架边缘内膜撕裂延伸至中膜（箭头所示）;下方纵轴图示支架边缘夹层长度为1.6mm

（五）即刻支架内血栓

在 OCT 图像中,即刻支架内血栓的定义是支架植入术后即刻出现的突入管腔内的不规则团块(图 3-1-19)。前面描述的红色和白色血栓分类在此依然有效。

（六）支架小梁覆盖

根据 OCT 观察到的支架小梁的覆盖与贴壁情况,可分为以下 5 类(图 3-1-20):

1. 支架小梁嵌入且内膜覆盖良好(covered and embedded struts),见图 3-1-20A。

2. 支架小梁突出且内膜覆盖良好(covered and protruding struts),见图 3-1-20B。

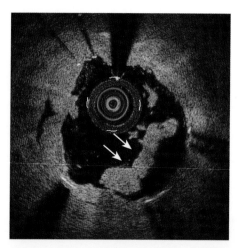

图 3-1-19　支架内白色血栓

OCT 图像显示为支架内漂浮于管腔内弱衰减的
不规则团块（箭头所示）

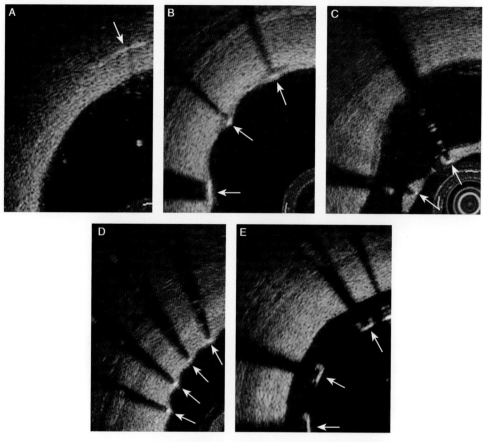

图 3-1-20　支架小梁覆盖 5 种情况（箭头所示为支架小梁）

3. 支架小梁贴壁不良但内膜覆盖良好（covered and malapposed struts），见图 3-1-20C。

4. 支架小梁贴壁良好但内膜未覆盖（uncovered and apposed struts），见图 3-1-20D。

5. 支架小梁贴壁不良且内膜未覆盖（uncovered and malapposed struts），见图 3-1-20E。

（七）支架内再狭窄

在 OCT 图像中，支架内再狭窄是指支架新生内膜面积超过支架面积的 50%。对于厚度>100μm 的支架新生内膜，按 OCT 图像特征可分为以下三类（图 3-1-21）：

1. 均质性内膜

高反射且信号相对均匀，无局部信号衰减（图 3-1-21A）。

2. 异质性内膜

低反射且信号不均匀，有局部信号的强衰减（图 3-1-21B）。

3. 分层内膜

向心性、双层或多层的光学信号，近腔侧通常为高反射信号，远腔侧通常为低反射信号（图 3-1-21C）。

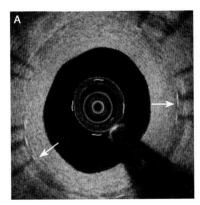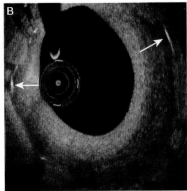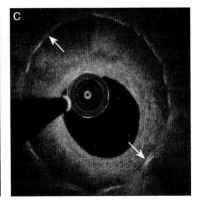

图 3-1-21　支架内再狭窄（箭头所示为支架杆）
A：均质性内膜；B：异质性内膜；C：分层内膜；支架杆（箭头所示）

（八）支架内新生动脉粥样硬化斑块

在 OCT 图像中，支架内新生动脉粥样硬化斑块（图 3-1-22）表现为支架内存在动脉粥样硬化病变：支架内增生的内膜高信号后有明显的信号衰减并且边界模糊，提示脂质沉积。其他 OCT 斑块特征也可见于支架内，如胆固醇结晶、巨噬细胞、微通道、钙化等。

3

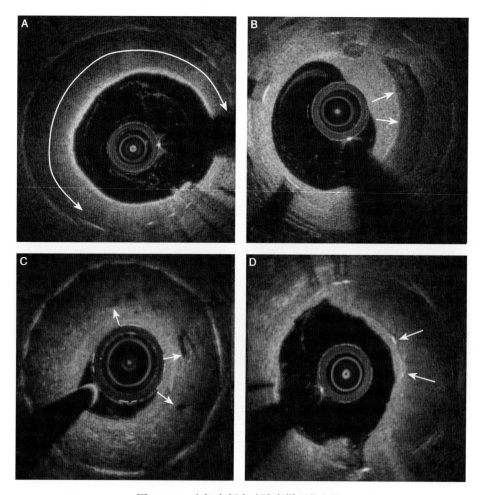

图 3-1-22　支架内新生动脉粥样硬化斑块

A：支架内脂质沉积（双箭头所示）；B：支架内钙化（箭头所示）；C：支架内微通道（箭头所示）；D：支架内胆固醇结晶（箭头所示）

（九）支架断裂

支架断裂（stent fracture）发生率并不高，其发生率因不同检测方法而有不同。OCT 尤其结合 3D 成像技术可清晰观察到支架断裂情况[6]，图像显示为支架杆部分或完全消失，在支架断裂处可出现支架内新生内膜明显增厚（图 3-1-23）。

OCT 诊断的支架断裂可根据断裂程度分为 2 类：①完全支架断裂，支架完全分为 2 个或 2 个以上片段，在断裂处金属杆缺失；②部分支架断裂，大于 1/3 圆周支架小梁缺失，但未完全离断。

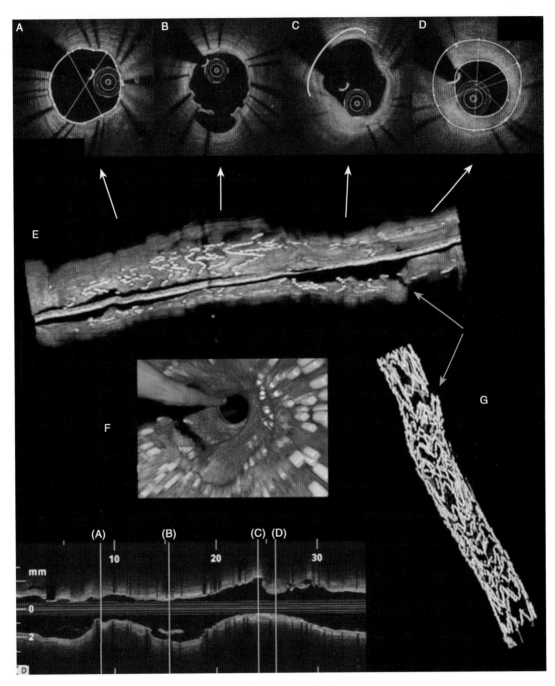

图 3-1-23　支架断裂

A：支架远端，内膜覆盖良好；B：支架内膜覆盖良好，伴局部血管壁向外凸出；C：为最小管腔面积（MLA）远端，支架小梁分布不均，在 10 点到 12 点位置，未见支架小梁；D：为 MLA 位置，可见支架新生内膜增生；E、F、G：应用专用软件对不同横截图 OCT 图像的支架结构进行三维图像重建；图 C 中支架完整性消失，未见支架小梁，确定为支架断裂（对应图 E 和图 G 蓝色箭头）

第二节　OCT 图像测量

目前,临床普遍应用的 OCT 系统为 C7 系统,而新一代的 ILUMIEN™ OPTIS™ 系统也即将投入临床应用,本文首先对两种系统的常规测量设置、方法作出相应介绍。随后我们将以 C7 系统为例,对病变的 OCT 测量方法和伪像的识别进行相应介绍。

一、OCT 成像系统测量设置

（一）LightLab Imaging C7 XR OCT 成像系统

步骤1:

打开机器→Setup(设置)→Measurement(测量)→Annotation Appearance(外观标注)→选择相应的Pen Color(笔色)、Line Width(线宽)、Point Size(点大小)→确定

步骤2:

Setup(设置)→Database(数据库)→Browse(浏览)→点选oct. mdb→打开→导入图像数据(图 3-2-1)

❖注意❖

若有现成的病例,此步可以省略,直接进入步骤3。

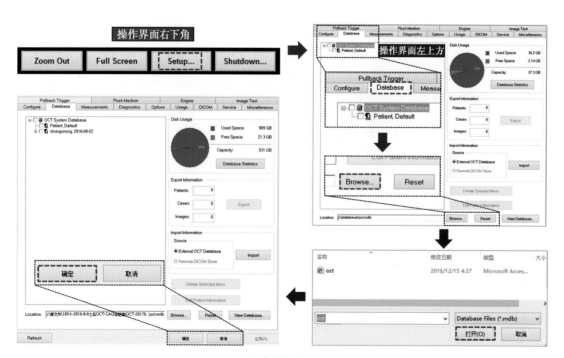

图 3-2-1　浏览数据库与导入病例

步骤 3：

Patient Information（患者信息）→Open an Existing Case（打开病例）→选中所要测量的患者→双击需要测量的 OCT 影像→对焦→根据需要调整播放控件，控制影像播放→在测量工具栏选择相应的测量方法→测量（图 3-2-2）

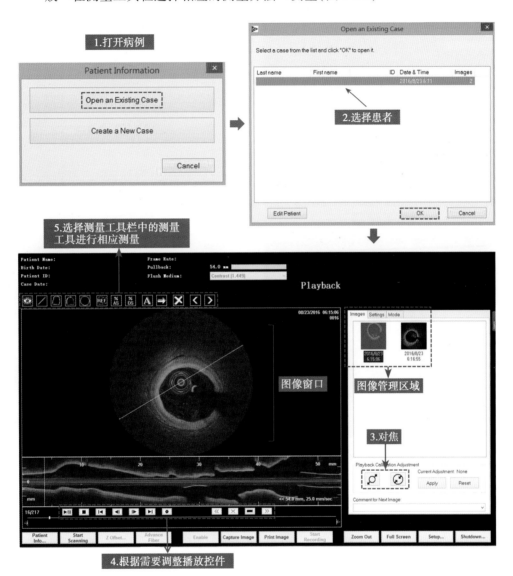

图 3-2-2　准备测量

（二）ILUMIEN™ OPTIS™系统

ILUMIEN™OPTIS™ 系统的优势：①具有管腔测量辅助功能，自动测量近远段参考血管和病变部位的面积、直径和病变狭窄程度；②具有测量辅助功能，自动测量任意横截面的面积和直径，简化测量过程；③可对血管影像进行放大，最大可达到 6.6 倍，可更清晰地观察细微结构。

1. 基本步骤

打开机器→Home（主页）→Selection Patient（选择病人）→OK（确定）→选择需要

测量的 OCT 影像→Review（回顾）→Adjust Calibration（调整校准）→选中L-Mode（L-模式）和Measurement（测量）→在工具栏选择相应的测量方法→测量→End Review（结束回顾）（图 3-2-3）

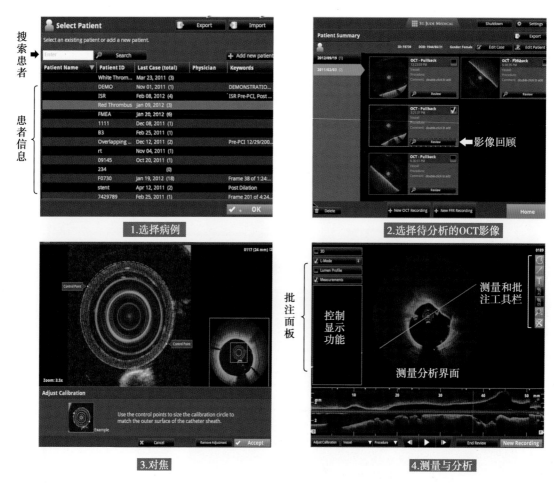

图 3-2-3　ILUMIEN™ OPTIS™ 系统测量流程

2. 3D 导航控件

ILUMIEN™OPTIS™ 系统不仅可显示血管横截面影像，还具有实时 3D 功能：①可以即时重建血管 3D 模型，以微米级分辨率对冠状动脉结构进行完整的图像采集；②可以准确复现血管的走行、管腔形态、血管内病变分布情况、分支解剖位置、导丝的前进路径、支架覆盖情况、支架贴壁情况、支架变形情况等；③能提供更为丰富的冠状动脉病变信息；④同时更为直观地反映支架植入术后效果。

（1）3D Navigation（3D 导航模式）

打开机器→Home→Selection Patient→OK→选择需要测量的 OCT 影像→Review→Adjust Calibration→勾选3D→勾选Show Controls（显示控件）和3D Navigation（图 3-2-4）

（2）3D Flythrough（3D飞行模式）

打开机器→Home→Selection Patient→OK→选择需要测量的 OCT 影像→Review→Adjust Calibration→勾选3D→勾选Show Controls和3D Flythrough（图 3-2-5）

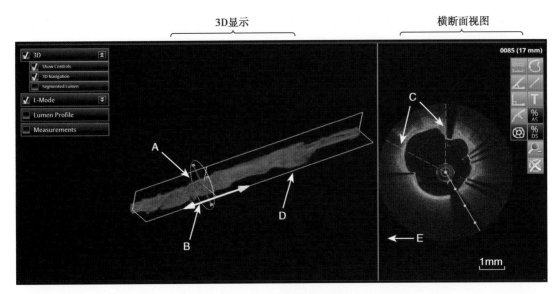

图 3-2-4　3D Navigation

A 为剖面角度标识：单击并在血管中拖动可更改 L 模式下显示的剖面；B 为帧拖拽器：单击并沿血管拖动可更改横断面视图中显示的帧；C 为体积裁切控件：单击并拖动可打开或关闭 3D 显示中渲染出的 3D 血管壁。体积裁切打开后，3D 显示中的血管壁被移除，让您可以看见渲染出的血管的内部；D 为体积裁切显示：在渲染出的血管上显示由体积裁切控件所定义的开口；E 为单击并横向拖动分隔栏，可更改 3D 显示和横断面视图的相对大小；横断面视图中的蓝线表示观察打开的血管时的"视线"，黄色虚线则表示渲染出的血管开口的边缘

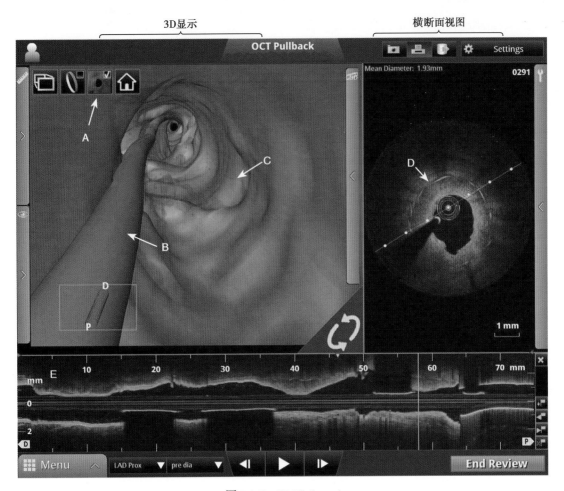

图 3-2-5　3D Flythrough

A：单击勾选 3D Flythrough 控件；B：OCT 成像导丝（操作中也可以选择隐藏导丝）；C：从血管内看三维飞图，可见管腔表面凹凸不平，无血栓附着，无内膜撕裂；D：2D 横截面 OCT 图片示支架内再狭窄；E：OCT 长轴视图

依据 3D FD-OCT 图像重建,可以沿 OCT 导丝走行观察管腔内结构,类似于"钻山洞"。

（3）3D Bifurcation（3D 分叉模式）

打开机器→Home→Selection Patient→OK→选择需要测量的 OCT 影像→Review→Adjust Calibration→勾选3D→勾选Show Controls和3D Bifurcation（图 3-2-6）

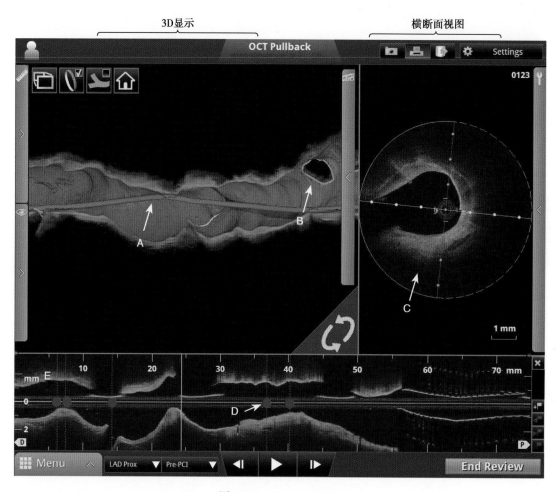

图 3-2-6　3D Bifurcation

A：OCT 成像导丝；B：3D 图像重建可见大的分支血管；C：二维横截面视图；D：OCT 长轴红点带虚线为分支血管分布之处；E：OCT 长轴视图

ILUMIEN™OPTIS™ 系统需要配合 Dragonfly OCT 导丝一起使用,通过 3D FD-OCT 重建图像,能从血管内和血管外清晰地显示分叉血管病变的主支血管和边支血管情况与分叉角度,对于评估分支血管开口有很大的临床指导价值。通过 3D FD-OCT 可自动识别分支血管所在处,在长轴上会以红点标示。

（4）3D Stent Display（3D 显示支架模式）

打开机器→Home→Selection Patient→OK→选择需要测量的 OCT 影像→Review→Adjust Calibration→勾选3D→勾选Show Controls和3D Stent Display［Apposition Indicator（贴壁指示）或 Rendered Stent（渲染支架模式）］（图 3-2-7）

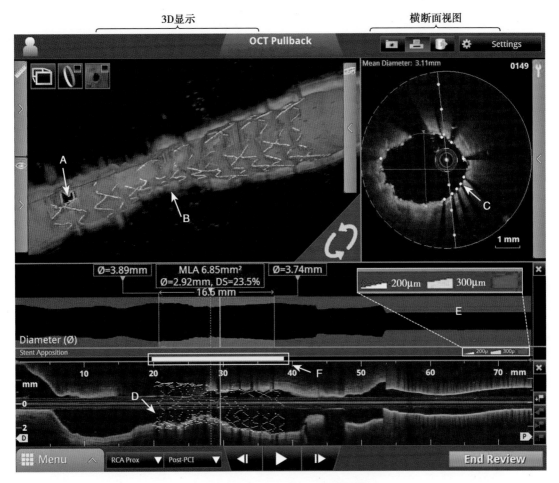

图 3-2-7　3D FD-OCT 支架重建图像

A：可见大的分支血管；B：腔内直视支架 3D 重建图像，可以更加直观地观察整个血管节段，包括支架植入后的几何状态（支架膨胀不良），评价术后支架贴壁情况；C：横截面视图示支架贴壁良好；D：长轴虚拟支架成像，显示支架贴壁良好，但存在支架膨胀不良；E：自动彩色编码，白色为支架小梁到管腔距离（小于 200μm），黄色为支架小梁到管腔距离（介于 200~300μm），红色为支架小梁到管腔距离（大于300μm）；F：长轴支架分布处均显示白色编码，说明支架贴壁良好，支架小梁到管腔距离均小于 200μm

通过 3D FD-OCT 重建这一程序，可获得支架移位、凸出或贴壁不良的自动彩色编码，进而获得支架植入后整体支架贴壁情况。

二、OCT 常规测量与测量中的常见问题

OCT 测量可以简单地分为线性测量、角度测量和面积测量。在临床实际应用中，病变长度、纤维帽厚度、支架长度等都可以用直线测量工具进行测量；在评估钙化、脂质斑块、血栓、巨噬细胞时则需要应用角度测量对其进行定量分析；而斑块面积、支架面积、血栓面积等都用面积进行测量。

本书以 C7 系统为例描述 OCT 常规测量及常用测量指标。具体测量请在 OCT 培训中心或 OCT 实体机上学习及操作，测量指标可根据测量目的和需求设置，相应的测量方法类似，可举一反三。

为了保证测量的准确性,OCT 图像的大小通过调焦(calibration)来校准,调焦首先应在测量前进行,并在 OCT 图像纵轴进行校对。因为导管直径是固定的,调焦后大概能保证所有的图像能以一个相对固定的参考标准进行测量,图像测量不至于相差太大。需要注意的是,焦距的调节对于面积的测量影响较大,而对于长度的测量影响不大。

（一）OCT 常规测量方法

1. 长度测量

通常对于病变长度、斑块长度、血栓长度、支架长度、纤维帽厚度以及特殊病变位置的评估需要用到直线测量工具。另外,术后随访时,通常需要对基线时测量病变进行观察,此时就需要通过一些特殊标记(marker)进行标示:基线时标记测量处到特殊标记的距离,以便在随访时仍可以对基线测量处进行观察。通常我们应用的这些特殊标记为:支架边缘、分支血管和钙化。

测量方法:在图像横截面上,点击测量工具栏中的 length(长度)→左键点击定位起点→左键点击确定终点→得出长度(图 3-2-8)。

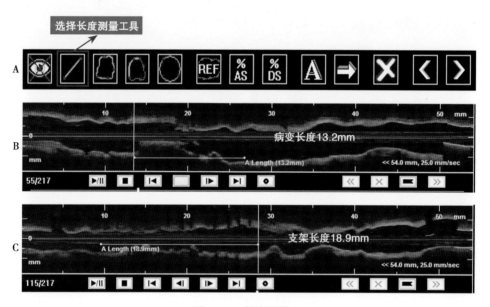

图 3-2-8　长度测量

A：长度测量时选择工具；B：病变长度，OCT 图像长轴上，病变起始点到病变终点之间的长度为 13.2mm；C：支架长度，OCT 图像长轴上，支架起始处到支架终点之间的长度为 18.9mm

在横断面或 L 模式视图中,系统以毫米(mm)为单位计算并显示图像上放置的 2 个点之间的距离长度。起点和终点必须处于同一个视图中。例如,如果起点放置在横断面视图中,则终点必须也位于横断面视图中。

2. 面积测量

通常管腔面积、血栓面积、支架面积等需要用面积测量法进行测量。

测量方法:在 OCT 图像横截面上左键点击左上角的面积测量工具→Area-Multiple Point Trace(面积多点测量)→进行多点测量→Accept(接受)。

如果图像清晰,也可以用在 OCT 图像横截面上左键点击左上角的面积测量工具 Area-Automatic(面积自动测量)进行测量(图 3-2-9),自动显示面积(area)、平均直径(mean diameter)、最小(min)直径和最大(max)直径。

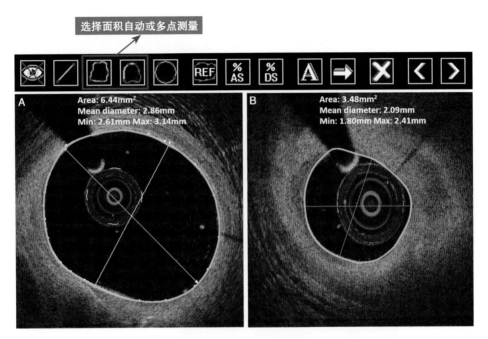

图 3-2-9　管腔面积测量

A:正常管腔面积,管腔面积为 6.44mm²;B:纤维斑块导致的管腔狭窄,管腔面积为 3.48mm²,管腔狭窄率为:46%

3. 角度测量

通常对于脂质斑块弧度、钙化斑块弧度、血栓弧度等需要用到角度测量工具。需要注意的是:先画出管腔面积(参照面积测量方法),在面积存在的基础上才可以画出角度。

测量方法:左键点击左上角的角度测量工具→Angle(角度)→根据测量目标确定一端"句号"样句柄位置→拖动另一端"句号"样句柄→调节角度大小(图 3-2-10)。

(二)OCT 常用测量指标

常用的 OCT 测量指标,包括术前病变评估、术后即刻和术后随访评估。以下是 OCT 测量的相关定义及测量方法。

1. 术前对病变长度、狭窄程度、病变性质的评估

纤维斑块通常并不涉及线性测量,其作为病变多会引起内膜增厚从而造成管腔的狭窄,故多涉及管腔面积以及狭窄程度的评估。脂质斑块通常是斑块内部含有脂质,并且伴随有纤维帽的存在,测量中要考虑斑块长度、脂质角度、纤维帽厚度以及管腔狭窄程度。

3

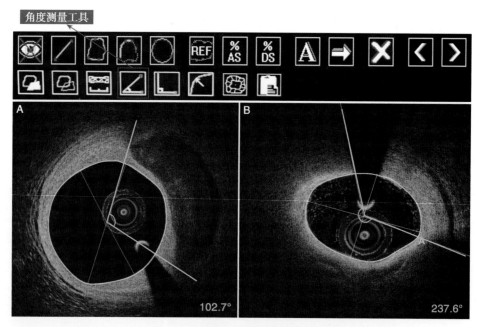

图 3-2-10　角度测量
A：钙化斑块角度为 102.7°；B：脂质斑块角度为 237.6°

纤维帽厚度可在被认为其最薄的单个横截面测量，或在多个横截面（至少 3 个）测量取平均值（图 3-2-11）。

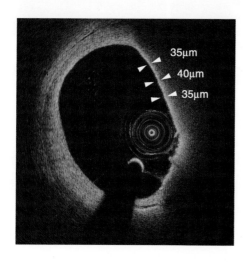

图 3-2-11　纤维帽厚度的测量
脂质斑块的纤维帽厚度在其最薄的单个横截面测量 3 次，分别为 35μm、40μm 和 35μm，最小纤维帽厚度为 35μm，平均纤维帽厚度为 36.7μm

在 OCT 图像中，脂质池的大小可以通过测量脂质角度来评估（图 3-2-12），也可以根据横截面上脂质池所占的象限数进行半定量分析，将脂质池分为不包含或包含在 1、2、3、4 象限内。

钙化斑块有比较清晰的边界，通常需要测量其长度、角度、距离管腔的深度。浅表微钙化为小的钙化沉积，在 OCT 图像中，浅表微钙化角度<90°，被厚度<100μm 的组织包绕从而与管腔分离（见图 3-1-4）。OCT 可穿透浅表钙化（除非钙化厚度超过 1~1.5mm），我们可以从 OCT 图像中获得大部分浅表钙化距离管腔的深度；浅表钙化的角度也可测量，浅表钙化的角度定义为以管腔中心为顶点，包含所有钙化在内的角度

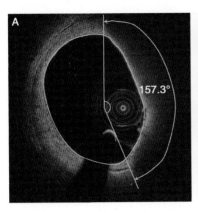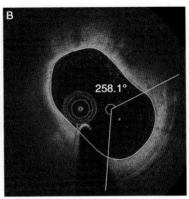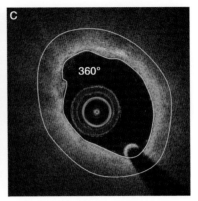

图 3-2-12　脂质大小的评估

A：脂质弧度为 157.3°，占 2 个象限；B：脂质弧度为 258.1°，占 3 个象限；C：脂质弧度为 360°，占 4 个象限

（图 3-2-13）。对钙化大小的分析也可以进行半定量分析，依据钙化所占的象限将钙化分为 1、2、3、4。然而受 OCT 穿透能力限制，有些范围大的钙化 OCT 无法看清其边缘，因此测量钙化通常不会考虑评估其面积和体积。

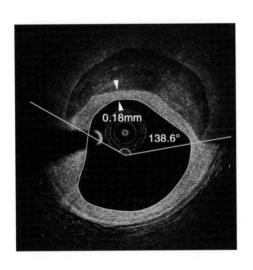

图 3-2-13　钙化斑块的测量

钙化斑块角度为 138.6°，占 2 个象限，其距离管腔的距离为 0.18mm

血栓的测量包括血栓长度、血栓面积、血栓积分。血栓一般需要逐帧进行测量，通过测量每一帧图像上血栓的面积与测量帧数可算出血栓体积。

术前对病变长度、狭窄程度和病变性质的评估有利于选择合适的支架和介入器械。以下是 OCT 相关定义和测量方法。

（1）远（近）端参考：指病变远（近）端最大管腔处，且位于同一节段（通常是在距病变 10mm 以内，且无大的分支血管）。需要指出的是，该部位可能并不是斑块负荷最小处。

（2）参考血管面积（直径）：远近端参考血管面积（直径）的平均值。

（3）最小管腔面积：靶病变所在血管段的最小管腔面积。

（4）管腔面积狭窄百分比：与同一血管段参考血管的管腔面积相比，靶病变处管腔面积减小的相对百分比（图 3-2-14），即：

$$管腔面积狭窄百分比 = \frac{参考血管的管腔横截面面积 - 最小管腔横截面面积}{参考血管的管腔横截面面积} \times 100\%$$

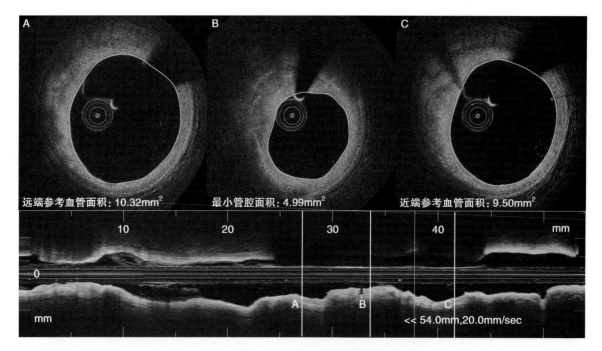

图 3-2-14　管腔面积的测量

根据远、近端参考血管面积得出平均参考血管面积为 9.91mm²，最小管腔面积狭窄百分比为 49.6%

（5）狭窄：在 OCT 图像中，狭窄定义为病变处管腔的横截面积≤平均参考血管面积的 50%。

（6）病变长度：OCT 图像纵轴上，病变起始点到病变终点之间的长度（图 3-2-15）。

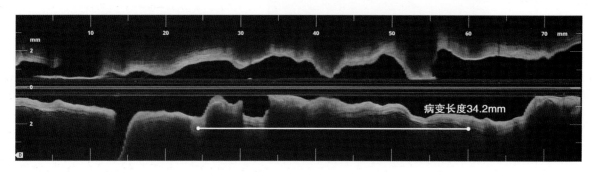

图 3-2-15　病变长度的测量

在 OCT 图像长轴上，从病变起始到终点的长度为 34.2mm

（7）纤维帽厚度：可在被认为最薄的单个 OCT 横截面图像测量，或在多个横截面（至少 3 个）测量取平均值。

（8）脂质指数：脂质指数 = 平均脂质角度×脂质核心长度。

（9）血栓评分：血栓半定量分析的每帧 OCT 横截面血栓所占象限值的总和（图 3-2-16）。

（10）血栓体积：血栓体积 = OCT 横截面平均血栓面积×血栓长度。

血栓面积的测量见图 3-2-17。

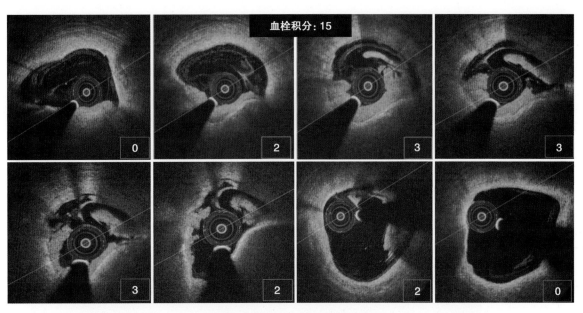

图 3-2-16　血栓评分为 15 分

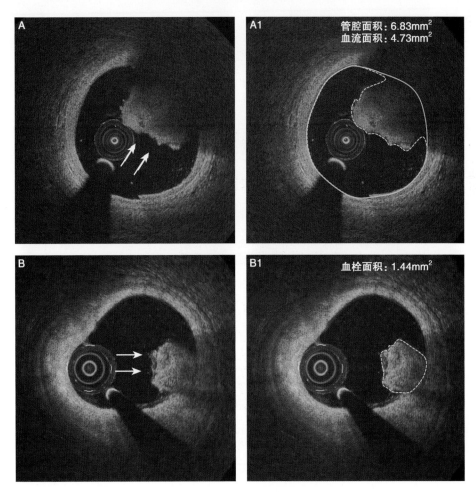

图 3-2-17　血栓面积的测量

A：红色血栓（箭头所示）；A1：OCT 横截面管腔面积为 6.83mm²，血流面积为 4.73mm²，红
色血栓面积为两者相减之差值，为 2.1mm²；B：白色血栓（箭头所示）；B1：因白色血栓清晰
可见，可以直接测量其面积为 1.44mm²

2. 支架植入术后即刻 OCT 评估

支架植入术后即刻 OCT 可评估支架膨胀、贴壁情况,以及血管壁损伤与并发症(如支架边缘夹层、组织脱垂等)情况,术后随访可评估支架内膜覆盖情况。

(1)支架面积测量

1)支架横截面积(cross-section area,CSA):以支架边缘为边界的面积。

2)最小(大)支架直径:通过支架中心点的最短(长)直径。

3)支架偏心度(图 3-2-18)

$$支架偏心度 = \frac{最大支架直径 - 最小支架直径}{最大支架直径}$$

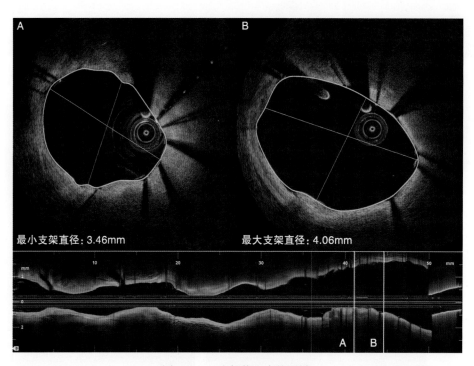

图 3-2-18　支架偏心度的测量

最小支架直径为 3.46mm(A),最大支架直径为 4.06mm(B),支架偏心度为 0.15

4)支架膨胀率(图 3-2-19)

$$支架膨胀率 = \frac{最小支架面积}{平均参考血管段面积} \times 100\%$$

(2)支架小梁测量

1)支架小梁贴壁不良距离:即支架小梁内缘表面到冠状动脉管腔表面的距离。该距离等于支架小梁厚度加上支架小梁外缘到冠状动脉管腔表面的距离(图 3-2-20)。对于药物洗脱支架,还应加上药物聚合物厚度。

2)支架贴壁不良面积(图 3-2-20)

支架贴壁不良面积 = 管腔横截面积 - 支架横截面积

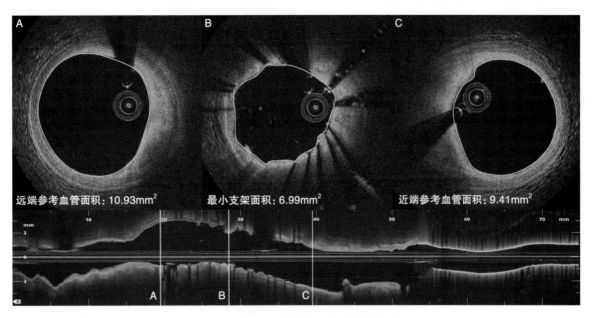

图 3-2-19 支架膨胀率的测量

远端参考血管面积为 10.93mm²（A），最小支架面积为 6.99mm²（B），近端参考血管面积为 9.41mm²（C）；根据远、近端参考血管面积得出平均参考血管面积为 10.17mm²，支架膨胀率为 68.7%

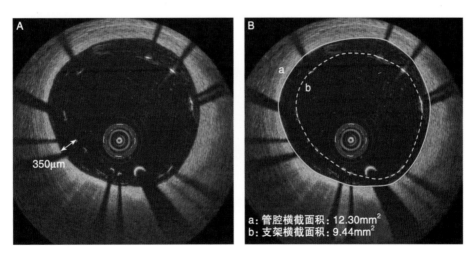

图 3-2-20 支架贴壁不良的测量

支架贴壁不良距离为 350μm（A），管腔横截面积为 12.30mm²、支架横截面积为 9.44mm²（B），支架贴壁不良面积为 2.86mm²（a 绿线和 b 黄虚线之间）

3）支架小梁新生内膜覆盖厚度：即新生内膜表面到支架小梁的距离（图 3-2-21）。

4）支架小梁新生内膜覆盖面积（图 3-2-21）

支架小梁新生内膜覆盖面积=支架横截面积−管腔横截面积

5）支架新生内膜的性质：对于厚度>100μm 的支架新生内膜，按 OCT 图像特征可分为均质、异质及分层（见图 3-1-21）。

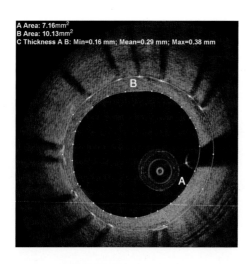

图 3-2-21　OCT 内膜覆盖情况的测量

管腔横截面积 A 为 7.16mm²，支架横截面积 B 为 10.13mm²，支架内新生内膜面积为两者之差：2.97mm²；支架内新生内膜覆盖最大厚度为 0.38mm（蓝色双箭头所示），最小厚度为 0.16mm（红色双箭头所示），平均厚度为 0.29mm；thickness，厚度

6）未覆盖支架小梁的比率

$$未覆盖支架小梁的比率 = \frac{无法分辨出覆盖组织的支架小梁数目}{可分析的支架小梁总数} \times 100\%$$

（三）测量中的影响因素与常见问题

1. OCT 影像的质量依赖于标准和正确的操作技术

　　尤为重要的是，为了优化 OCT 成像质量，操作者需要具备一定的指引导管操作技术。影响 OCT 成像质量的一些因素和操作者在图像采集过程中应注意的问题请参照第二章第四节。

2. 图像不全

　　OCT 测量中，一定要保证图像的完全。若图像面积小于正常面积的 3/4，则难以保证测量数据的准确性，故可以略过此帧或此段图像进行分析和测量（图 3-2-22）。

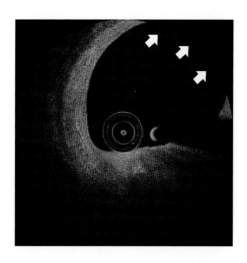

图 3-2-22　图像不全

血管内血液未冲净，因此图像偏暗；图像残缺小于正常面积的 3/4（箭头所示）

3. 分支血管

测量时,如遇到比较大的分支血管(图 3-2-23),会影响测量准确性和图像识别,此时则需要将分支血管段略去,选取正常管腔开始新的测量。

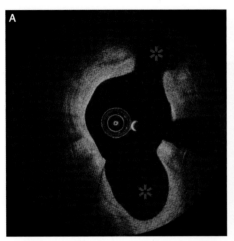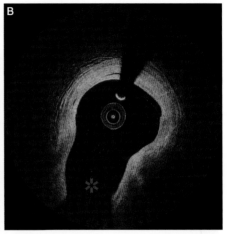

图 3-2-23　分支血管(星号处)

4. 对焦

在测量中,焦距的标准很重要,错误的对焦会影响测量准确性。图 3-2-24 分别展示了正确对焦和错误对焦得到的不同结果以及正确的对焦方法。

5. 伪像识别

OCT 图像伪像是指由成像系统或其他原因造成的图像畸变或相对真实解剖结构的差异。某些情况下 OCT 伪像会对图像的临床解读造成影响,如斑块特点的判断和一些定量指标的测定。以下列举了几种常见的 OCT 伪像及产生原因。然而,在实际应用中仍需要不断积累和建立对 OCT 特殊图像特点的解读经验。

(1)血液未冲净:当成像时管腔内的血流未冲干净,红细胞使光束散焦,减弱血管壁明亮度,从而导致此伪像的发生。残留血液需与血栓鉴别(图 3-2-25)。

(2)错层伪像:在 1 帧成像时,动脉或者成像导丝快速运动,导致管腔边界信号点失调,从而导致错层伪像。有时候需与内膜撕裂鉴别。另外,在测量中,错层处连线尽量不要顿挫(图 3-2-26B),尽量使管腔描线保持平滑圆润(图 3-2-26C)。

(3)气泡伪像:在鞘管和光学纤维之间的硅胶润滑剂中形成的小气泡能够衰减相对应区域的血管壁信号(图 3-2-27)。这种图像不适合用于组织特点分析。

(4)饱和伪像:光束的高镜面反射(通常是支架小梁),产生增幅的信号,超过数据获得系统的动态范围从而形成饱和伪像,表现为图像上轴向的线形条纹(图 3-2-28)。

(5)开花伪像:开花伪像通常出现在信号很强的地方,比如支架小梁表面,表现为明亮的反射,在轴向上扩大和变模糊(图 3-2-29)。

3

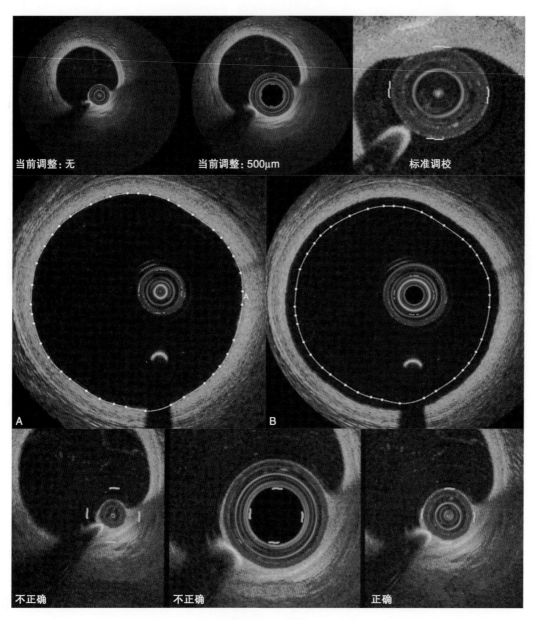

图 3-2-24　对焦
A：对焦前测量的管腔面积；B：原测量管腔面积对焦后

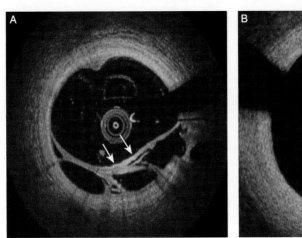
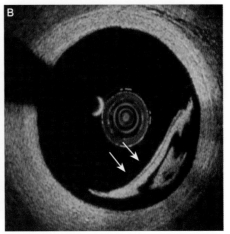

图 3-2-25　血栓与残留血液的鉴别
A：机化血栓（箭头所示）；B：未冲净的血液（箭头所示）

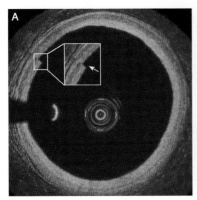
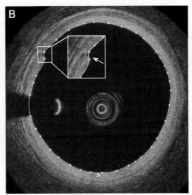
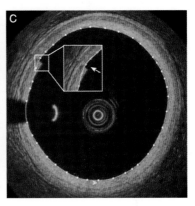

图 3-2-26　错层伪像
A：错层伪像（箭头所指处为错层处）；B：错层处错误的测量（箭头所示）；C：错层处正确的测量方法（箭头所示）

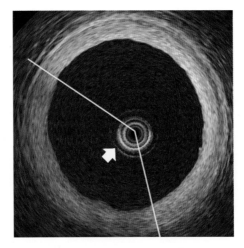

图 3-2-27　气泡伪像

3

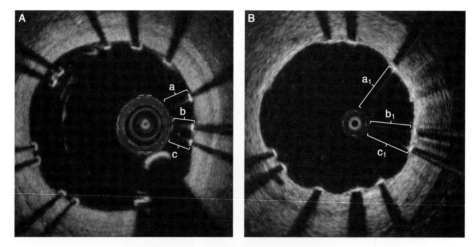

图 3-2-28　饱和伪像（大括号所示）

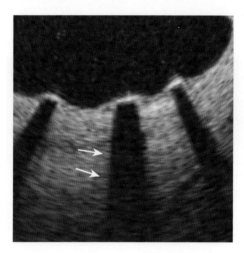

图 3-2-29　开花伪像

（6）挤压伪像：当成像导丝靠近血管壁的时候，光束与管壁组织平行，可被组织吸收，结果是导致其后形成一个低信号区，从而产生挤压伪像（图3-2-30）。此伪像容

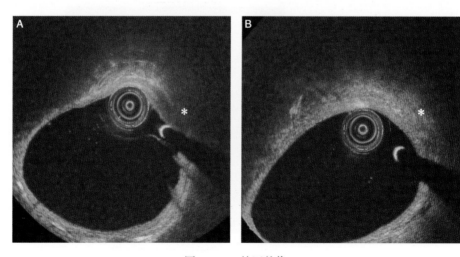

图 3-2-30　挤压伪像
A：加压造成伪像，星号处示脂质类似区域；B：无挤压时管壁结构（星号处）

易误以为是脂质斑块。

（7）导丝损坏：当导丝损坏时，会出现许多奇特的图像，往往会让刚刚接触 OCT 的人感到迷惑，图 3-2-31 展示出几种导丝损坏时的图像，以便 OCT 操作人员能准确识别。

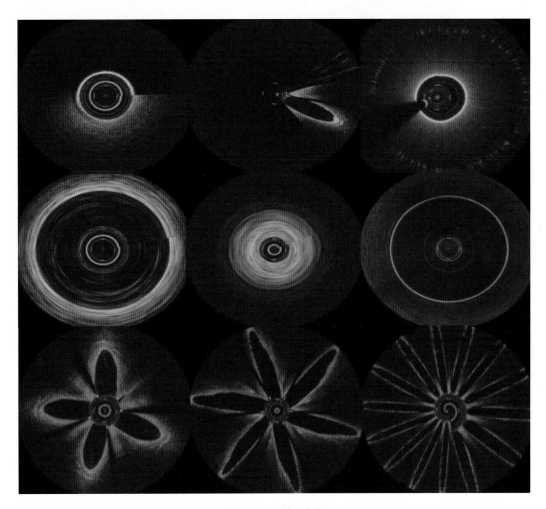

图 3-2-31　导丝损坏

（8）折叠伪像：新一代 FD-OCT 中较常见，是组织信号反射范围超过系统视场时，傅里叶变换的"相位区间跳变"或者"假频"引起的后果。典型图像多出现在分支或者大血管上（图 3-2-32）。

3

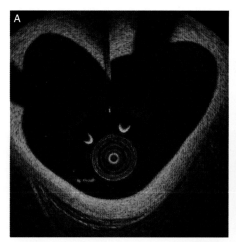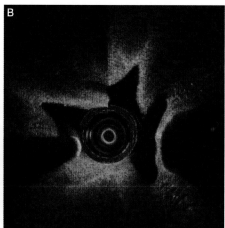

图 3-2-32　折叠伪像

（孙荣　于淮　徐波）

参考文献

［1］Prati F, Regar E, Mintz GS, et al. Expert review document on methodology, terminology, and clinical applications of optical coherence tomography: physical principles, methodology of image acquisition, and clinical application for assessment of coronary arteries and atherosclerosis. Eur Heart J, 2010, 31（4）: 401-415.

［2］Tearney GJ, Regar E, Akasaka T, et al. Consensus standards for acquisition, measurement, and reporting of intravascular optical coherence tomography studies: a report from the International Working Group for Intravascular Optical Coherence Tomography Standardization and Validation. J Am Coll Cardiol, 2012, 59（12）: 1058-1072.

［3］Prati F, Guagliumi G, Mintz GS, et al. Expert review document part 2: methodology, terminology and clinical applications of optical coherence tomography for the assessment of interventional procedures. Eur Heart J, 2012, 33（20）: 2513-2520.

［4］Virmani R, Burke AP, Farb A, et al. Pathology of the vulnerable plaque. J Am Coll Cardiol, 2006, 47（8）: C13-C18.

［5］Wijns W, Shite J, Jones MR, et al. Optical coherence tomography imaging during percutaneous coronary intervention impacts physician decision-making: ILUMIEN I study. Eur Heart J, 2015, 36（47）: 3346-3355.

［6］Hiltrop N, De Cock D, Ferdinande B, et al. Detailed in vivo visualization of stent fracture causing focal restenosis using 3D reconstruction software for high-resolution optical coherence tomography images. Eur Heart J Cardiovasc Imaging, 2014, 15（6）: 714.

第四章
OCT 对动脉粥样硬化斑块的评估及其临床意义

4

动脉粥样硬化(atherosclerosis,AS)是指动脉内膜的脂质、血液成分的沉积,平滑肌细胞(smooth muscle cell,SMC)及胶原纤维增生,伴有坏死及钙化等不同程度病变的一类慢性进行性病理过程。正常冠状动脉管壁由三层结构组成,包括内膜、中膜和外膜,发生 AS 的特征是血管壁典型的三层结构消失。

目前的 AS 病理分型是在 1994 年美国心脏协会(AHA)病理分型的基础上进行了更改,其中包括两种非进展性病变:适应性内膜增厚(AHA 分类Ⅰ型)和内膜黄色瘤(泡沫细胞聚集成脂肪瘤,AHA 分类Ⅱ型)。病理性内膜增厚(AHA 分类Ⅲ型,过渡性病变)被认为是纤维粥样斑块进一步发展的前体,从而作为早期斑块进展的标志。薄纤维帽粥样硬化斑块被认为是斑块破裂的前体,与斑块的易损性相关。

目前导致冠状动脉血栓的三种主要机制分别为斑块破裂、斑块侵蚀或钙化结节。其中斑块侵蚀可在 AHA 分类Ⅱ型和Ⅲ型基础上发生。斑块破裂愈合性病变通常呈现更小的坏死核心及局部钙化,愈合表面富含蛋白多糖,并且破裂斑块愈合将导致病变血管发生进展性的管腔狭窄。

与传统的冠状动脉造影相比,OCT 因具备极高分辨率的特性,能够准确识别斑块的不同组织特征,包括纤维、脂质、钙化成分,尤其是对于血栓性病变的评估,如斑块破裂、斑块侵蚀、钙化结节以及痉挛和自发性冠状动脉夹层等。同时对斑块一些微结构的评价是其他腔内影像学技术所不能比拟的,包括巨噬细胞、微血管、胆固醇结晶以及微小钙化等,这些结构特征与斑块的易损性密切相关。在最新一代的 OCT 系统中,同时整合了用于功能学评估的血流储备分数(FFR)功能,可以更加全面地评估冠状动脉病变特征。

本章重点描述 OCT 对动脉粥样硬化斑块的分型、评估及其临床意义,易损斑块的 OCT 特征,斑块内微结构与斑块稳定性的关系,从临床角度评价易损斑块与临床事件的相关性及其干预性措施。

第一节　OCT 对动脉粥样硬化斑块的识别

随着 OCT 成像速度、成像质量的不断提高,目前,OCT 既作为一种血管内影像学诊断技术,也作为一种研究手段,用于研究动脉粥样硬化斑块的详细特征以及 AS 特征与不同临床事件之间的关系。

在 OCT 图像中,动脉粥样硬化斑块的定义是血管壁出现团块性病变或血管壁三层结构消失。OCT 可评价正常的血管三层结构和冠状动脉管壁超微结构的变化,包括各种 AS 不同阶段管壁结构的改变,如早期内膜增厚、脂质沉积、脂质核心的形成、纤维帽厚度的变化,以及各种粥样斑块的形态特征[1]。

2005 年,哈佛医学院麻省总医院的 IK Jang 等人首次在人体应用 OCT 详细描述了冠心病患者冠状动脉粥样硬化斑块的形态学特征及分类[2]。OCT 图像中的典型斑块类型可分为以下三类:纤维斑块、钙化斑块和脂质斑块。这三种斑块是动脉粥样硬化性疾病的特征性表现。这些不同类型的斑块,在散射特性(反射信号的强度)和衰减特性(随着光信号穿透到更深的组织层中,光信号的强度通过散射和吸收而逐渐减小)等方面存在差异性,因此这三种不同性质的斑块在 OCT 图像上会出现相应的特征性改变。

一、早期动脉粥样硬化

早期动脉粥样硬化包括适应性内膜增厚和内膜黄色瘤(泡沫细胞聚集成脂肪瘤)及病理性内膜增厚。内膜增厚(intima thickening)的病理表现为平滑肌细胞由中膜迁移到内膜,并且缓慢地增长和分泌以糖蛋白为主的细胞间质,导致内膜增厚。增厚的内膜中并不含有脂质,也没有巨噬细胞。其图像特征与正常血管类似,内膜明亮并且细密,不过厚度有所增加。脂肪纹或内膜黄色瘤病变在血管局部无毛糙或突起,主要由大量泡沫状巨噬细胞夹杂平滑肌细胞形成,代表了最早期的动脉粥样硬化病变(可逆性阶段)。目前 OCT 尚不能将适应性内膜增厚和脂肪纹或内膜黄色瘤进行区分(图4-1-1)。

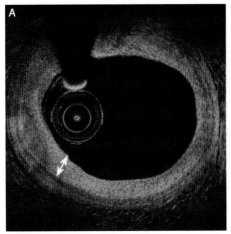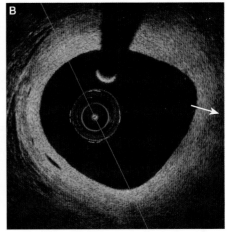

图 4-1-1 OCT 检测早期动脉粥样硬化
A:OCT 显示血管内膜增厚,OCT 无法区分适应性内膜增厚(双箭头所示)与脂肪纹;B:病理性内膜增厚,箭头处为脂质池

病理性内膜增厚被大多数研究者认为是最早的进展性病变(非可逆性阶段)。该阶段的病变特点是管腔附近表现为多层增生性,并存在位于内膜、中膜边缘的内在脂质池。由于此类病变的斑块成分介于纤维斑块和脂质斑块之间,所以有人称其为纤维脂质斑块。病理性内膜增厚的另一重要特征是斑块管腔区域存在不同程度的泡沫样巨噬细胞聚集,与脂质池不在同一区域。

二、纤维斑块

（一）纤维斑块的典型 OCT 图像特征

纤维斑块的病理特征为内膜病理性增厚，600μm 的内膜厚度视为正常和病理性内膜增厚的界限值。纤维斑块具有低衰减性、均质性、质感精细等特征（图 4-1-2）。

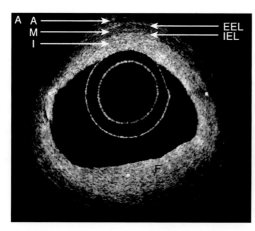
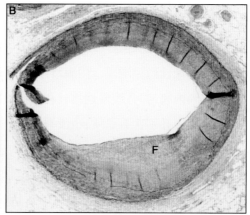

图 4-1-2　纤维斑块的 OCT 与病理学特征
A：OCT 显示同质、高信号的纤维斑块（F）。 在纤维斑块对侧的管壁可见内膜增厚的 OCT 影像，可清晰显示增厚的内膜（I）、内弹力膜（IEL）、中膜（M）、外弹力膜（EEL）和外膜（A）； B：与 A 图所对应的病理图片 （Movat 三色染色法；40×）

在 OCT 图像中，纤维斑块（图 4-1-3）表现为同质，且具有高信号弱衰减的区域。在纤维斑块中也可观察到钙化成分，但这些钙化成分不会超过图像的一个象限。有时

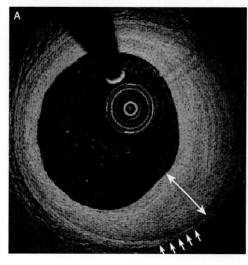
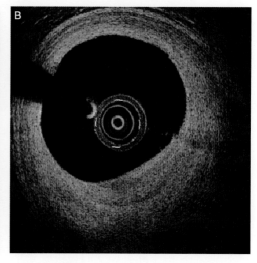

图 4-1-3　纤维斑块的 OCT 图像
A：纤维斑块在 OCT 图像上表现为信号均一同质的高信号区域，衰减较弱（双箭头所示），有时可看到血管外膜（白色箭头所示）；B：当斑块负荷较大，斑块厚度超过 OCT 的最大穿透深度时，外膜不可见

可以在纤维斑块中观察到外膜,假如在病变中无法识别外膜时,在诊断纤维斑块时应慎重。OCT 检测纤维斑块的敏感性和特异性分别为 79% 和 97%。这是由于 OCT 穿透深度有限,在 OCT 图像中,可能无法准确识别位于纤维组织深层代表坏死核心或钙化的低信号区域。

OCT 中的纤维斑块可能由胶原和 SMC 组成。虽然有研究者认为蛋白聚糖和Ⅲ型胶原蛋白的 OCT 信号强度较低,但尚未确定 OCT 信号和Ⅲ型胶原蛋白以及蛋白聚糖之间的关系。

（二）OCT 对纤维斑块致病机制的在体识别

虽然临床及病理研究大多认为纤维斑块是稳定的,引起的临床表现主要以稳定型心绞痛（stable angina pectoris,SAP）为主（固定狭窄所引起）,但一些纤维斑块可直接导致闭塞性血栓形成（如斑块侵蚀）,从而引起心肌梗死发生,此种病变尤其多见于年轻女性和吸烟患者,典型病例见图 4-1-4。此外,在部分纤维斑块的基础上可出现冠状动脉痉挛,一过性痉挛多引起变异型心绞痛,而持续严重的冠状动脉痉挛可继发血栓形成,继而引起急性冠状动脉事件,甚至心肌梗死。典型病例见图 4-1-5。因此临床上不能因为 OCT 检测到纤维斑块就认为患者是稳定的,有关易损斑块的定义也有待更新。

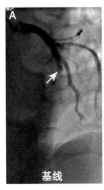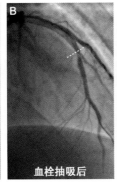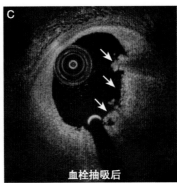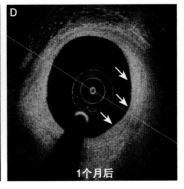

A	B	C	D
基线	血栓抽吸后	血栓抽吸后	1个月后

图 4-1-4　纤维斑块基础上急性血栓形成致急性心肌梗死病例

患者男性,27 岁,持续胸痛 2 小时急诊入院。既往无高血压及糖尿病,有吸烟史。心电图示Ⅱ、Ⅲ、aVF 导联 ST 段抬高,肌钙蛋白和心肌酶谱显著升高

急诊冠状动脉造影示前降支中段完全闭塞（A）,TIMI 血流 0 级。行血栓抽吸后（B）TIMI 血流恢复 3 级,造影显示轻中度狭窄（直径狭窄 50%）,对前降支罪犯病变处行 OCT 扫描示少量残余白色血栓（图 C 箭头所示）,斑块成分为纤维斑块,未见斑块破裂及夹层

考虑患者年龄较轻,造影示无明显残余狭窄,OCT 显示管壁结构完整,血流动力学稳定,未进行支架植入,给予双抗治疗。1 个月后 OCT 复查（D）显示血栓完全消失,内膜光滑,原血栓形成部位主要为信号较强且均匀的纤维成分

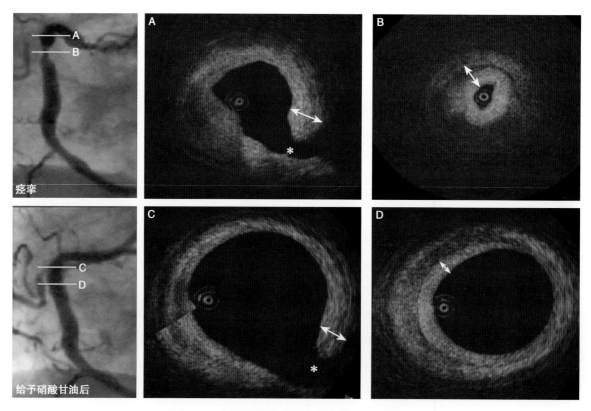

图 4-1-5　纤维斑块基础上发生冠状动脉痉挛病例

患者男性，74 岁，表现为不稳定型心绞痛，冠状动脉造影结果显示最狭窄处位于右冠状动脉。 冠状动脉痉挛的 OCT 图像（A、B）特征为内膜、中膜增厚（双箭头所示）。 给予硝酸甘油后狭窄消失，OCT 图像（C、D）表现为管腔增大不伴破裂、夹层和血栓，内膜至中膜厚度（双箭头所示）变薄。 星号代表分支血管

三、钙化斑块

（一）钙化斑块的典型 OCT 图像特征

钙化斑块（calcified plaque）多见于老年患者,钙盐沉积于坏死灶及纤维帽内,动脉壁因而变硬、变脆。钙化经常见于进展的动脉粥样硬化性疾病中,OCT 图像上钙化斑块具有低背反射和低衰减特性,需要与纤维钙化斑块鉴别,纤维钙化斑块表现为低信号强度或异质信号,但具有清晰边界。当钙化位于斑块表面,并没有延伸到血管壁的更深层时,通常 OCT 可以很好地显示出其整个斑块及斑块后方的结构。

在 OCT 图像中,钙化斑块表现为边缘锐利的低信号或不均匀的区域(图 4-1-6)。该定义适用于较大的钙化,目前尚未确定上述 OCT 定义是否适用于微小钙化(micro-calcification)。OCT 检测钙化斑块的敏感性为 95%～96%,特异性为 97%。具体详见第三章第二节"二"中相关内容。

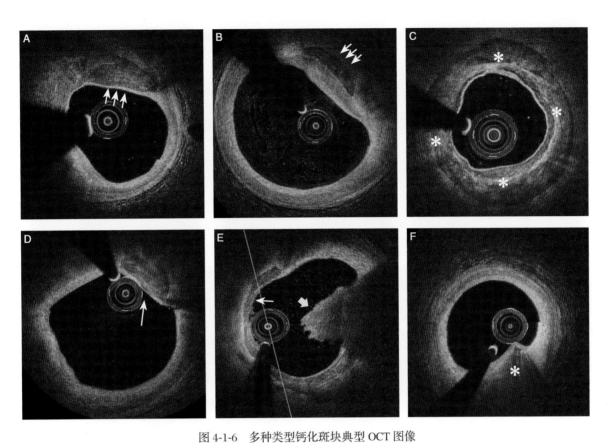

图 4-1-6　多种类型钙化斑块典型 OCT 图像

钙化在 OCT 图像上表现为边缘清晰锐利的低信号区域。　大多可看到斑块的前后缘。　A：浅表钙化（白色箭头所示）；B：深层钙化（白色箭头所示）；C：环形钙化（白色星号处）；D：点状钙化（白色箭头所示）；E：钙化结节（白色箭头所示）伴红色血栓（黄色箭号所示）；F：结节样钙化（白色星号处）

（二）OCT 指导钙化病变介入治疗策略的选择

OCT 识别的钙化斑块对于选择合适的介入策略具有重要的指导意义。钙化病变的 PCI，充分的病变预处理对于保证支架植入过程以及植入效果至关重要。对于严重的环形表浅钙化，冠状动脉内旋磨术、切割球囊以及棘突球囊可以达到良好的预处理效果。

关于何种钙化病变适合旋磨术，何种钙化病变适合应用切割球囊或者棘突球囊，目前尚没有统一的标准。多数专家认为对于较大弧度的纤维帽较厚的钙化（钙化角度>180°），棘突球囊比普通球囊能够获得更好的预处理效果（图 4-1-7A、B）。对于弥漫的环形表浅钙化（钙化角度>270°）、结节样钙化更适合旋磨术（图 4-1-7C、D）。而钙化结节因严重钙化伴发纤维帽断裂，钙化呈火山状碎片突入血管腔造成急性血栓形成（详见第五章）。

这里需要指出的是钙化结节有别于结节样钙化，后者是指钙化斑块突入到管腔内，并不伴有纤维帽的断裂和血栓形成（图 4-1-8）。在形态特征上与钙化结节唯一的区别是纤维帽的完整性和致血栓性。只有当纤维帽断裂伴发形成血栓导致 ACS 的结节样钙化才称之为钙化结节。

4

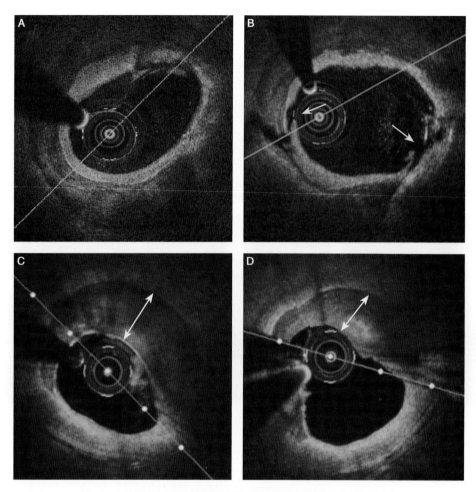

图 4-1-7　不同类型钙化斑块经不同预处理技术前后的 OCT 影像
纤维帽较厚的环形钙化斑块（A）经棘突球囊预扩张处理后，可见环形的钙化被平均分布在棘
突球囊表面的尼龙丝所断裂（B 中黄色箭头所示）；纤维帽较薄的浅表钙化斑块（C）经旋磨
术预处理后，钙化厚度明显变薄，管腔明显扩大（D）。 双箭头所示为钙化厚度

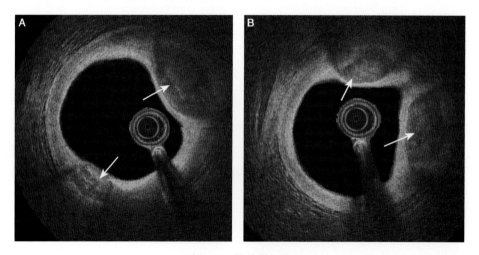

图 4-1-8　结节样钙化
结节样钙化特征为钙化突入管腔内，纤维帽完整，无血栓形成；箭头所示为结节样钙化

四、脂质斑块 ·◄————►·

在 AS 典型病变的发生发展中,脂纹内脂质沉积,中膜 SMC 迁入内膜,部分增生形成纤维帽,部分吞噬脂质形成平滑肌源性泡沫细胞,演变为脂质斑块。在 OCT 图像上,脂质定义为边缘模糊、高背反射、强衰减的区域(图 4-1-9A),在低信号区域的表面有高信号带的纤维帽。脂质核心中也可出现胆固醇结晶或钙化。OCT 检测脂质斑块的敏感性为 90%~94%、特异性为 90%~92%。需要特别注意的是某些斑块的特定成分如巨噬细胞,也会造成 OCT 信号的强衰减,使得近红外光被阻挡在斑块表面,并在后方呈现出低信号图像(图 4-1-9B);一些是伪影,如浅层(切线)的信号衰减、血液或红色血栓也可以形成类似脂质斑块的伪影(图 4-1-9C)。具体可参见第三章第一节内容。

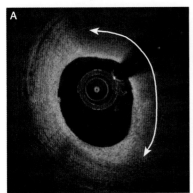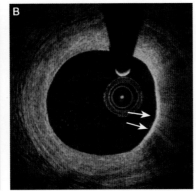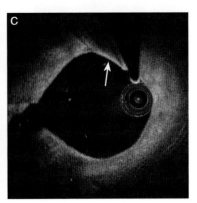

图 4-1-9 脂质斑块和巨噬细胞
A:脂质斑块(双箭头所示为脂质弧度);B:巨噬细胞(箭头所示为巨噬细胞聚集);C:切线伪影

OCT 与病理组织学的相关研究显示,OCT 检测的"脂质池"与组织学上的脂质池或坏死核心高度相关(图 4-1-10),坏死核心和病理性内膜增厚都含有细胞外脂质及蛋白聚糖。但目前仍然没有 OCT 检测的脂质池(脂质坏死核心)与组织学对比的验证性研究。尽管如此,目前仍有多个研究证明,与稳定型心绞痛(SAP)患者相比,脂质斑块及脂质池在急性冠状动脉综合征(ACS)患者的罪犯病变部位更为常见[2]。

OCT 对浅表坏死脂质池的透射深度弱于钙化和纤维组织,且由于 OCT 穿透深度有限,大多数病变中的脂质池厚度可能无法测量,但是 OCT 可以通过横截面测量脂质池的弧度、长轴测量脂质池的长度来评价斑块的脂质负荷。而 OCT 在评价脂质斑块方面的最大优势在于对脂质池表面的纤维帽厚度的精确测量。

纤维帽厚度是决定易损斑块是否发生破裂最关键的决定因素。纤维帽的厚度可在最薄的单个横截面测量,或在多个横截面(至少 3 个)测量取平均值。尽管一

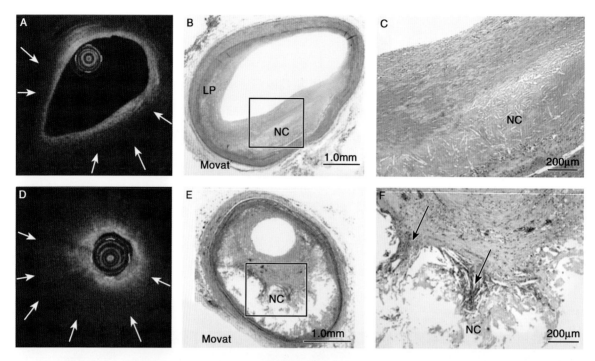

图 4-1-10　脂质斑块：OCT 与病理

A～C：早期坏死核心脂质斑块，D～F：晚期坏死核心脂质斑块在 OCT 图像上检测到的边缘模糊；高背反射低信号的区域（白色箭头所示）（A、D），与病理学上脂质池（lipid pool，LP）或坏死核心（necrotic core，NC）相对应（B、E）。 C 和 F 为高倍镜下显示的早期 NC（B）和晚期 NC（E）：早期 NC 的病理特点为 LP 内有巨噬细胞浸润，可见局灶性蛋白多糖和/或胶原基质的缺失，可伴有少量胆固醇结晶；晚期 NC 的特征为大量胆固醇结晶和细胞碎片的聚集，斑块内出血（黑色箭头所示），细胞外基质几乎完全缺失。 OCT 可检测脂质池的存在，但无法区分早期坏死核心和晚期坏死核心

些学者通过比较 OCT 测量的纤维帽厚度与组织病理学测量的纤维帽厚度，认为纤维帽与坏死核心之间的分界并不是非常明确，不同的分析人员对于同一脂质斑块的纤维帽厚度测量上存在差异，但是 OCT 仍然是目前评价纤维帽厚度的最佳手段。

对发生冠状动脉性猝死的罪犯斑块的病理学研究显示，纤维帽厚度为 65μm 是判定薄纤维帽易损斑块的最佳界值，能够在体水平预测 TCFA 是否具有破裂倾向。OCT 在体水平的图像分辨率来源于尸检的病理学研究。斑块纤维帽厚度呈非均质性，此外，不应忽略纤维帽厚度的三围纵向分布，半自动化的定量评价系统将有助于提高对纤维帽厚度测量的准确性。

此外，OCT 还可测量浅表坏死脂质池的角度以及脂质池的纵向分布，在 OCT 图像中，脂质池的大小可以根据横截面上脂质池所占的象限数进行半定量分析，对病变脂质含量的评估来源于脂质池所占的象限数。与钙化斑块的分级相似，对脂质池的分级也可以通过半定量分析的方法，将脂质池分为不包含或包含在 1、2、3、4 象限内或者直接测量脂质池的角度（图 4-1-11）。

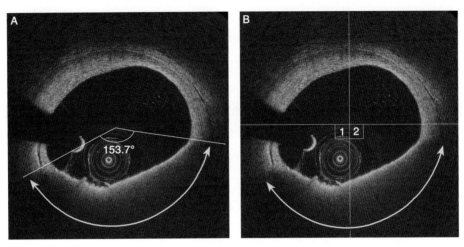

图 4-1-11　脂质斑块中脂质弧度的测量

双向箭头所示为脂质池,脂质弧度为 153.7°（A）, 所占象限为占两个象限（B）

五、薄纤维帽粥样硬化斑块

（一）TCFA 的典型 OCT 图像特征

在 OCT 图像中,将薄纤维帽(纤维帽的最小厚度<65μm)的富含脂质的斑块称为薄纤维帽粥样硬化斑块(thin-cap fibroatheroma,TCFA)。病理学研究将 65μm 作为 TC-FA 纤维帽最小厚度界值[3]。有些研究使用其他参数来确定 TCFA,如包括脂质斑块的脂质池所占区域象限超过 90°的弧度(即超过 1 个象限)(图 4-1-12)。如前文中提到的,在一些情况下我们可能将伪影误认为脂质斑块,所以我们在应用 OCT 诊断 TC-FA 时需仔细辨别。此外,值得注意的是,在测量数据的过程中,测量者的主观因素可导致测量结果的可变性,尤其是在选取纤维帽厚度最薄处的帧数上。

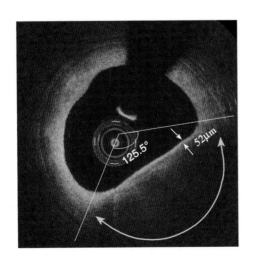

图 4-1-12　OCT 所示 TCFA

OCT 定义的 TCFA 为脂质弧度大于 90°（脂质弧度 125.5°）,纤维帽厚度<52μm（白色箭头所示）

（二）OCT 在评价 TCFA 的发生率及易损性中的应用价值

2005 年,哈佛医学院麻省总医院的 IK Jang 等人首次在人体运用 OCT 观察 ST 段

4

抬高型心肌梗死(ST segment elevation myocardial infarction,STEMI)、非 ST 段抬高型急性冠状动脉综合征(non ST segment elevation acute coronary syndrome,NSTE-ACS)、SAP 患者罪犯病变斑块的形态特征,与 SAP 患者相比,富含脂质斑块在 STEMI、NSTE-ACS 患者中更常见,更为重要的是,三组患者的纤维帽厚度有明显差异,TCFA 在 STEMI 患者中更常见;相比而言,SAP 患者中钙化更常见。本研究首次实现活体内观察斑块特征,提示薄纤维帽及脂质负荷大对斑块易损性及 ACS 进展的重要影响。其他研究也发现与 SAP 患者相比,TCFA 在 ACS 患者中更常见。但是,这些 OCT 所发现的高危斑块是否会导致远期临床事件还不确定。

在所有三支冠状动脉中,无论是在罪犯病变还是在非罪犯病变,TCFA 均是影响斑块稳定性、导致斑块破裂的主要斑块类型。在尸体解剖中,TCFA 与斑块破裂和冠状动脉血栓形成相关。虽然目前尚没有前瞻性研究明确表明 OCT 定义的 TCFA 与冠心病心血管事件直接相关,但有研究表明相对于 SAP 的患者,在 ACS 的患者中,更容易发现有薄纤维帽的结构。且与运动中发生 ACS 的患者相比,静息状态下发生 ACS 的患者纤维帽厚度更薄,斑块破裂更倾向于发生在斑块肩部,并且破裂斑块上覆盖血栓的概率更高。同时,OCT 识别的 TCFA 是斑块快速进展的独立预测因子[4]。在缺血性心肌病的患者中,用 OCT 检测三支血管,可以发现薄纤维帽斑块主要集中在左前降支近段部分,而且还发现其在左回旋支动脉和右冠状动脉中的分布没有显著差别,这些结果与之前的组织学研究相一致。

虽然上述斑块特征也可以通过血管内超声(intravascular ultrasound,IVUS)观察到[5],但是 OCT 可以观察到斑块更加详细的微观结构,更为重要的是,OCT 可以测量脂质斑块上覆的纤维帽厚度[6]。此外,OCT 对斑块的识别与病理学的吻合性更高,因此,OCT 也被认为是目前在体水平研究 ACS 病理发生机制的最佳影像学手段。

(三)TCFA 的长期预后与 OCT 对于 TCFA 早期干预的临床获益评估

有关 TCFA 的转归问题一直备受临床医师关注。多数研究者认为早期识别 TCFA 可预测远期心血管不良事件,早期对其进行有效干预,可防止易损斑块的破裂以及心血管不良事件的发生。PROSPECT(Providing Regional Observation to Study Predictors of Event in the Coronary Tree,PROSPECT)研究平均随访 3.4 年,应用 IVUS 及虚拟组织学超声(VH-IVUS)观察罪犯病变及非罪犯病变相关的主要心血管不良事件(MACE),结果表明斑块纤维帽薄、斑块负荷>70% 及最小管腔面积≤4mm^2 是冠状动脉事件的 3 个独立预测因子,而且这些特征间存在累加效应,其中 TCFA 是发生 MACE 的最强预测因子[7]。

最近一项前瞻性 OCT 研究证实,他汀类药物治疗可稳定动脉粥样硬化斑块,延缓或抑制斑块进展,主要机制是通过增加纤维帽厚度(斑块破裂的最强预测因子)来减少斑块脂质成分。且高剂量强化他汀类药物治疗较常规剂量他汀类药物治疗对斑块的稳定作用更强,临床获益更大。同时研究结果显示,在基线时未经干预的 TCFA,经过他汀类药物治疗后 6 个月和 12 个月,大部分转归为非 TCFA。尤其在强化他汀类药物组变化更明显(图 4-1-13、图 4-1-14)[8]。

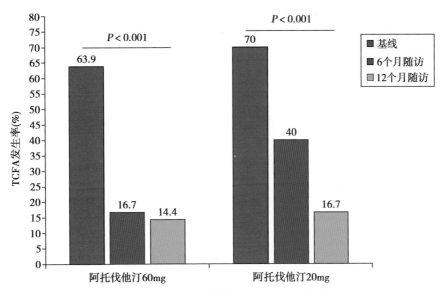

图 4-1-13　他汀类药物治疗下 TCFA 的演变

无论是强化他汀类药物还是常规剂量的他汀类药物，TCFA 的比率在 6 个月和 12 个月时进行性下降（$P<0.001$）。 且强化他汀类药物组 TCFA 的比率下降更明显

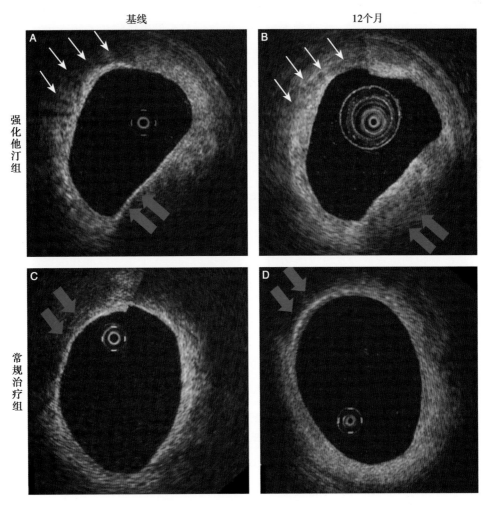

图 4-1-14　强化他汀类药物和常规剂量他汀类药物对富含脂质斑块的影响

OCT 显示 12 个月时强化他汀类药物组斑块纤维帽厚度显著增厚（A、B）伴巨噬细胞（白色箭头所示）消失，而在常规治疗组纤维帽厚度未见明显变化（C、D）；红色箭头所示为纤维帽

第二节 易 损 斑 块

一、易损斑块的 OCT 特征

（一）易损斑块的定义以及病理学特征

易损斑块广义是指所有易导致血栓形成、引起急性冠状动脉事件的不稳定斑块。狭义的易损斑块是指不稳定、易于发生斑块破裂,形成血栓而导致急性心血管不良事件的薄纤维帽粥样硬化斑块(TCFA)[3]。导致冠心病患者发生急性、猝死性事件的主要类型是 ACS,ACS 病理基础多为易损斑块破裂、侵蚀,继发冠状动脉血栓的形成从而导致心肌梗死、心源性猝死和不稳定型心绞痛(unstable angina pectoris,UAP)。因此,易损斑块的破裂和血栓形成是 ACS 的重要发病机制。

尸检研究证实,易损斑块的主要病理学特征是大的脂质坏死核心、薄纤维帽并伴有巨噬细胞浸润[9]。病理学上确定的几个与 ACS 发生风险相关的斑块特征包括:

主要标准:①活动性炎症(单核、巨噬或 T 细胞浸润);②薄纤维帽伴大脂质核心(纤维帽主要成分为 I 型胶原,较少或没有 SMC);③内皮剥脱伴有表面血小板聚集;④斑块(帽)撕裂;⑤严重狭窄>90%。

次要标准:①浅表钙化结节;②新生血管或滋养血管;③斑块内出血;④内皮功能障碍;⑤正性重构。

（二）OCT 对于易损斑块识别的优势

决定斑块易损性的大部分因素为斑块结构异常,而 OCT 因其极高的分辨率,可以准确识别斑块成分及斑块微结构,对于易损斑块的 5 个主要标准和次要标准中浅表钙化结节与新生血管都可以准确地定性或定量分析,从而成为目前识别易损斑块最理想的影像学技术。

OCT 对于易损斑块的薄纤维帽的分辨率为 $10\sim15\mu m$,这使 OCT 在检测薄纤维帽方面领先于其他影像学技术。纤维帽厚度(fibrous cap thickness,FCT)是评价斑块稳定性最重要的指标,OCT 对 FCT 的测量与组织学吻合度较高。

（三）OCT 检测易损斑块在临床诊疗中的应用

关于易损斑块,仍有很多问题困扰着临床医师:①易损斑块容易发生在哪些患者人群中?②易损斑块与冠状动脉狭窄的相关性?③哪些易损斑块更容易破裂而引起临床事件?这些问题的解决对临床至关重要,OCT 的临床研究对上述问题的解决提供了精准的在体评价手段,并有可能成为今后临床干预易损斑块的关键靶点。

一直以来,传统的观点认为易损斑块多分布在轻中度狭窄的病变部位,但此类证据多来源于小样本的病理学研究。我们团队最近的一项研究证实,尽管易损斑块在轻中度狭窄的病变处绝对数量是最多的,但是从发生率上看,在冠状动脉严重狭窄的病变处易损斑块的发生率更高(图 4-2-1),且更加不稳定[10]。这一研究结果对易损斑块的传统认识提出了挑战。典型病例见图 4-2-2。

(四)OCT 对于 TCFA 易损性的评估

与破裂的斑块相比,未破裂的 TCFA 的坏死核心较小,纤维帽内巨噬细胞含量较少,IVUS 测量的斑块负荷较小,且管腔狭窄程度较轻。FCT 和坏死核心的大小是决定斑块稳定性的重要因素,这一观点在最近发表的两个研究中得到证实[11,12],一项 OCT 研究通过对引起冠状动脉事件的破裂的罪犯斑块(ruptured culprit plaque,RCP)、破裂的非罪犯斑块(ruptured nonculprit plaque,RNCP)、未破裂的 TCFA 的组织形态学进行比较,结果显示与 RNCP 和 TCFA 相比,RCP 的斑块负荷较大且管腔较小,组织学特征并没有明显差异。另一项结合 OCT 与 IVUS 在体评价上述三种斑块,研究显示,FCT<52μm、斑块负荷>76%是在体水平斑块破裂的临界点。FCT<52μm 是区分 TCFA 和破裂斑块的最佳指标,斑块负荷>76%并且管腔面积<2.6mm^{2}是 RCP 区别于 RNCP 和 TCFA 的最佳指标。Narula 等人对发生心脏性猝死患者的 295 个冠状动脉斑块(105 个纤维斑块,88 个 TCFA,102 个破裂斑块)进行了组织形态学分析,研究发现 FCT 是区别这几种斑块的重要特征,TCFA 的斑块体积增大并且冠状动脉管腔狭窄变得越来越严重可能会导致斑块破裂,从而引起急性冠状动脉事件[12]。

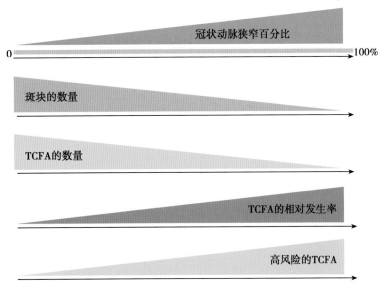

图 4-2-1　易损斑块与冠状动脉狭窄程度的关系
随着管腔狭窄程度的增加,斑块及 TCFA 在血管中的绝对数量在减少,但是相对来说 TCFA 的所占比率及高危病变 TCFA 在显著增加

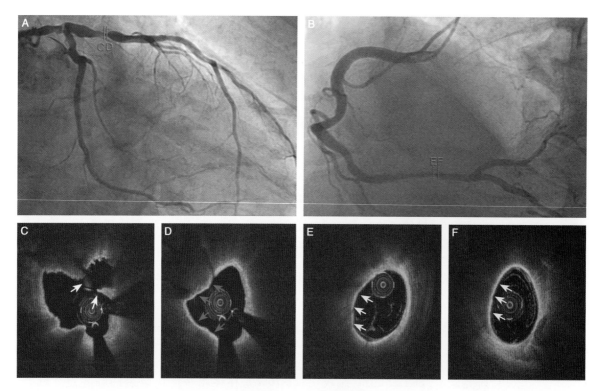

图 4-2-2　TCFA 典型病例

该病例显示患者左前降支（LAD）狭窄部位存在破裂的薄纤维帽粥样硬化斑块（TCFA），右冠状动脉（RCA）远端有严重病变，可见未破裂的 TCFA。 造影结果显示罪犯病变位于 LAD 近端（A）；RCA 远端存在一个严重的非罪犯病变（B）

A、B 图红线标记部位分别与下排相应 OCT 图像对应：OCT 图像显示罪犯病变为斑块破裂（C，白色箭头所示），存在 TCFA（D，红色箭头所示）；非罪犯病变位于 RCA 远端，伴有严重狭窄，可见 TCFA（E、F，黄色箭头所示）

二、斑块内微结构与易损斑块

　　OCT 因其极高的分辨率，不仅可以准确识别斑块成分，还可识别斑块内微结构，目前，在 OCT 图像上可识别的斑块内微结构包括巨噬细胞浸润、微通道（斑块内新生血管）、点状钙化、胆固醇结晶等[2,13]（图 4-2-3）。

（一）巨噬细胞浸润

　　巨噬细胞在 OCT 图像中的特征为高反射、强衰减的点状或条带状结构，且在高信号的点状区域后常形成放射状光影（图 4-2-4 中白色箭头所示）。迄今为止，还没有针对正常血管壁和内膜增生的巨噬细胞验证的研究。巨噬细胞中富含的脂质成分会造成 OCT 信号的显著衰减甚至阻挡，因此位于斑块浅层的巨噬细胞会影响对其所覆盖的斑块成分的评价，并形成类似脂质坏死核心的图像。具体可参见第三章第一节"二"中相关内容。

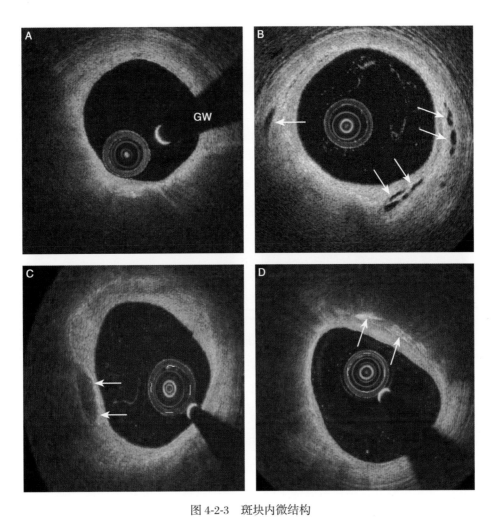

图 4-2-3　斑块内微结构

A：巨噬细胞浸润（GW，导丝伪影）；B：微通道（箭头所示）；C：点状钙化（箭头所示）；
D：胆固醇结晶（箭头所示）

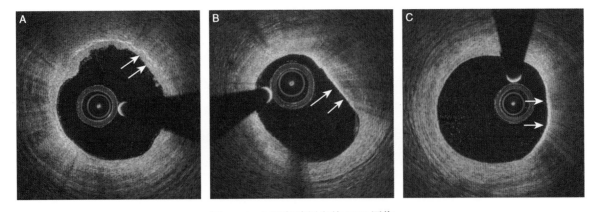

图 4-2-4　巨噬细胞浸润的 OCT 图像

A：巨噬细胞位于脂质斑块表面的纤维帽中（箭头所示）；B、C：纤维斑块表面的巨噬细胞浸润（箭头所示）

4

1. OCT 对巨噬细胞的识别具有良好的组织学相关性

巨噬细胞聚积的检测需要纵向和横向都有较高的分辨率。目前对 OCT 图像中巨噬细胞进行定量分析尚存在争议,有研究应用标准差(normalized standard deviation, NSD)的指标来定量分析斑块内巨噬细胞的聚集[14],通过 RAW OCT 信号标准差测量法测量巨噬细胞密度,与组织学测定的巨噬细胞密度有很好的相关性($R = 0.84$, $P < 0.000\ 1$),该方法已被组织学验证,OCT 测量的巨噬细胞密度与 CD68 染色的组织学密度呈高度相关。值得注意的是,在应用此指标之前,应注意消除散斑干扰,这个指标的数值受到固有组织细微结构的影响,因此,对于无巨噬细胞浸润的斑块,该指标并不为 0。尽管如此,OCT 测定的巨噬细胞密度仍需要慎重解读,实际上,一些研究发现,其他斑块成分形成的光线折射也可能被误识别为巨噬细胞[15]。另外当斑块纤维帽内巨噬细胞含量>10%时,OCT 诊断的准确性会更高。关于 OCT 检测支架小梁附近巨噬细胞或其他炎性成分的能力尚未证实。

2. OCT 在体识别巨噬细胞浸润对于斑块稳定性的影响

巨噬细胞浸润是影响斑块稳定性的另一重要因素,通常在易损斑块的表面可检测到,表现为成簇的巨噬细胞浸润,且目前已经证实,巨噬细胞与临床症状的严重性相关(图 4-2-5)。一项离体研究发现 OCT 测量出的纤维帽内巨噬细胞密度与组织学方法测量出的结果高度相关。MacNeill 等用 OCT 对一组 SAP、UAP 和 STEMI 患者中的"罪犯斑块"和"非罪犯斑块"进行成像并对斑块内巨噬细胞进行定量分析[16],结果显示 STEMI 和 UAP 患者的巨噬细胞密度明显增加,"罪犯斑块"病变部位巨噬细胞密度大于"非罪犯病变",斑块破裂部位的巨噬细胞密度大于非破裂斑块。就单个患者而言,罪犯病变部位与非罪犯病变部位巨噬细胞密度有显著差异,且在罪犯病变部位,与深部(距管腔距离>50μm)巨噬细胞浸润相比,浅表部位(距管腔距离<50μm)的巨噬细胞浸润是不稳定临床表现的强烈预测因素,而在非罪犯病变部位,并未发现这种相关性。

尸检结果显示,与 SAP 患者相比,ACS 患者罪犯病变部位巨噬细胞浸润更常见,聚集密度更高。在体研究同样显示 ACS 患者斑块纤维帽内的巨噬细胞含量显著高于 SAP 患者,这些结果表明 OCT 检测的斑块巨噬细胞浸润与患者的临床表现、斑块稳定性密切相关。巨噬细胞可分泌基质金属蛋白酶,该蛋白酶可通过对纤维帽的降解使 FCT 变薄,进而影响斑块的稳定性,此外,巨噬细胞可表达组织因子、促凝聚物等,进一步增加不稳定斑块的危险性。

巨噬细胞浸润可作为在体评价他汀类药物治疗对斑块稳定性影响的重要指标。最近一项前瞻性、随机对照研究,通过联合 OCT 和 IVUS 系列评价高剂量和常规剂量阿托伐他汀类药物治疗对易损斑块进展的影响。结果显示,无论是高剂量组还是低剂量组,斑块纤维帽厚度在术后 6 个月和 12 个月均显著增厚,而高剂量组纤维帽厚度增

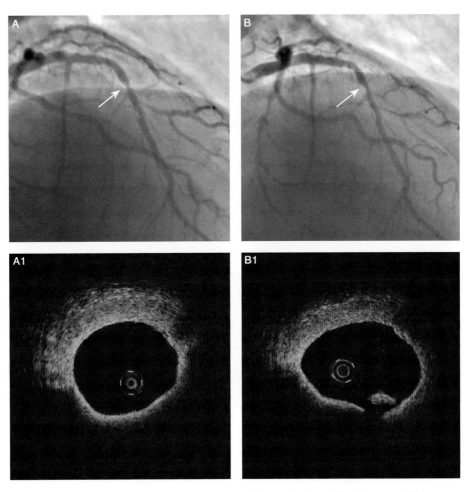

图 4-2-5　TCFA 伴有巨噬细胞浸润 OCT 图像（下排为上排的对应 OCT 图像）

A、A1：造影显示病变部位明显狭窄，OCT 图像提示病变处为 TCFA，伴有巨噬细胞浸润；
B、B1：患者 6 个月后随访，造影可见狭窄程度加重，病变部位 TCFA 发生破裂，伴有血栓形成；箭头示病变狭窄处

加的幅度更显著。而巨噬细胞浸润的减少只在高剂量他汀类药物组观察到。进一步提示高剂量他汀类药物治疗对稳定斑块方面表现出降脂外的多效性作用。

（二）微通道

1. 微通道的病理学与 OCT 图像特征

随着斑块体积的逐渐增大，斑块内逐渐产生新的血管，称为微通道（microchannel）（也称微血管或新生血管）。病理组织学显示，在血管壁或斑块中的微血管由外膜生出到内膜，由于这些微血管与外膜周围血管相通，并最终伸到冠状动脉管腔。微血管形态上表现为与血管相似的圆形或椭圆形的形状，这取决于它们切割成横向或纵向的方式。微血管通常直径相对较小，可以通过连续多帧图像观察对小分支和微血管进行辨别，分支血管管径较大且与管腔相通，而微血管没有典型的内膜结构。

在 OCT 图像中，微通道的定义为直径 $50\sim300\mu m$、信号低、边缘锐利的空洞样结构，并通常可以在多个（至少 3 个）连续截面中观察到（图 4-2-6）。但是，普遍认为，

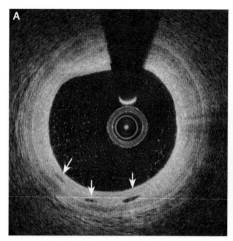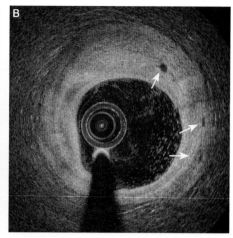

图 4-2-6　OCT 图像上的微通道

微通道 OCT 图像的特征为信号低、边缘锐利的空洞样结构（箭头所示），可位于增厚的内膜（A），也可以位于纤维斑块内或中膜内（B）

在 AS 早期大部分的新生血管起源于外膜的滋养血管，随着粥样硬化斑块的进展，逐渐伸入内膜。具体可参见第三章第一节"二"中相关内容。

2. OCT 在体识别微通道对斑块易损性的影响

近年来已有多项研究证实斑块内微通道可促进斑块进展，是斑块易损性的重要标志之一[11,17,18]。一方面，可为心肌提供营养物质和氧气；另一方面微通道可以促进脂质的流入和炎性细胞在冠状动脉斑块的浸润，新形成的微通道是脆弱的，容易破裂，这可能会导致斑块内出血，最终导致斑块体积迅速增大和管腔变窄。

我们前期研究应用 OCT 检测 UAP 患者罪犯部位、非罪犯部位、SAP 患者病变斑块内的微通道，并分析斑块内微通道对斑块稳定性的影响。本研究包括 92 个 UAP、25 个 SAP 患者的 356 个斑块，结果显示：在 UAP 患者罪犯病变部位，出现微通道的斑块与未出现微通道的斑块相比，出现微通道的斑块具有更多易损斑块的特征：TCFA 高发、纤维帽更薄、脂质角度更大、脂质核心长度更长；同时 IVUS 结果也证实，罪犯病变存在微通道的斑块，其斑块负荷更大，本研究结果与 Kitabata 等人的研究结果也相符[18]。

另一项研究显示，与无症状患者的颈动脉粥样硬化斑块相比，在有症状患者的颈动脉粥样硬化斑块中，微通道的发生率更高，且微通道管腔更大，形状更不规则，且这些不规则血管与肿瘤部位血管形态相似，有畸形及不成熟倾向。Uemura 等人发现具有微通道的斑块在冠状动脉造影上进展更快[4]。最近一项利用 OCT 三维重建技术的研究同样显示微通道的体积与斑块稳定性相关[19]。ACS 患者微通道的位置离管腔更近，推测斑块内微通道的位置可能与斑块稳定性相关。因此，微通道距离管腔更近的斑块可能代表斑块的进展阶段。其他 OCT 研究发现，斑块内微通道与脂质角度大、脂质长度长、TCFA 高发、他汀类药物治疗反应差相关（图 4-2-7）。因此，对于存在微通

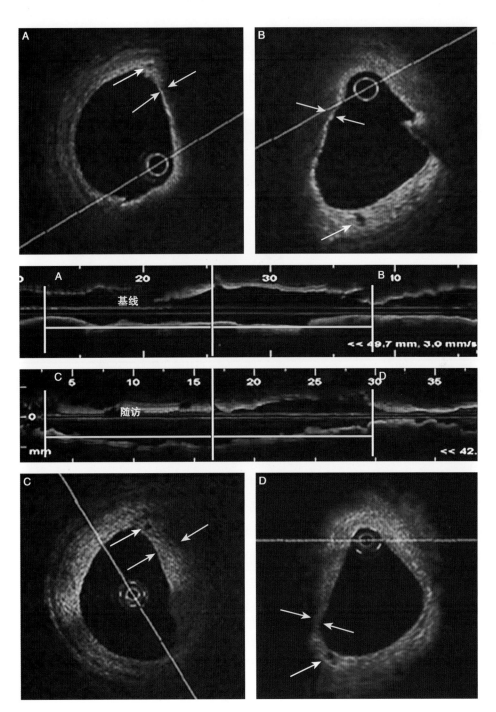

图 4-2-7　他汀类药物治疗前后新生血管形成（NV）病变典型 OCT 图像

A、B：富含脂质斑块伴发 NV 基线图像；C、D：他汀类药物治疗 12 个月后 OCT 图像（分别与 A、B 图对应），纤维帽厚度显著增加；白色箭头示微通道、黄色箭头示纤维帽

道斑块的患者进行更积极的抗动脉粥样硬化治疗是非常必要的,并且微通道被认为是心血管疾病药物作用的一个潜在靶点[20]。

　　虽然目前已证实可用 OCT 检测微通道,然而,仍然没有关于 OCT 检测冠状动脉斑块新生血管生成准确性方面的研究,将来仍需进一步作为金标准的组织病理学研究来验证 OCT 检测微通道的有效性。

4

（三）点状钙化

在 OCT 图像中，点状钙化（spotty calcification）是指钙化角度小于 90°、长度小于 10mm 的钙化。点状钙化（图 4-2-8）被认为是影响斑块稳定性的特征之一。

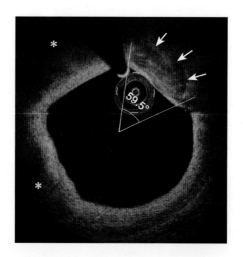

图 4-2-8　点状钙化的 OCT 图像
点状钙化位于脂质斑块表面，可影响纤维帽的
力学特性，从而影响斑块的稳定性。星号处
为脂质池，箭头所示为点状钙化

一项在体水平运用 OCT 观察点状钙化与斑块易损性关系的研究显示：在冠心病患者中，含有点状钙化的斑块具有更多的易损特征。该研究中，在 39.6% 的富含脂质的非罪犯斑块中观察到点状钙化，其中，30.6% 呈现多种点状钙化特征，含有点状钙化的斑块脂质指数（平均脂质弧度与脂核长度的乘积）更大、纤维帽更薄、微通道的发生率更高。且斑块内点状钙化的数目与斑块的纤维帽厚度呈显著相关，此外，斑块内点状钙化的数目也与微通道的发生率呈正相关[21]。

（四）胆固醇结晶

胆固醇结晶（cholesterol crystal）在 OCT 图像中表现为信号强度较高、衰减较低的薄线性结构（图 4-2-9 中白色箭头所示）。具体可参见第三章第一节"二"中相关内容。目前，对胆固醇结晶还缺乏组织病理学的证实，有研究者提出，针状胆固醇结晶可能对薄纤维帽形成机械性压力进而增加斑块易损性[17]。这一观点在我们最近的一项 OCT 研究中得到证实。研究入选 206 例 ACS 患者，所有患者在介入治疗前均行罪犯病变的 OCT 扫描。根据罪犯病变是否存在胆固醇结晶将所有患者分为胆固醇结晶组（81 例）和非胆固醇结晶组（125 例），比较两组患者罪犯斑块的 OCT 特征，结果显示：含有胆固醇结晶的斑块、巨噬细胞、新生血管以及斑块破裂和血栓更常见，且脂质含量更高[18]。且这一差异在 STEMI 患者和 NSTEMI 患者中结果一致。提示胆固醇结晶与斑块的易损性密切相关（图 4-2-10）。

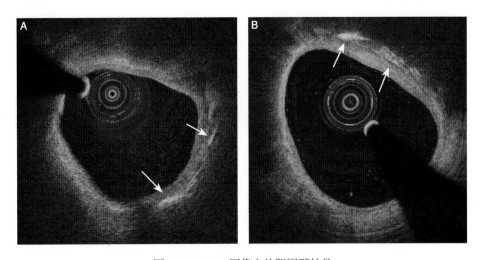

图 4-2-9　OCT 图像上的胆固醇结晶

OCT 图像中表现为信号强度较高、衰减较低的薄线性结构（白色箭头），通常位于纤维帽或脂质斑块坏死核心中与脂质伴行

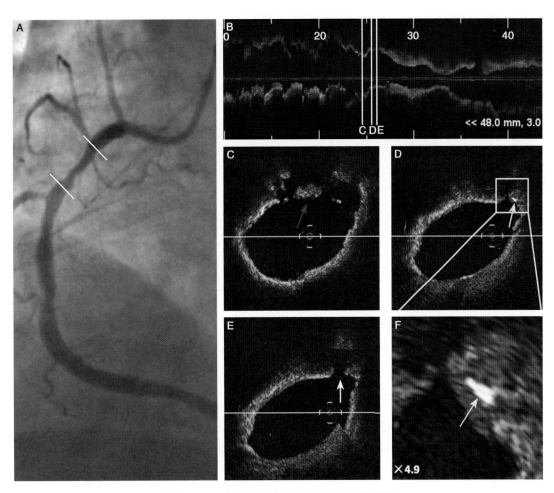

图 4-2-10　斑块破裂处伴胆固醇结晶典型病例

患者男性，71 岁，ST 段抬高型心肌梗死（STEMI）。A：造影结果显示右冠状动脉（RCA）近端存在轻度狭窄；B 为血管纵轴图像，标记部位与 C ~E 三个横截面图像相对应，可见斑块破裂（E，白色箭头所示）伴血栓形成（C，红色箭头所示），胆固醇结晶（D，黄色箭头所示）；F 为 D 图白色方框放大 4.9 倍后图像

4

三、易损斑块与临床事件的相关性及干预

斑块的易损性是一个动态变化的复杂过程,受诸多因素影响,在一个时间点来辨别斑块的类别去预测远期事件可能存在巨大挑战。Kubo 应用 VH-IVUS 检测到 99 名患者的 216 个非罪犯斑块,12 个月后对这些斑块进行了随访,他们发现大部分的 TCFA 纤维帽增厚演变为厚纤维帽粥样硬化斑块(thick cap fibroatheroma, ThC-FA)。然而一些 ThCFA 和纤维帽厚度中等的斑块经过 12 个月演变为 TCFA。易损斑块虽然并不一定导致临床事件,但是普遍的观点认为早期发现并进行药物干预(如他汀类药物治疗)有助于降低心血管不良事件的风险[22,23]。IVUS 研究发现,他汀类药物治疗能够阻止斑块进展甚至逆转斑块体积从而降低心血管不良事件的发生[24-26]。

近年来,多项 OCT 研究显示,在降低低密度脂蛋白(LDL-C)及高敏 C 反应蛋白(hs-CRP)基础上,他汀类药物可显著增加脂质斑块纤维帽厚度和减少纤维帽中巨噬细胞含量[27-29]。需要指出的是,目前尚无研究证实 OCT 检测的纤维帽厚度的增加是否与冠心病患者远期获益相关。

目前普遍认为干预 AS 进展有两大靶点:调脂治疗与炎症干预。JUPITER 研究表明应用瑞舒伐他汀在高炎症反应人群(高 hs-CRP),可以减少事件发生率,并在 5 年随访期间降低全因死亡发生率[30]。于波团队通过建立兔支架内新生动脉粥样硬化模型,利用 OCT 研究抗炎药物甲氨蝶呤对新生 AS 形成及进展的影响。研究结果显示,甲氨蝶呤可减少支架内新生动脉粥样硬化斑块的形成,其作用机制主要是通过靶向干预支架后炎症相关通路,提示抗感染治疗可能是有效预防支架内再狭窄和支架内血栓的有效策略[31]。

由于 OCT 极高的分辨率,目前多项研究已经证实,OCT 可准确识别斑块成分及相关斑块特征,尤其是识别与斑块易损性相关的斑块成分(脂质含量、薄纤维帽、巨噬细胞聚集、点状钙化、胆固醇结晶等),所以,OCT 已成为评估斑块内微结构及斑块易损性的理想影像学技术,在评估心肌梗死发生风险中将发挥越来越重要的作用,然而,仍需更多前瞻性研究为 OCT 的这一临床应用提供依据。

随着 OCT 的发展以及越来越多的临床循证数据的积累,OCT 必将成为一种为研究人员和临床医师提供对斑块内微结构及斑块易损性评估最有价值的工具。斑块内微结构有可能成为干预 AS 进展的新的干预靶点,应用 OCT 的系列观察可以为相关基础与临床研究提供可靠的依据。

(贾海波　刘慧敏　葛均波)

参考文献

[1] Otsuka F, Joner M, Prati F, et al. Clinical classification of plaque morphology in coronary disease. Nat Rev Cardiol, 2014, 11(7): 379-389.

[2] Jang IK, Tearney GJ, MacNeill B, et al. In vivo characterization of coronary atherosclerotic plaque by use of optical coherence tomography. Circulation, 2005, 111(12): 1515-1551.

[3] Virmani R, Burke AP, Farb A, et al. Pathology of the vulnerable plaque. J Am Coll Cardiol, 2006, 47(8): C13-C18.

[4] Uemura S, Ishigami K, Soeda T, et al. Thin-cap fibroatheroma and microchannel findings in optical coherence tomography correlate with subsequent progression of coronary atheromatous plaques. Eur Heart J, 2012, 33(1): 78-85.

[5] Garcia-Garcia HM, Mintz GS, Lerman A, et al. Tissue characterisation using intravascular radiofrequency data analysis: recommendations for acquisition, analysis, interpretation and reporting. EuroIntervention, 2009, 5(2): 177-189.

[6] Jang IK, Bouma BE, Kang DH, et al. Visualization of coronary atherosclerotic plaques in patients using optical coherence tomography: comparison with intravascular ultrasound. J Am Coll Cardiol, 2002, 39(4): 604-609.

[7] Stone GW, Maehara A, Lansky AJ, et al. A prospective natural-history study of coronary atherosclerosis. N Engl J Med, 2011, 364(3): 226-235.

[8] Hou J, Xing L, Jia H, et al. Comparison of Intensive Versus Moderate Lipid-Lowering Therapy on Fibrous Cap and Atheroma Volume of Coronary Lipid-Rich Plaque Using Serial Optical Coherence Tomography and Intravascular Ultrasound Imaging. Am J Cardiol, 2016, 117(5): 800-806.

[9] Naghavi M, Libby P, Falk E, et al. From vulnerable plaque to vulnerable patient: a call for new definitions and risk assessment strategies: Part I. Circulation, 2003, 108(14): 1664-1672.

[10] Tian J, Dauerman H, Toma C, et al. Prevalence and characteristics of TCFA and degree of coronary artery stenosis: an OCT, IVUS, and angiographic study. J Am Coll Cardiol, 2014, 64(7): 672-680.

[11] Tian J, Ren X, Vergallo R, et al. Distinct morphological features of ruptured culprit plaque for acute coronary events compared to those with silent rupture and thin-cap fibroatheroma: a combined optical coherence tomography and intravascular ultrasound study. J Am Coll Cardiol, 2014, 63(21): 2209-2216.

[12] Narula J, Nakano M, Virmani R, et al. Histopathologic characteristics of atherosclerotic coronary disease and implications of the findings for the invasive and noninvasive detection of vulnerable plaques. J Am Coll Cardiol, 2013, 61(10): 1041-1051.

[13] Di Vito L, Yoon JH, Kato K, et al. Comprehensive overview of definitions for optical coherence tomography-based plaque and stent analyses. Coron Artery Dis, 2014, 25(2): 172-185.

[14] Tearney GJ, Yabushita H, Houser SL, et al. Quantification of macrophage content in

atherosclerotic plaques by optical coherence tomography. Circulation, 2003, 107 (1):113-119.

[15] van Soest G, Goderie T, Regar E, et al. Atherosclerotic tissue characterization in vivo by optical coherence tomography attenuation imaging. J Biomed Opt, 2010, 15(1): 011105.

[16] MacNeill BD, Jang IK, Bouma BE, et al. Focal and multi-focal plaque macrophage distributions in patients with acute and stable presentations of coronary artery disease. J Am Coll Cardiol, 2004, 44(5):972-979.

[17] Crea F, Liuzzo G. Pathogenesis of acute coronary syndromes. J Am Coll Cardiol, 2013, 61(1):1-11.

[18] Dai J, Tian J, Hou J, et al. Association between cholesterol crystals and culprit lesion vulnerability in patients with acute coronary syndrome: An optical coherence tomography study. Atherosclerosis, 2016, 247:111-117.

[19] Taruya A, Tanaka A, Nishiguchi T, et al. Vasa Vasorum Restructuring in Human Atherosclerotic Plaque Vulnerability: A Clinical Optical Coherence Tomography Study. J Am Coll Cardiol, 2015, 65(23):2469-2477.

[20] Tian J, Hou J, Xing L, et al. Does neovascularization predict response to statin therapy? Optical coherence tomography study. Int J Cardiol, 2012, 158(3):469-470.

[21] Kataoka Y, Puri R, Hammadah M, et al. Spotty calcification and plaque vulnerability in vivo: frequency-domain optical coherence tomography analysis. Cardiovasc Diagn Ther, 2014, 4(6):460-469.

[22] Schwartz GG, Olsson AG, Ezekowitz MD, et al. Effects of atorvastatin on early recurrent ischemic events in acute coronary syndromes: the MIRACL study: a randomized controlled trial. JAMA, 2001, 285(13): 1711-1718.

[23] Cannon CP, Braunwald E, McCabe CH, et al. Intensive versus moderate lipid lowering with statins after acute coronary syndromes. N Engl J Med, 2004, 350(15): 1495-1504.

[24] Nissen SE, Tuzcu EM, Schoenhagen P, et al. Effect of intensive compared with moderate lipid-lowering therapy on progression of coronary atherosclerosis: a randomized controlled trial. JAMA, 2004, 291(9): 1071-1080.

[25] Nissen SE, Nicholls SJ, Sipahi I, et al. Effect of very high-intensity statin therapy on regression of coronary atherosclerosis: the ASTEROID trial. JAMA, 2006, 295 (13):1556-1565.

[26] Nicholls SJ, Ballantyne CM, Barter PJ, et al. Effect of two intensive statin regimens on progression of coronary disease. N Engl J Med, 2011, 365(22):2078-2087.

[27] Takarada S, Imanishi T, Kubo T, et al. Effect of statin therapy on coronary fibrous-cap thickness in patients with acute coronary syndrome: assessment by optical coherence tomography study. Atherosclerosis, 2009, 202(2):491-497.

[28] Komukai K, Kubo T, Kitabata H, et al. Effect of atorvastatin therapy on fibrous cap thickness in coronary atherosclerotic plaque as assessed by optical coherence tomography: the EASY-FIT study. J Am Coll Cardiol, 2014, 64(21):2207-2217.

[29] Takarada S, Imanishi T, Ishibashi K, et al. The effect of lipid and inflammatory profiles on the morphological changes of lipid-rich plaques in patients with non-ST-segment elevated acute coronary syndrome: follow-up study by optical coherence tomography

and intravascular ultrasound. JACC Cardio-vasc Interv,2010,3(7):766-772.

[30] Ridker PM, Danielson E, Fonseca FA, et al. Rosuvastatin to prevent vascular events in men and women with elevated C-reactive protein. N Engl J Med, 2008, 359(21):

2195-2207.

[31] Zhang R,Chen S,Zhang H,et al. Effects of Methotrexate in a Rabbit Model of In-Stent Neoatherosclerosis：An Optical Coherence Tomography Study. Sci Rep, 2016, 6: 33 657.

第五章

OCT 对急性冠状动脉综合征罪犯病变特征的评估及其临床意义

冠心病是全球疾病死亡的首要原因。急性冠状动脉综合征(acute coronary syndrome,ACS)是冠心病致死的主要类型,介入治疗是 ACS 治疗的主要手段。2016 年我国接受冠状动脉介入治疗的患者达 60 万例,超过 90% 为 ACS 患者。虽然介入治疗是冠心病治疗的重大进步,但现行冠心病诊断的金标准仍为冠状动脉造影。冠心病介入治疗常规以冠状动脉造影为指导,判定适应证及治疗效果,但冠状动脉造影获得的信息量有限,最大的缺陷是无法确定 ACS 前期病变——易损斑块的特征性信息,无法精确评估 ACS 罪犯病变特征而不能制订个体化精准治疗策略。应用腔内影像学技术可以精准检测易损斑块及 ACS 罪犯病变特征,从而优化 ACS 的救治。

第一节 OCT 对急性冠状动脉综合征罪犯病变的判定及其临床意义

引起 ACS 最常见的三种病理学机制为:斑块破裂、斑块侵蚀和钙化结节[1]。传统影像学(如冠状动脉造影和 IVUS)由于其分辨率较低,对上述病变的识别率较低或无法识别,OCT 被认为是目前在体评价这三种病理机制的最佳影像学手段。尤其是对一些斑块内微结构的识别,是其他影像学技术不可比拟的,如薄纤维帽粥样硬化斑块(TCFA)、斑块破裂、血栓、钙化、巨噬细胞浸润以及微通道等(图 5-1-1)。最近于波团

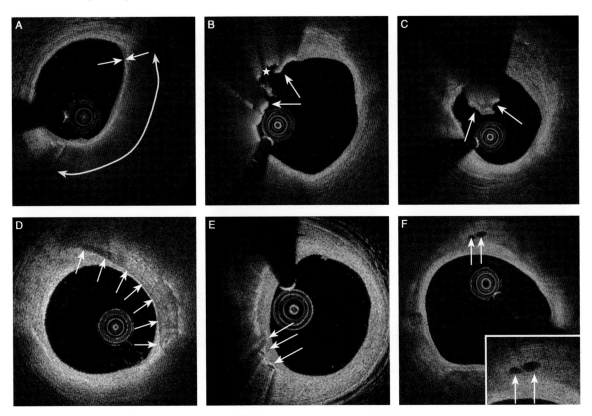

图 5-1-1 典型的 OCT 定义下 ACS 病变特征

A:薄纤维帽粥样硬化斑块(TCFA)的 OCT 特征为薄纤维帽(白色箭头所示)、大脂质核(黄色双向箭头所示);B:斑块破裂(箭头指向破裂部位,星号为破裂的空腔);C:红色血栓(白色箭头所示);D:钙化(箭头指向区域);E:巨噬细胞浸润(白色箭头所示);F:微通道(白色箭头所示)

队的一项 OCT 研究对 ACS 的罪犯斑块进行了系统的分类和定义(图 5-1-2),发现 OCT 定义下的斑块破裂、斑块侵蚀及钙化结节分别占 ACS 罪犯病变的 43.7%、31.0%、7.9%[2](图 5-1-3)。此研究首次在体详细定义了 OCT 影像检测的斑块侵蚀和钙化结节,并提出了分类标准,明确指出斑块侵蚀与斑块破裂在临床特征和影像学上均存在显著不同(图 5-1-4),前者更年轻化,病变狭窄程度更轻,病变中脂质成分更少,此项研究对 ACS 发病机制的在体研究及治疗策略选择具有重要的指导作用。本节将详细论述 OCT 对斑块破裂、斑块侵蚀和钙化结节的定义、发生率、临床意义和治疗策略选择。

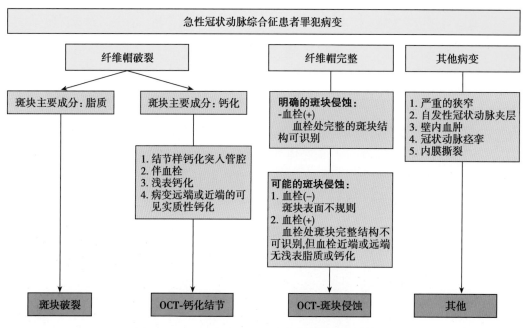

图 5-1-2　OCT 对 ACS 罪犯病变的分类和诊断标准

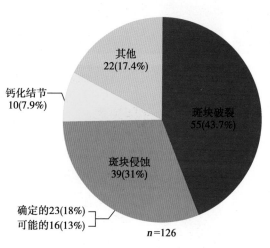

图 5-1-3　ACS 患者在体 OCT 检测的发病机制

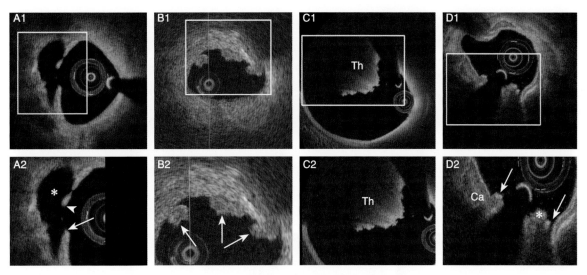

图 5-1-4　ACS 常见三种罪犯病变的 OCT 特征

A1、A2：斑块破裂，脂质斑块的纤维帽连续性中断（箭头所示），伴空腔形成（星号处）；B1、B2：明确的斑块侵蚀，纤维帽完整未见斑块破裂，伴血栓形成（箭头所示），血栓下斑块结构可识别；C1、C2：可能的斑块侵蚀，OCT可见红色血栓（Th）突入管腔，邻近血栓处管壁无明显斑块形成，且管腔无明显狭窄；D1、D2：钙化结节。可见结节样钙化突出到管腔内，呈火山喷发样改变，纤维帽破裂（箭头所示），伴有血栓形成（星号处）；Ca 为钙化区域

一、斑块破裂

（一）定义

目前一致认为，斑块破裂（plaque rupture）的定义为脂质斑块的纤维帽连续性中断（disruption），继而使斑块内易引起血栓的核心暴露到血流中[3]。OCT 图像上斑块破裂的定义为：脂质斑块的纤维帽连续性中断，伴空腔形成（图 5-1-5B）。与病理

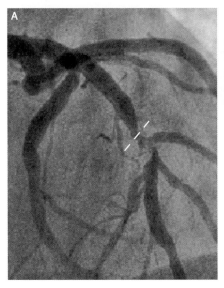

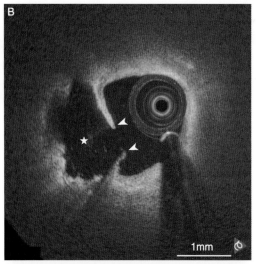

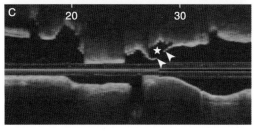

图 5-1-5　斑块破裂典型病例

患者男性，57 岁，诊断为 ST 段抬高型心肌梗死，经溶栓治疗后行 OCT 成像。A：冠状动脉造影显示罪犯病变在前降支中段；B、C：为 OCT 图像上的横轴、纵轴切面，斑块破裂表现为纤维帽连续性中断（箭头所示），斑块内部空腔形成（星号处）

学结果相比,OCT 对活体患者斑块破裂的诊断标准没有要求斑块表面有血栓覆盖,因为患者在行 OCT 成像之前可能已行抗栓或溶栓治疗,故成像时血栓可能减少或完全消失。如图 5-1-5 所示病例,57 岁的男性患者,因 STEMI 进行溶栓治疗后行急诊 PCI 治疗,OCT 检查示前降支中段发现斑块破裂伴空腔形成,但未见血栓残留。病理上典型的破裂斑块通常含有较大的脂质/坏死核心(>30%斑块面积),薄纤维帽的断裂,并伴有大量巨噬细胞、淋巴细胞浸润,平滑肌细胞一般较少(图 5-1-6A)。但在临床患者中,斑块破裂在 OCT 上可表现为多种多样的形态特征(图 5-1-6B~F)。

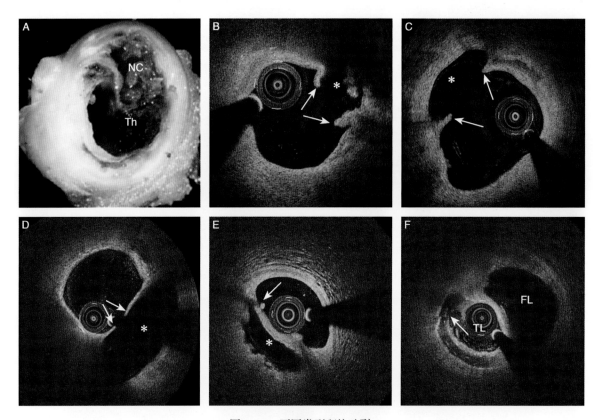

图 5-1-6　不同类型斑块破裂

A:病理上的斑块破裂特征为大的坏死核心(NC),表面伴有纤维破裂和血栓形成(Th);B:罪犯病变处破裂伴小的空腔形成(白色箭头示破裂纤维帽,星号处为坏死空腔);C:非罪犯病变处陈旧斑块破裂,坏死物质可完全被冲入血液中,只残留一个小的坏死空腔(星号处),此种破裂多表现为静息破裂;D:脂质核心较大的斑块破裂伴大的坏死腔形成,但仍残余较大的坏死核心,此种斑块一段时间后有再发破裂的风险(白色箭头示破裂纤维帽,星号处为坏死空腔);E:斑块破裂伴夹层(星号处)形成;F:斑块破裂伴巨大夹层和壁内血肿形成假腔(FL),真腔(TL)管腔明显变小

(二)发生率

尸检研究发现 ACS 患者斑块破裂的发生率为 50%~75%,其中,急性心肌梗死(acute myocardial infarction,AMI)患者斑块破裂的发生率为 75%,心源性猝死患者为 55%~65%,UAP 患者为 36%[4,5]。一项最新的数据,共纳入全球范围内 22 个尸检研究,其目的是明确导致急性冠状动脉事件罪犯斑块的病理学特征[6],本研究共对 1 847 支

冠状动脉进行了组织学分析,研究发现:在不同的临床表现中(AMI:79%;心脏性猝死:65%),不同的年龄组中(>60 岁:77%,<60 岁:64%),或不同性别中(男性:76%,女性:55%),还是不同国家地域中(亚洲:81%,欧洲:72%,美国:68%),斑块破裂是冠状动脉血栓形成的最主要原因,约73%的致死性冠状动脉事件是由斑块破裂导致[7]。一些在体研究同样显示斑块破裂是导致 ACS 发生的主要原因。早期一项应用 OCT 在体评价 ACS 患者罪犯病变特征的研究发现[8],斑块破裂的前体为 TCFA,与 SAP 相比,ACS 患者 TCFA 发生的频率明显较高(AMI:72%;UAP:50%;SAP:20%;$P = 0.012$)。但与以往研究不同的是,各组之间血栓形成和斑块破裂的发生率并无显著差异,且低于之前的病理学结果[5,9]。这可能是由于研究中抽样方法不连续、成像时间与症状发作之间时间间隔太久,成像之前患者可能已行抗栓治疗导致的。继本研究之后,日本学者应用 OCT、血管内超声(IVUS)、血管镜等多种成像技术来评价 ACS 患者的罪犯斑块特征[10]。与 IVUS、血管镜相比,OCT 在检测斑块破裂(73% vs 40% vs 43%,$P = 0.021$)、斑块侵蚀(23% vs 0 vs 3%,$P = 0.003$)、血栓(100% vs 33% vs 100%,$P < 0.001$)等方面明显优于另两者。

现有的易损斑块诊断标准来源于病理尸检研究,根据其关键形态参数可在体内检测到大量易损斑块。然而,一项 OCT 研究发现体内仅有少部分易损斑块破裂,而且即使破裂也并不一定导致临床事件。进一步研究发现纤维帽厚度(<52μm)是易损斑块破裂的关键决定因子,伴有斑块负荷(>76%)及管腔狭窄程度(<2.6mm²)是临床事件发生的必要条件。该研究回答了哪些斑块破裂能引起临床急性事件这一科学问题,建立了活体内高危斑块的影像学特征及评估标准,有助于精准识别临床高危斑块并进行及时干预。

（三）斑块破裂在 ST 段抬高型心肌梗死和非 ST 段抬高型心肌梗死患者中的发生情况

病理学认为,STEMI 和 NSTE-ACS 的发病机制是完全相同的,然而,在临床实践中的 ACS 患者并非如此。哈尔滨医科大学附属第二医院的一项临床研究中,应用血管内 OCT 对 ACS 患者的罪犯病变特征进行了系统分类[2],44%的患者中罪犯病变是由斑块破裂引起的,31%由斑块侵蚀引起。与 NSTE-ACS 患者相比,斑块破裂在 STEMI 患者中更常见(72% vs 32%,$P < 0.05$)。另一项由 Ino 等人做的关于斑块破裂在 ACS 中发生率的研究也得出一致的结果(70% vs 47%,$P = 0.033$),与 NSTE-ACS 患者相比,斑块破裂的前期病变 TCFA 在 STEMI 患者中发生率也明显增高(78% vs 49%,$P = 0.008$);此外,研究还发现,与 NSTE-ACS 患者相比,STEMI 患者破裂斑块的形态学特征也是不同的。虽然两组患者最小管腔面积相似,但是,与 NSTE-ACS 患者相比,STEMI 患者斑块破口更大,破口方向多为逆向血流方向(46% vs 17%,$P = 0.036$)[11]。

Burkle 等人比较了 116 个静息时死亡的男性和 25 个剧烈运动或情绪紧张时死亡的男性中斑块破裂的发生率及形态学特征。25 个因剧烈运动或情绪紧张死亡的男性中,有 17 个(68%)可以观察到斑块破裂,116 个休息中死亡男性患者中有 27 个(23%)观察到斑块破裂(P<0.01)。与静息组相比,压力组破裂斑块的平均最小纤维帽厚度更小。压力组斑块破裂口主要位于斑块的中间,然而,静息组斑块破裂口主要位于斑块的肩部[12]。然而,一项 OCT 的在体研究得出的结果与之相反,研究发现,与压力组相比,静息组破裂斑块纤维帽更薄(50μm vs 90μm,P=0.002),压力组破裂斑块主要位于斑块肩部(57% vs 93%,P=0.017)(图 5-1-7)。尸检结果与 OCT 研究结果不同,但 OCT 的研究结果可能更接近临床实际,因为 OCT 是在体连续研究,而尸检研究斑块破裂的样本量较少。此外,不仅 TCFA,ThCFA 也可能发生破裂,该研究提示:与斑块肩部所承受的最大压力相比,FCT 是决定斑块不稳定性的更重要因素。压力存在的时候,即使 ThCFA 厚度达到 150μm,斑块肩部也有可能发生斑块破裂[13]。

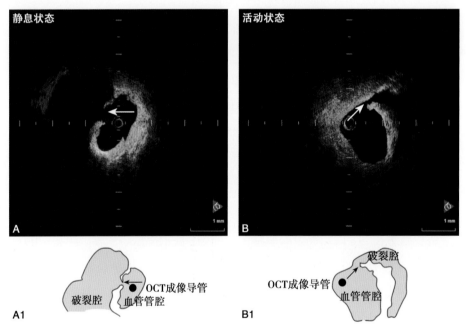

图 5-1-7　斑块破裂部位的 OCT 特征

A、A1:静息状态下发生斑块破裂,箭头示纤维帽中段破裂,可见薄纤维帽(A1 为 A 的示意图);B、B1:重体力劳动时发生斑块破裂,箭头示斑块肩部的厚纤维帽破裂(B1 为 B 的示意图)(图片来自 Tanaka 等[13])

（四）典型病例

1. 病例一　左主干斑块破裂伴血栓形成的 OCT 特征（图 5-1-8）

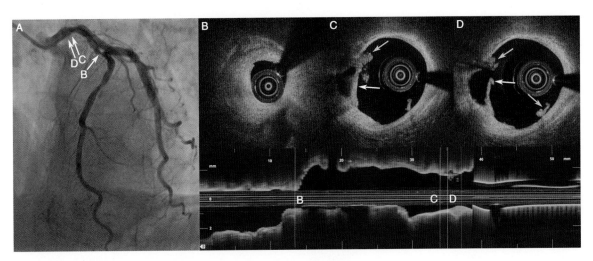

图 5-1-8　左主干斑块破裂一例

患者女性，58 岁，因阵发性胸闷胸痛 2 年，加重 2 日入院。 既往高血压病史 20 年，吸烟史 30 年，每日 10 支，无糖尿病病史。 心电图和心肌酶学检查均为阴性。 临床诊断为不稳定型心绞痛。 经 OCT 检测避免了仅前降支支架植入，合并处理了左主干病变，改变了手术策略

A：造影左主干末端狭窄 60%；前降支近中段狭窄达 80%；B：前降支近段 OCT 结果显示纤维斑块，严重狭窄，最小管腔面积为 1.2mm²；C、D：左主干近段易损斑块破裂伴血栓形成，破裂口较小（白色箭头为纤维帽破裂处，黄色箭头为血栓）

2. 病例二　多发斑块破裂致急性 ST 段抬高型心肌梗死（图 5-1-9）

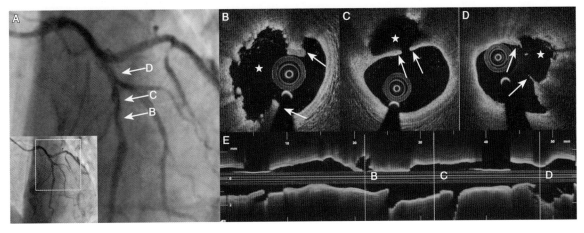

图 5-1-9　多发斑块破裂致心肌梗死一例

患者男性，67 岁，因"阵发性心悸、气短 1 年余，加重 1 个月"入院。 既往高血压病史 1 年，糖尿病病史 7 年，吸烟史 10 年，每日 40 支。 心电图示：$V_1 \sim V_4$ 导联 ST 段抬高。 诊断为急性 ST 段抬高型心肌梗死

冠状动脉造影示前降支近中段狭窄 60% 伴夹层影像（A）；OCT 检查显示 3 处斑块破裂伴血栓和夹层形成：B：远段第一处斑块破裂；C：第二处斑块破裂口；D：近段第三处破裂口；E：OCT 长轴示三处斑块破裂；星号处为破裂空腔，箭头所示为破裂口

3. 病例三　多发斑块破裂致 STEMI 的药物治疗一例（图 5-1-10）

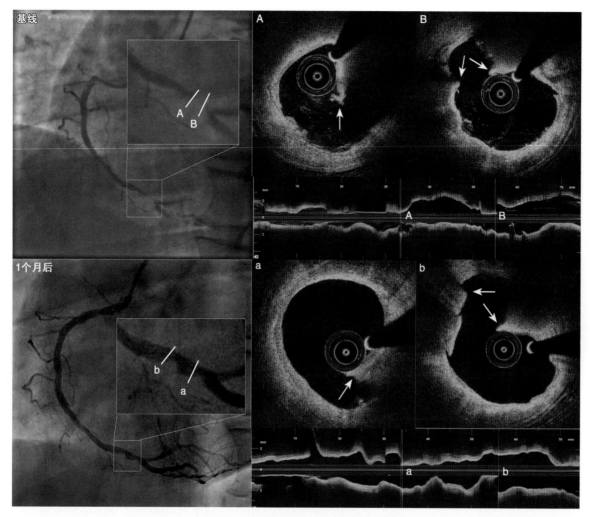

图 5-1-10　OCT 指导下多发斑块破裂致 STEMI 的药物治疗一例

患者男性，39 岁，持续胸痛 2 小时入院，心电图示Ⅱ、Ⅲ、aVF 导联 ST 段抬高，急诊冠状动脉造影示右冠状动脉远端三叉前 95% 狭窄（上排左图），血栓抽吸后行 OCT 检查（A、B）示多发斑块破裂伴少量混合血栓形成。 患者因年轻，拒绝接受支架植入治疗，给予强化抗栓治疗（阿司匹林和替格瑞洛）1 个月后复查造影（下排左图）和 OCT（a、b），原罪犯病变处破裂斑块趋于愈合，破口较基线增大，坏死空腔扩大，无新生血栓形成，管腔面积较基线增大。 白色箭头示斑块破裂后残存的纤维帽

患者随访期间无胸痛出现，为明确病变是否限制血流，同时对原罪犯病变行功能学评估，FFR 检查值为 0.86。 综合考虑患者的年龄、OCT 检查结果以及功能学评估结果，建议患者继续行药物治疗，定期随访

二、斑块侵蚀 ·◆━━━◆━━━◆

（一）定义

OCT 对斑块侵蚀（plaque erosion）的定义和分类主要基于纤维帽的完整性和血栓的存在与否，并结合斑块侵蚀的病理学特征和 OCT 的成像优势，将斑块侵蚀分为明确的斑块侵蚀和可能的斑块侵蚀（表 5-1-1 和图 5-1-11）。

表 5-1-1　ACS 患者常见罪犯病变的 OCT 分类及定义

病变类型	定　义
斑块侵蚀	纤维帽完整,无斑块破裂;伴或不伴血栓形成;斑块类型多为纤维斑块、脂质斑块,或内膜增厚,钙化斑块较少见
明确的斑块侵蚀	纤维帽完整;伴血栓;血栓所覆盖斑块结构可识别
可能的斑块侵蚀	a)不伴血栓;斑块表面不规则
	b)伴血栓;血栓所覆盖斑块结构不可识别;但血栓近端或远端邻近处未见浅表钙化或脂质
斑块破裂	脂质斑块伴纤维帽破裂;伴或不伴血栓;多数伴有空腔形成
钙化结节	纤维帽破裂;钙化斑块伴结节样钙化突入管腔内;伴血栓形成;浅表钙化;血栓的近端和/或远端钙化严重

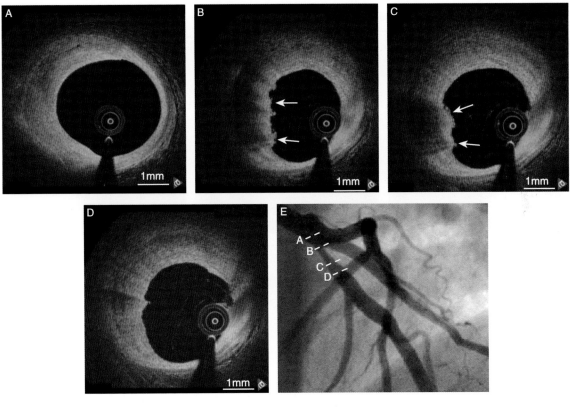

图 5-1-11　明确的斑块侵蚀

患者男性,37 岁,表现为非 ST 段抬高型心肌梗死,造影结果(E)显示前降支近端中度狭窄
罪犯病变近端至远端的 OCT 图像均未发现斑块破裂,血栓近端(A)和远端(D)的 OCT 图像为纤维斑块(高信号区域),OCT 定义斑块侵蚀为管腔表面不规则且有血栓附着在纤维斑块上(B、C,白色箭头示典型的斑块侵蚀表现)

　　病理学上将斑块侵蚀定义为斑块纤维帽完整,但斑块表面内皮细胞功能缺失和/或功能不全导致血栓形成[14]。斑块侵蚀除了蛋白聚糖、平滑肌细胞可能暴露于循环中外,通常没有斑块结构的破坏或撕裂。内皮细胞丢失和功能障碍是斑块侵蚀

病理学诊断的必要标准,然而,尽管目前 OCT 具有很高的分辨率,但仍不能识别单个内皮细胞,因此 OCT 定义的斑块侵蚀的诊断标准要排除纤维帽破裂。而且,当罪犯病变处存在大量血栓时,会降低 OCT 对病变判定的可靠性。此外,临床上大多数 ACS 患者在 OCT 成像前可能已经过抗凝或抗血小板治疗,位于罪犯病变处的血栓有可能已经减少或完全消失。因此,OCT 对斑块侵蚀的定义应区别于病理学定义。

鉴于罪犯病变处血栓的覆盖可能会影响 OCT 对罪犯斑块特征判定的可靠性,因此,在对斑块侵蚀作出诊断时,应根据斑块表面是否有血栓及其所覆盖斑块的能见度将斑块侵蚀分为明确的 OCT-斑块侵蚀和可能的 OCT-斑块侵蚀。①明确的 OCT-斑块侵蚀的定义为:纤维帽完整未见斑块破裂,伴血栓形成,血栓下斑块结构可识别(图 5-1-11);②可能的 OCT-斑块侵蚀:a)纤维帽完整,罪犯病变无血栓形成,管腔表面不规则;b)病变处伴血栓形成,血栓处斑块结构不可识别,血栓近端或远端无浅表脂质、钙化(图 5-1-12)。

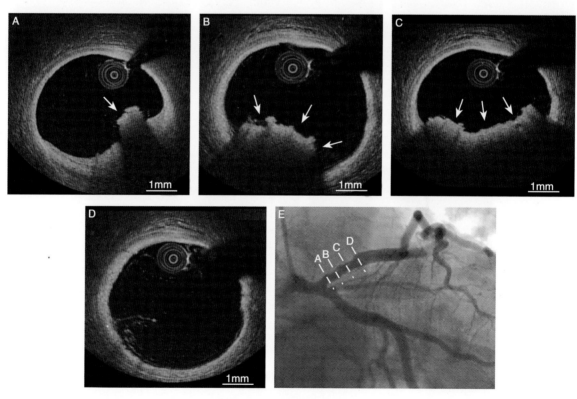

图 5-1-12 可能的斑块侵蚀

患者男性,37 岁,吸烟,表现为 ST 段抬高型心肌梗死,造影结果(E)显示前降支近端轻度狭窄
A～D 分别为罪犯病变由近端至远端的数个 OCT 图像,均未发现斑块破裂;红色血栓(A～C 中白色箭头所示)导致斑块形态显示不清;病变近端和远端的 OCT 图像无脂质及钙化(A、D)

(二)发生率

死于急性心肌梗死、心脏性猝死的患者中,斑块侵蚀占冠状动脉血栓的 25%～

40%。1994 年,van der Wal 就无斑块破裂的血栓首次介绍了"斑块侵蚀"这一术语[15]。死于急性心肌梗死的患者中,40% 发现斑块侵蚀,60% 发现斑块破裂。对298 例未经溶栓和 PCI 治疗的心肌梗死死亡患者尸检发现:斑块侵蚀的发生率为25%,斑块破裂的发生率为75%。与男性相比,斑块侵蚀在女性中更常见(37.4% vs 18.5%,$P = 0.000\ 4$)[4]。

Farb 等人研究了 96 例冠状动脉猝死的患者,其目的是对比斑块破裂和斑块侵蚀相关冠状动脉血栓的发生率及形态学特征。50 例发现急性血栓的患者中,22 例(44%)为斑块侵蚀,28 例(56%)为斑块破裂。与斑块破裂相比,斑块侵蚀在年轻女性患者中更常见,此类患者中管腔面积狭窄较轻,钙化、巨噬细胞更少见[14]。另一项关于 241 例心脏性猝死的尸检研究中,斑块侵蚀约占 40%,同样在年轻女性以及 50 岁以下男性中更常见,且斑块侵蚀与吸烟相关,尤其是在绝经前女性中[5]。

关于斑块侵蚀机制的在体研究非常局限。我们应用 OCT 分析了 126 例 ACS 患者,发现斑块侵蚀的发病率为 31%(明确的斑块侵蚀:18%,可能的斑块侵蚀:13%[2])。排除由其他不常见病变导致的病例,37.5% 的发生率与病理学结果更一致。此外,与斑块破裂相比,NSTE-ACS 患者中,发生斑块侵蚀的患者更年轻,冠状动脉严重狭窄更少见。另一个 OCT 研究报道的斑块侵蚀的发生率为 23%[5,10],该研究中关于斑块侵蚀的定义直接取自病理学结果,与 OCT 图像不太相符,因此可能低估了斑块侵蚀的发生率。

(三)斑块侵蚀形态学特征

与斑块破裂不同,病理学上斑块侵蚀的斑块特征主要包括:病理性内膜增生的早期病变,纤维斑块,伴厚纤维帽的脂质斑块,这些斑块坏死核心较小、钙化少、斑块负荷较小[5,14,16]。这些发现也被一些在体影像学研究证实:与斑块破裂相比,斑块侵蚀中脂质斑块的检出率低。值得注意的是,斑块侵蚀中,近一半的斑块为纤维斑块(纤维斑块为 44%,脂质斑块为 56%)(图 5-1-13)。与斑块破裂相比,斑块侵蚀发生在脂质斑块时,其纤维帽更厚,脂质角度更小,脂质斑块长度更短[2]。

与之前报道的斑块侵蚀部位多伴有炎症反应的研究相比[15],此类伴有炎症反应的研究中斑块侵蚀部位以巨噬细胞、淋巴细胞浸润为特征的炎症反应少见[5,14],血栓下内膜富含平滑肌细胞。与斑块侵蚀不同,斑块破裂富含 I 型胶原、二聚糖和蛋白聚糖,斑块侵蚀血栓周围富含 II 型胶原、多能蛋白聚糖、透明质酸等成分,可选择性促进血小板聚集[14,17,18]。

尸检研究显示,斑块侵蚀中 85% 以上冠状动脉血栓的特征表现为:炎症细胞溶解愈合晚期,平滑肌和/或内皮细胞浸润,或表现为伴有不同程度血小板或纤维覆盖的平滑肌细胞和蛋白聚糖积聚。相比之下,破裂斑块中将近一半的血栓无愈合,这

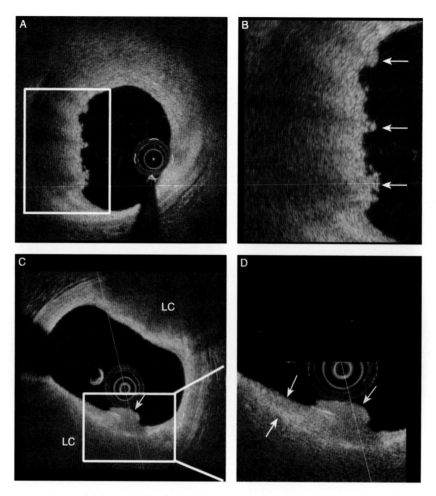

图 5-1-13　斑块侵蚀在纤维斑块和脂质斑块中的特征
A：位于纤维斑块表面的斑块侵蚀定义为管腔表面不规则且有血栓覆盖；B：为图
A 标注区域放大图片，箭头所指为血栓；C：脂质斑块表面白色血栓覆盖（黄色
箭头所示）（LC，脂质核心）；D：为图 C 标注区域放大图片，示厚纤维帽覆盖脂
质核心（白色箭头所示）

意味着,急性冠状动脉事件中血栓的成熟度与罪犯病变的形态学特征高度相关[16]。
与斑块破裂相比,血小板聚集在斑块侵蚀中更常见(71% vs 42%),血栓栓塞常发现
于直径<120μm 的远端微血管中,尤其是左前降支末端微循环[19]。在另一个尸检
研究中,与斑块破裂相比,由斑块侵蚀引起的冠状动脉血栓中,髓过氧化物酶阳性
细胞的密度更高[20],患者循环血液中髓过氧化物酶的水平也更高。斑块破裂多引
起病变部位血栓量较大,相比之下,斑块侵蚀引起的病变部位血栓负荷更小,血管
壁结构相对完整,管腔更大。对于斑块侵蚀患者,如果溶栓或血栓抽吸后残余管腔
较大,有可能抗栓治疗比支架植入对患者更有效。然而,还需要更多的证据来验证
这一假设。

（四）典型病例

1. 病例一 斑块侵蚀致急性前壁心肌梗死（图 5-1-14）

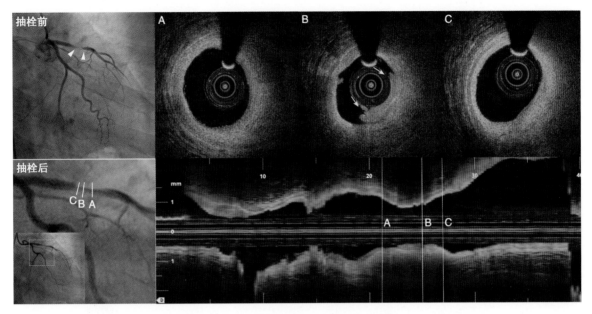

图 5-1-14 斑块侵蚀致急性前壁心肌梗死

患者女性，45 岁，主因"阵发性胸痛 3 天，持续胸痛 3 小时"入院。 既往吸烟 30 年，每日 20 支。 否认高血压病和糖尿病病史。 心电图示：$V_2 \sim V_6$ 导联 ST 段抬高

冠状动脉造影显示前降支近段狭窄达 95%（白色箭头所示为罪犯病变），血栓抽吸后行 OCT 检查。 OCT 结果显示：前降支罪犯病变处可见少量白色血栓（B，黄色箭头所示）形成，斑块成分主要以纤维为主（A、C），未发现薄纤维帽脂质斑块及斑块破裂，考虑为斑块侵蚀

2. 病例二　斑块侵蚀伴大量血栓（图 5-1-15）

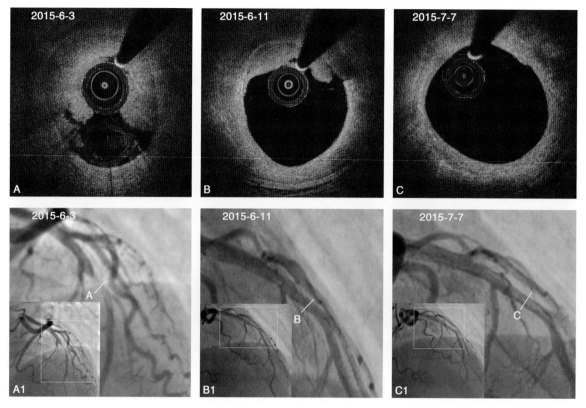

图 5-1-15　非介入策略治疗斑块侵蚀

患者男性，62 岁，持续胸痛 11 小时入院。急诊造影显示前降支中段闭塞，大量血栓影（A1，另下排 A1、B1、C1 分别与 A、B、C 对应）。血栓抽吸后 OCT 扫描示大量白色血栓（A）。强化抗栓治疗 8 天后复查 OCT，可见原罪犯病变处血栓明显减少，无新发血栓形成，残留的部分血栓贴附于管壁，逐渐与管壁机化，出现分层影像（B）。术后 1 个月再次复查 OCT，罪犯病变处血栓完全消失，管腔内侧光滑，管腔较基线明显扩大（C）。患者随访期间一直未出现胸痛症状，继续接受抗栓治疗，定期随访

三、钙化结节

（一）定义

钙化结节（calcified nodules）的定义是单个或多个钙化的区域，突出到管腔内部伴纤维帽的破裂，形成尖锐突出的角，伴有血栓形成。其是继斑块破裂和斑块侵蚀后，引起冠状动脉血栓的第三大常见原因，2000 年"钙化结节"的概念由 Virmani 等人首次介绍[5]。这是一种突出向管腔内的破裂的结节性钙化并覆有血栓的病变。它是由分散的钙化碎片组成，这些碎片与纤维混合组成小的钙化结节，并伴有少量的血栓。基于上述病理学形态，OCT 图像上钙化结节的定义为发生纤维帽破裂的钙化斑块，这些钙化斑块主要特征为结节样钙化突出到管腔内，浅表钙化，病变近端或远端可见严重钙化（图 5-1-16）。

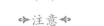

❖ 注意 ❖

钙化结节的诊断是需要钙化突向管腔并伴有血栓覆盖，而有薄纤维帽但并无血栓的结节性钙化并不能诊断为钙化结节。

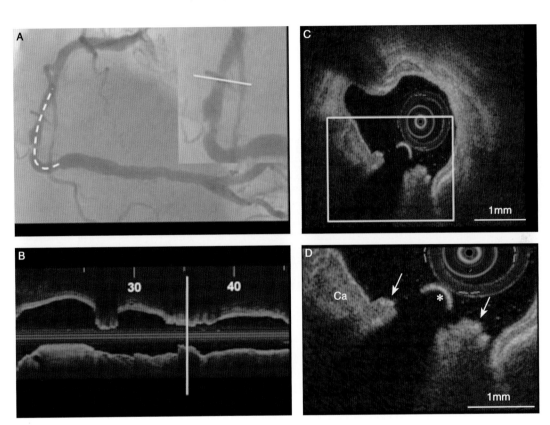

图 5-1-16　钙化结节致 ACS

患者男性，75 岁，吸烟，表现为不稳定型心绞痛。 A：冠状动脉造影结果表现为病变位于右冠中远端；B：为罪犯病变的 OCT 长轴影像；C、D：OCT 钙化结节的定义是单个或多个钙化的区域，突出到管腔内部伴纤维帽的破裂，经常形成尖锐突出的角，伴有红色血栓（箭头所示）附着在破裂部位；星号处为导丝，Ca 为钙化区域

（二）发生率及斑块特征

病理学报告显示在急性冠状动脉血栓导致的心脏性猝死或心肌梗死患者中，2%～7%是由钙化结节造成的[5]。影像学研究也同样发现 8%的 ACS 患者中，罪犯病变为钙化结节[2]。在 PROSPECT 研究中，应用 IVUS 对钙化结节（定义为不规则和突出管腔表面）的形态学特征进行分析，结果显示伴三支血管病变的 ACS 患者钙化结节发生率更高[21]。之前在尸检研究中，钙化结节定义为伴有腔内血栓形成的破裂钙化。然而，VH-IVUS 不能识别体积较小的血栓，那些没有血栓覆盖的结节性钙化需要与钙化结节进行区分。因此，在 PROSPECT 研究中，被 IVUS 定义为"钙化结节"的斑块有很多，但是这些斑块不一定会引起心血管不良事件。虽然钙化结节的形成机制还不是很清楚，但是一些钙化的针状体之间经常有一些纤维，周围伴随少量的破骨细胞和炎

症细胞,这提示一些伴有斑块内出血的破裂的钙化板和碎片可能是钙化结节形成的关键[5]。钙化结节经常发生在钙化比较严重的弯曲的冠状动脉,老年患者和男性患者中,这种病变经常在右冠状动脉和左冠状动脉前降支发现。钙化结节经常是偏心性的,并且发生在缺少内皮覆盖的结节性钙化,常与未导致管腔闭塞的血栓形成有关。

ACS 的主要原因是斑块破裂,其次是斑块侵蚀,较少的是钙化结节。血管内 OCT 对研究 ACS 的发病机制提供了前所未有的帮助,应用 OCT 可区分是斑块破裂还是斑块侵蚀,对不同类的患者给予不同的治疗方案。虽然还需要更加深入的临床研究,但 OCT 对研究 ACS 的发病机制及远期治疗无疑占据着重要的地位。

第二节　OCT 对血栓的评估及其临床意义

ACS 通常是因罪犯病变部位发生斑块破裂、斑块侵蚀或钙化结节或其他原因,继而血栓形成导致冠状动脉完全或不完全闭塞而引发的一组临床综合征。传统评价血栓的影像学手段主要有冠状动脉造影和血管内超声(IVUS),两者由于分辨率较低,对血栓的评估存在很多难以克服的缺陷。而 OCT 的出现,使人们对血栓的认识更加深入。Akasaka 等人应用 OCT 对 30 名 AMI 患者进行冠状动脉造影、IVUS 和 OCT 检查,结果显示 OCT 发现所有患者均有血栓,但 IVUS 仅在 33% 的患者中发现血栓[10]。但是冠状动脉造影观察冠状动脉内血栓的敏感性有限,因此,IVUS 和冠状动脉造影都不可以准确地识别血栓,OCT 因其具有较高的分辨率等特性,对血栓识别的敏感性和特异性是其他现有影像学手段无可比拟的。

国内于波团队利用 OCT 首次在体观察了兔颈动脉粥样硬化致血栓形成的模型,证实 OCT 检查能精确地观察到药物触发后实验兔颈总动脉中的新生血栓,并证实了 OCT 与组织学检查对血栓位置及长度观察的一致性(图 5-2-1)。与过去的研究相比,本研究中动脉粥样硬化斑块破裂模型建立得更为成功,其血栓形成比率高达 60% 以上。本次研究不仅为动脉粥样硬化及急性血栓形成动物模型的建立提供了正确方法,而且对将来 OCT 在临床中的应用提供了一定依据。由于急性冠状动脉综合征患者有时仅表现为胸痛,不伴心电图变化,及早应用 OCT 检查冠状动脉血栓情况,乃至于斑块情况,有望为 ACS 的诊断及精准治疗提供依据,使患者得到更及时有效的治疗。

OCT 可以识别不同类型的血栓,包括红色(富含红细胞)血栓、白色(富含血小板)血栓和混合血栓(图 5-2-2)。事实上,单纯的白色血栓和红色血栓很少见,而混合血栓更常见。一些新鲜的或较大血栓可能会影响 OCT 对斑块特征的判定,如在血栓下方存在斑块破裂或斑块侵蚀时。因此当病变处存在血栓时,需要我们逐帧观察和分析图像。在 OCT 图像中,血栓的形态大致可以分为 3 种:①红色血栓或体积较大的血栓,血栓后方的血管壁结构与斑块形态不可见;②血栓下方有斑块破裂;③正常内皮细

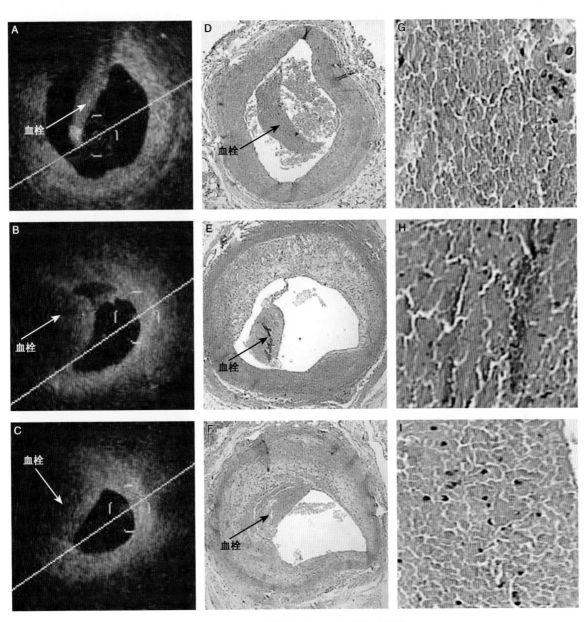

图 5-2-1　兔颈动脉血栓 OCT 与病理对照图

A ~ C：右侧兔颈总动脉血栓的 OCT 影像，血栓特征为突入管腔的强信号组织团块；D ~ F：为与 A ~ C 相对应的组织病理图片，验证了 OCT 图像上所观察到的血栓影像；G ~ I：为 D ~ F 中血栓在高倍镜下的病理图片，OCT 图像上红色血栓的特征为突入管腔的高背反射团块，并伴有强信号衰减的尾影（HE 染色）

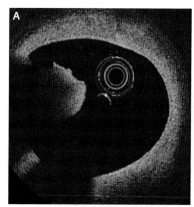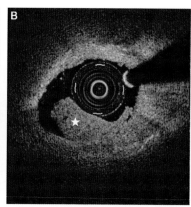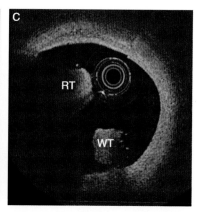

图5-2-2　血栓
A：红色血栓；B：白色血栓（星号处）；C：混合血栓（RT：红色血栓；WT：白色血栓）

胞内出现血栓，可能暗示侵蚀[22]。

小的血栓可能与小夹层或内膜断裂相混淆。血栓可遮蔽或使光源信号衰减，使所覆盖的结构变得模糊不清而无法识别。红色血栓也可能被误解为脂质斑块坏死核心而被识别成为粥样硬化斑块。但OCT目前还不能单独识别纤维蛋白组织成分。

有研究根据血栓成分定义血栓年龄，并且将血栓分为三类：①新鲜血栓（<1天）：由血小板、红细胞、粒细胞和纤维蛋白组成；②溶解的血栓（1~5天）：主要特点为部分区域出现液化性坏死和粒细胞破裂；③机化血栓（>5天）：主要特点为平滑肌细胞的存在，均匀或透明纤维蛋白、结缔组织和毛细血管的生成。此研究对81名STEMI患者进行了病理分析，其中48名患者发现了新鲜血栓，33名患者发现了溶解的血栓或者机化血栓；90%的新鲜血栓发生在出现胸痛症状或心电图出现ST段抬高的12小时内，且PCI术后的心外膜再灌注评分以及无复流现象在两组患者中并无明显差异。研究结果表明ACS中斑块破裂或斑块愈合都伴随着冠状动脉血栓的演变，如血栓形成、血栓反复等，因此血栓可以经过几天或数周进展至可以阻塞冠状动脉的状态。Rittersma等人应用相同的血栓分类方法，研究发现51%的6小时内的STEMI患者为新鲜血栓，这就导致突发的冠状动脉阻塞血栓可能大部分是新鲜血栓。目前，OCT对于不同年龄的血栓特征的鉴别仍存在困难[23]。

一项来自哈尔滨医科大学附属第二医院的OCT研究，首次证实斑块侵蚀导致的血栓形态和类型与斑块破裂有显著不同，并且在溶栓治疗方面的效果可能要优于斑块破裂。该研究入选29名STEMI患者，经替奈普酶溶栓成功1天后行OCT检查。应用OCT确定斑块破裂的患者11名，斑块侵蚀的患者8名。应用OCT对成功溶栓后的STEMI患者进行罪犯病变部位血栓负荷、分布和形态差异的研究。研究结果发现与斑块侵蚀（图5-2-3A）相比，斑块破裂的血栓负荷程度更高[（14.2±9.4）vs（6.5±4.5）；$P=0.049$]（图5-2-3B）。斑块破裂患者的破裂部位72.7%位于最小管腔面积（minimum lumen area，MLA）近端、18.2%位于MLA部位、9.1%位于MLA远端，其中白色血栓更多位于MLA部位，而红色血栓则没有明显的分布差异（图5-2-3C）。斑块侵蚀患者的血栓检测均为位于 MLA 部位的白色血栓,仅有一名患者于 MLA 近端检测到了少量的红色血栓(图 5-2-3D)。结果表明斑块破裂的血栓核心由血小板构成,红色血栓均匀分布于整个罪犯病变区域;斑块侵蚀的主要血栓类型为白色血栓,红色血栓非常少见。本项研究结果提示 STEMI 患者潜在的血栓形态在血栓形成过程中和之后对溶栓治疗的反应中发挥着重要作用。

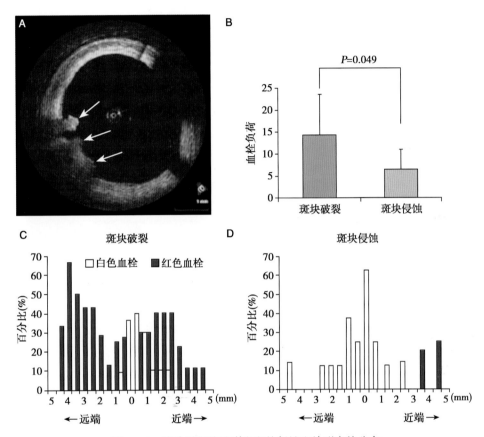

图 5-2-3　溶栓后斑块破裂和斑块侵蚀血栓形态的分布

A:斑块侵蚀的 OCT 影像(白色箭头所示);B:斑块破裂的残余血栓负荷显著高于斑块侵蚀;C:斑块破裂的血栓分布特征,红色血栓为主,破裂处以白色血栓为主;D:斑块侵蚀的血栓分布特征,以白色血栓为主

有研究应用 OCT 评估 STEMI 患者在支架植入前进行血栓抽吸的疗效,对 188 名 STEMI 患者进行分析,其中 113 名患者行血栓抽吸后行 PCI,75 名患者行常规 PCI,PCI 后立即行 OCT 检查,结果发现最小支架面积在两组之间并无差异;血栓抽吸组与常规组相比,最大组织脱垂面积、平均组织脱垂面积和脱垂组织体积均显著减小,最小管腔面积较大。提示 PCI 前进行血栓抽吸,组织脱垂面积更小,支架植入后管腔面积更大。

IK Jang 等人研究发现近期发生心肌梗死经过溶栓治疗的患者,OCT 检测的血栓发生率为 20%,而从出现症状到进行 OCT 检查的时间为(4.6±5.3)天,这些 OCT 研究结果发现血栓是易损斑块非常重要的特征,药物溶栓或吸栓可以降低 AMI 患者的血栓负荷。

第三节　其他少见冠状动脉疾病的 OCT 影像特征

一、自发性冠状动脉夹层

　　自发性冠状动脉夹层（spontaneous coronary artery dissection，SCAD）在 OCT 中的表现为由内-中膜的撕裂导致的双腔（真、假腔）或壁内血肿的形成。壁内血肿是指在分离的内膜与外层血管壁之间有相对均质、高反射且强衰减的光学信号（图 5-3-1）。自发夹层是冠状动脉疾病较少见的病因，由于其独特的临床特性和致病特点，似乎与其他常见的冠状动脉粥样硬化性疾病不同。OCT 已经很好地显示 SCAD 的特征，并且可以诊断急性 SCAD，协助介入治疗，评估 SCAD 在植入支架后的并发症，并跟进 SCAD 治疗结果。

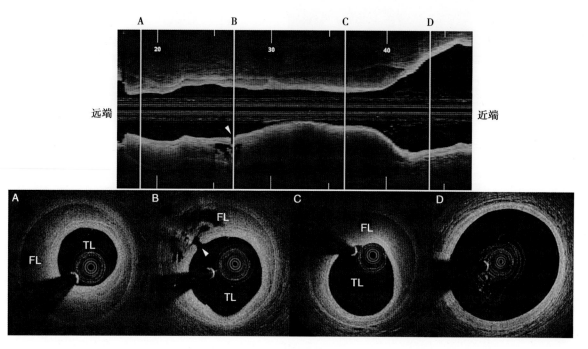

图 5-3-1　冠状动脉夹层

患者女性，39 岁，表现为 ST 段抬高型心肌梗死。 OCT 长轴图像（上排图）特征为壁内血肿由前降支近端延伸到远端，箭头所指处为冠状动脉夹层的破口
A：破口远端 OCT 横截面图像，表现为壁内血肿所致的管腔狭窄；B：冠状动脉夹层破口处 OCT 横截面图像（箭头示破裂口）；C：冠状动脉夹层近端破口 OCT 横截面图像；D：壁内血肿近端 OCT 近端横截面图像；FL，假腔；TL，真腔

　　近年来，关于 SCAD 的文献中报道了数百个病例，但是其真实的发病率很难确定，报道过的发病率差异也很大[24~29]。Giacoppo 研究发现，SCAD 的发病率在 0.3% ~ 1.1%，需要注意的是，这些患者的诊断方法和诊断标准也不尽相同[11,30]。近期，Nishiguchi 应用 OCT 进行研究发现，SCAD 在 ACS 患者中有 4% 的发病率。因此，冠状动脉造影及 IVUS 诊断 SCAD 是不准确的。SCAD 患者中年轻女性患者多见，几乎所有的患者都表现为 ACS，大部分患者由于急性心源性猝死从而被漏诊[31]。相对于传统的

ACS 患者,SCAD 的心血管危险因素少一些。最近的一些数据表明了保守治疗的好处,特别是在有正常冠状动脉血流量的动脉,经皮冠状动脉介入术,甚至在有经验的中心也经常不成功,平均需要多个支架[26]。Tweet 研究表明,SCAD 的 10 年再复发率为 29.4%[26]。

OCT 现在已经成为诊断 SCAD 的金标准,对附近组织识别的清晰度很高,OCT 与 CAG 和 IVUS 相比敏感度更高。许多报道提到,腔内影像学,尤其是 OCT,对于 SCAD 病变的确诊非常有意义[32]。

SCAD 病变有两个鲜明的诊断特点,第一个诊断特点是内膜撕裂。根据 SCAD 的病理特征定义,SCAD 是一个解剖瓣(不是医源性造成的),尤其是在没有动脉粥样硬化或者血管壁病变的正常血管段。OCT 的优势就是增加了对内膜皮瓣的诊断率[33,34],在 Alfonso 研究的 11 个病例系统中,OCT 发现 74% 有破裂,而血管造影并未发现[35];Paulo 的研究中,OCT 发现了 67% 的破裂,而 IVUS 并未发现[36]。根据这些有限的数据,我们发现 OCT 对于内膜皮瓣和破裂区域诊断的准确性更高。内膜皮瓣、壁内血肿和狭窄的定位可以帮助并指导冠状动脉介入治疗。

第二个诊断特点是壁内血肿,尸检时经常在 SCAD 患者中发现。SCAD 可能有两个发病进程:首先是内膜撕裂并延长,形成了两个腔;其次,自发血肿不一定与内膜撕裂有关,但是最终可能会导致管腔狭窄,但血管造影并未有双腔的表现。虽然内膜皮瓣可以验证 SCAD 的诊断,但是并不一定都可以检测出来,自发壁内血肿是诊断 SCAD 非常有力的特点。除了这些已经了解到的相关因素外,在血管造影中 SCAD 经常会被误诊。OCT 可能是进一步研究并介入或非介入治疗 SCAD 的关键。

二、冠状动脉痉挛

冠状动脉痉挛在 OCT 中的表现为痉挛期中膜收缩增厚,内膜聚集隆起,血管腔面积缩小。当冠状动脉内给予足够剂量的硝酸甘油后,上述现象往往消失,血管腔恢复至痉挛前水平(图 5-3-2)。冠状动脉痉挛是缺血性心脏病重要的发病机制之一,被认为是血管平滑肌一瞬间的失常或是对刺激的一种高敏状态。1959 年 Prinzmetal 首次发现许多心绞痛症状是由于冠状动脉痉挛引起的[37]。

近些年许多影像学手段被用于研究血管痉挛性心绞痛,IVUS 研究冠状动脉痉挛发现血管痉挛区域内膜厚度增加、超声透过区域增加。然而之前的 IVUS 研究都不能解释冠状动脉痉挛部位发生的变化。OCT 图像可以分析血管内膜和中膜的情况,所以应用 OCT 可以观察发生冠状动脉痉挛时血管结构的改变。有研究收集了 19 名患者(10 名冠状动脉痉挛患者,9 名非冠状动脉痉挛患者),分别对比基线的 OCT 图像、发生冠状动脉痉挛时 OCT 图像以及推注硝酸甘油后的 OCT 图像,结果发现 80% 的冠状动脉痉挛患者发生了内膜突起,且 70% 的冠状动脉痉挛患者内膜突起部位与内膜

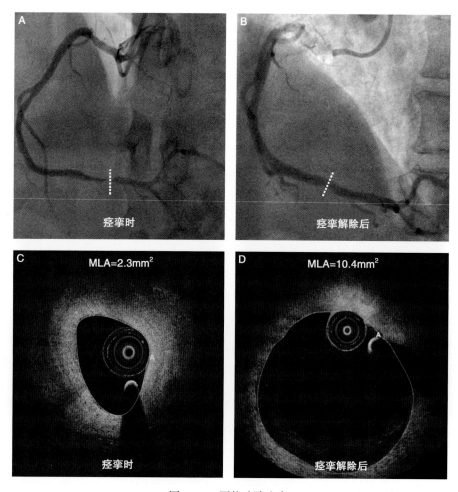

图 5-3-2　冠状动脉痉挛

患者男性，47 岁，主诉阵发性胸痛 2 年，加重 6 小时，诊断为急性下壁心肌梗死。 既往吸烟史 20 年，高血压病史 10 余年

即刻造影结果示：右冠状动脉近段最狭窄处达 50%，右冠状动脉中段最狭窄处达 50%，右冠状动脉远端最狭窄达 95%（A）。 对患者右冠状动脉行 OCT 检查，右冠状动脉远端最小管腔面积（MLA）为 2.3mm²（C），经冠状动脉给予硝酸甘油后，造影显示狭窄消失（B），再次行 OCT 检查，发现患者管腔明显扩大，原最窄处 MLA 为 10.4mm²（D）

最厚的部位相对应；冠状动脉痉挛组基线的中膜厚度较大，推注硝酸甘油后冠状动脉痉挛组患者最大中膜厚度小于非冠状动脉痉挛组[38]。

冠状动脉痉挛不仅与血管痉挛性心绞痛有关，还与不稳定型心绞痛、AMI 相关，在冠状动脉痉挛部位管腔不仅只是正常和狭窄，IVUS 还发现有动脉粥样硬化出现。 纤维帽破裂出现血栓被认为是 ACS 的重要发病机制，血管痉挛性心绞痛也会促进血栓的形成，尸检发现在痉挛区域没有斑块破裂但是有大量新鲜红色血栓，这就说明血管痉挛引起的血液停滞可能会导致血管内膜损伤和血栓形成。

由于 OCT 拥有高分辨率，可以分辨纤维帽、血栓、粥样硬化相关的管腔狭窄等，所以目前有研究针对血管痉挛性心绞痛的患者，应用 OCT 分析痉挛区域的组织学结构。 此研究对 69 名血管痉挛性心绞痛患者的 90 个血管痉挛区域进行分析，结果发现冠状动脉痉挛在右冠状动脉的发生率最高，其次是左冠状动脉前降支；发现 21 个侵蚀区域,3 个纤维帽破裂区域,59 处不伴血栓的管腔不规则区域,6 处既无血栓也无管腔不规则区域,1 处既无血栓也无斑块区域。此研究结果表明,血管痉挛患者频发血栓;OCT 定义下的斑块侵蚀(即纤维帽完整并发血栓)在血管痉挛性心绞痛患者中较常见;自发痉挛在 AMI 患者中更常见[38]。

OCT 可在体识别 ACS 的发病机制——斑块破裂、斑块侵蚀还是钙化结节,根据现有的研究结果,可大胆地假设临床针对 ACS 的治疗策略,在给予相应的溶栓、抗栓和吸栓治疗后,如果罪犯病变处最小管腔面积足够大,残余血栓量较小,病变比较稳定,可考虑临床抗栓治疗,而不需要支架植入。哈尔滨医科大学附属第二医院于波团队在前期研究基础上,提出了基于 ACS 罪犯病变特征指导临床治疗策略的新理念,即部分斑块侵蚀导致的 ACS 患者开通闭塞血管后可能通过有效的抗栓治疗进而避免支架植入,通过前瞻性研究,纳入 492 例 ACS 患者,对 60 例确定斑块侵蚀且管腔狭窄<70% 的患者采用单纯强化抗栓治疗替代支架治疗,55 例患者完成一个月 OCT 随访,结果显示这些患者仅通过抗栓治疗即可有效降低血栓体积(图 5-3-3),增加血流面积,且随访无再次梗死发生。其中 49 例患者完成 1 年造影和 OCT 随访,无一例发生死亡和再发心肌梗死事件,3 例因缺血性心绞痛发生再血管化,项目组的研究结果证实了由斑块侵蚀导致的 ACS 保守抗栓治疗的安全性和可行性[39]。典型病例见图 5-3-4。

这项研究虽然只是一个小样本单中心观察性研究,但是首次提出影像学指导下 ACS 治疗策略的观察性研究,验证了斑块侵蚀保守性治疗的可能性,相信随着更多 OCT 临床研究的推进,越来越多临床证据的出现,相关结论有可能会改变 ACS 治疗指南。

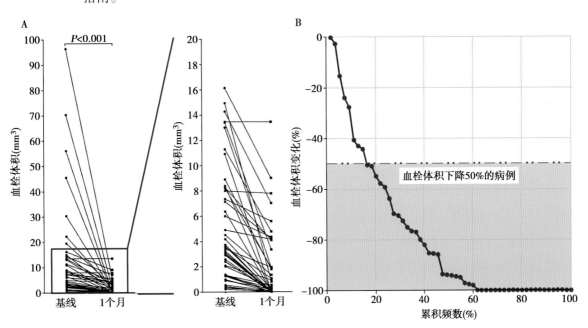

图 5-3-3　血栓体积的变化

A:从基线到 1 个月随访时血栓体积的绝对变化图;B:55 例完成 1 个月随访的患者,血栓体积下降百分比,47 例患者达到血栓体积下降 50% 的主要终点(蓝色区域),其中 22 例患者在随访时血栓完全消失(100% 血栓体积减少)

5

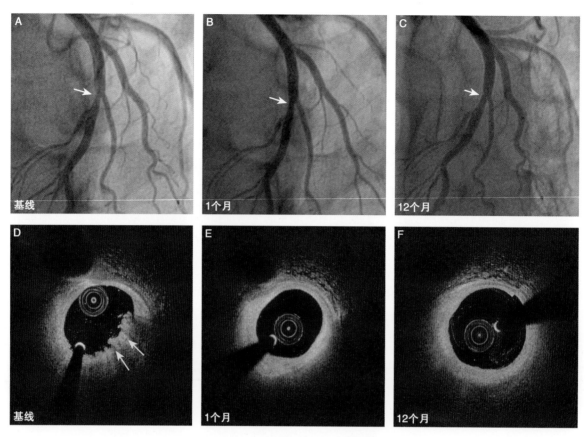

图 5-3-4 斑块侵蚀研究中典型病例

患者男性，37 岁，诊断为 ST 段抬高型心肌梗死，基线造影显示前降支中段完全闭塞，血栓抽吸后前降支中段
轻中度狭窄（A，白色箭头所示），基线 OCT 检查示罪犯病变为斑块侵蚀伴少量残余白色血栓（D，黄色箭头
所示），经抗栓治疗 1 个月和 1 年后，造影随访显示罪犯病变狭窄程度较基线减轻（B、C），随访 OCT 影像
（E、F）显示纤维斑块上血栓完全消失，内膜愈合光滑，最小血流面积从 2.6mm² 增加至 4.5mm²

三、结语

冠状动脉内 OCT 在临床实践中的应用帮助我们更加精准地了解 ACS 患者血栓形
成的病理生理机制，尤其是对斑块侵蚀、斑块破裂、钙化结节以及其他致血栓罪犯病变
的识别将有助于心血管医师对 ACS 的诊断和治疗更加精准化和个体化。随着 OCT 的
不断进步和未来 OCT 临床研究的不断深入，其必将为 ACS 患者的临床预后改善带来
更多获益。

（贾海波　徐茂恩　韩雅玲）

参考文献

［1］ Virmani R, Burke AP, Farb A, et al. Pathol-
ogy of the vulnerable plaque. J Am Coll Car-

diol, 2006, 47(8): C13-C18.
［2］ Jia H, Abtahian F, Aguirre AD, et al. In vivo

diagnosis of plaque erosion and calcified nodule in patients with acute coronary syndrome by intravascular optical coherence tomography. J Am Coll Cardiol, 2013, 62 (19):1748-1758.

［3］ Schaar JA, Muller JE, Falk E, et al. Terminology for high-risk and vulnerable coronary artery plaques. Report of a meeting on the vulnerable plaque, June 17 and 18, 2003, Santorini, Greece. Eur Heart J, 2004, 25 (12):1077-1082.

［4］ Arbustini E, Dal Bello B, Morbini P, et al. Plaque erosion is a major substrate for coronary thrombosis in acute myocardial infarction. Heart, 1999, 82(3):269-272.

［5］ Virmani R, Kolodgie FD, Burke AP, et al. Lessons from sudden coronary death: a comprehensive morphological classification scheme for atherosclerotic lesions. Arterioscler Thromb Vasc Biol, 2000, 20 (5): 1262-1275.

［6］ Falk E, Nakano M, Bentzon JF, et al. Update on acute coronary syndromes: the pathologists' view. Eur Heart J, 2013, 34 (10): 719-728.

［7］ Heras M, del Rio A. Update on antiplatelet therapy in acute coronary syndromes: what do new drugs bring into clinical practice? Am J Cardiovasc Drugs, 2009, 9(1):13-17.

［8］ Jang IK, Tearney GJ, MacNeill B, et al. In vivo characterization of coronary atherosclerotic plaque by use of optical coherence tomography. Circulation, 2005, 111 (12): 1551-1555.

［9］ Naghavi M, Libby P, Falk E, et al. From vulnerable plaque to vulnerable patient: a call for new definitions and risk assessment strategies: Part I. Circulation, 2003, 108(114): 1664-1672.

［10］ Kubo T, Imanishi T, Takarada S, et al. Assessment of culprit lesion morphology in acute myocardial infarction: ability of optical coherence tomography compared with intravascular ultrasound and coronary angioscopy. J Am Coll Cardiol, 2007, 50 (10):933-939.

［11］ Ino Y, Kubo T, Tanaka A, et al. Difference of culprit lesion morphologies between ST-segment elevation myocardial infarction and non-ST-segment elevation acute coronary syndrome: an optical coherence tomography study. JACC Cardiovasc Interv, 2011, 4(1):76-82.

［12］ Burke AP, Farb A, Malcom GT, et al. Plaque rupture and sudden death related to exertion in men with coronary artery disease. JAMA, 1999, 281(10):921-926.

［13］ Tanaka A, Imanishi T, Kitabata H, et al. Morphology of exertion-triggered plaque rupture in patients with acute coronary syndrome: an optical coherence tomography study. Circulation, 2008, 118 (23): 2368-2373.

［14］ Farb A, Burke AP, Tang AL, et al. Coronary plaque erosion without rupture into a lipid core. A frequent cause of coronary thrombosis in sudden coronary death. Circulation, 1996, 93(7):1354-1363.

［15］ van der Wal AC, Becker AE, van der Loos CM, et al. Site of intimal rupture or erosion of thrombosed coronary atherosclerotic plaques is characterized by an inflammatory process irrespective of the dominant plaque morphology. Circulation, 1994, 89 (1): 36-44.

［16］ Kramer MC, Rittersma SZ, de Winter RJ, et al. Relationship of thrombus healing to underlying plaque morphology in sudden coronary death. J Am Coll Cardiol, 2010, 55 (2):122-132.

［17］ Kolodgie FD, Burke AP, Wight TN, et al. The accumulation of specific types of proteoglycans in eroded plaques: a role in coronary thrombosis in the absence of rupture. Curr Opin Lipidol, 2004, 15(5):575-582.

［18］ Kolodgie FD, Burke AP, Farb A, et al. Differential accumulation of proteoglycans and hyaluronan in culprit lesions: insights into plaque erosion. Arterioscler Thromb Vasc Biol,2002,22(10):1642-1648.

[19] Schwartz RS,Burke A,Farb A,et al. Microemboli and microvascular obstruction in acute coronary thrombosis and sudden coronary death: relation to epicardial plaque histopathology. J Am Coll Cardiol,2009,54(23):2167-2173.

[20] Ferrante G,Nakano M,Prati F,et al. High levels of systemic myeloperoxidase are associated with coronary plaque erosion in patients with acute coronary syndromes: a clinicopathological study. Circulation,2010,122(24):2505-2513.

[21] Xu Y,Mintz GS,Tam A,et al. Prevalence, distribution,predictors,and outcomes of patients with calcified nodules in native coronary arteries: a 3-vessel intravascular ultrasound analysis from Providing Regional Observations to Study Predictors of Events in the Coronary Tree (PROSPECT). Circulation,2012,126(5):537-545.

[22] Schlenk D,Batley G,King C,et al. Effects of light on microalgae concentrations and selenium uptake in bivalves exposed to selenium-amended sediments. Arch Environ Contam Toxicol,2007,53(3):365-370.

[23] Carol A,Bernet M,Curos A,et al. Thrombus age, clinical presentation, and reperfusion grade in myocardial infarction. Cardiovasc Pathol,2014,23(3):126-130.

[24] Saw J,Ricci D,Starovoytov A,et al. Spontaneous coronary artery dissection: prevalence of predisposing conditions including fibromuscular dysplasia in a tertiary center cohort. JACC Cardiovasc Interv, 2013, 6(1):44-52.

[25] Alfonso F,Paulo M,Lennie V,et al. Spontaneous coronary artery dissection: longterm follow-up of a large series of patients prospectively managed with a "conserva-

tive" therapeutic strategy. JACC Cardiovasc Interv,2012,5(10):1062-1070.

[26] Tweet MS,Hayes SN,Pitta SR,et al. Clinical features, management, and prognosis of spontaneous coronary artery dissection. Circulation,2012,126(5):579-588.

[27] Romero-Rodriguez N,Fernandez-Quero M, Villa Gil-Ortega M,et al. Spontaneous coronary dissection and its long-term prognostic implications in a cohort of 19 cases. Rev Esp Cardiol,2010,63(9):1088-1091.

[28] Vanzetto G,Berger-Coz E,Barone-Rochette G, et al. Prevalence, therapeutic management and medium-term prognosis of spontaneous coronary artery dissection: results from a database of 11 605 patients. Eur J Cardiothorac Surg,2009,35(2):250-254.

[29] Mortensen KH,Thuesen L,Kristensen IB, et al. Spontaneous coronary artery dissection: a Western Denmark Heart Registry study. Catheter Cardiovasc Interv,2009,74(5):710-717.

[30] Giacoppo D,Capodanno D,Dangas G,et al. Spontaneous coronary artery dissection. Int J Cardiol,2014,175(1):8-20.

[31] Nishiguchi T,Tanaka A,Ozaki Y,et al. Prevalence of spontaneous coronary artery dissection in patients with acute coronary syndrome. Eur Heart J Acute Cardiovasc Care,2016,5(3):263-270.

[32] Alfonso F,Paulo M,Dutary J. Endovascular imaging of angiographically invisible spontaneous coronary artery dissection. JACC Cardiovasc Interv,2012,5(4):452-453.

[33] Hoshi T,Sato A,Hiraya D,et al. Multimodality intracoronary imaging in spontaneous coronary artery dissection: impacts of intravascular ultrasound,optical coherence tomography, and coronary angioscopy. Catheter Cardiovasc Interv, 2013, 81 (3): E151-E154.

[34] Nakagawa M,Shite J,Shinke T,et al. Ability of optical coherence tomography to visu-

alize the entry port of spontaneous coronary artery dissection. Circ J, 2011, 75 (10): 2505-2507.

[35] Alfonso F, Paulo M, Gonzalo N, et al. Diagnosis of spontaneous coronary artery dissection by optical coherence tomography. J Am Coll Cardiol, 2012, 59(12): 1073-1079.

[36] Paulo M, Sandoval J, Lennie V, et al. Combined use of OCT and IVUS in spontaneous coronary artery dissection. JACC Cardiovasc Imaging, 2013, 6(7): 830-832.

[37] Prinzmetal M, Kennamer R, Merliss R, et al. Angina pectoris. I. A variant form of angina pectoris; preliminary report. Am J Med, 1959, 27: 375-388.

[38] Tanaka A, Shimada K, Tearney GJ, et al. Conformational change in coronary artery structure assessed by optical coherence tomography in patients with vasospastic angina. J Am Coll Cardiol, 2011, 58(15): 1608-1613.

[39] Jia H, Dai J, Hou J, et al. Effective antithrombotic therapy without stenting: intravascular optical coherence tomography-based management in plaque erosion (the EROSION study). Eur Heart J, 2017, 38 (11): 792-800.

第六章

OCT 指导冠状动脉介入治疗

OCT 因其高分辨率使其在指导和优化冠状动脉介入治疗领域日益受到关注。2011 年,美国心脏病学会/美国心脏协会(ACCF/AHA)冠状动脉介入指南中对血管内超声(IVUS)在经皮冠状动脉介入术(PCI)中应用的推荐等级为Ⅱa,而对光学相干断层成像(OCT)技术的推荐等级因循证医学证据不足尚未确立。2012 年 CLI-OPCI 研究[1]表明,与单纯造影指导的 PCI 治疗相比,OCT 指导下的 PCI 治疗可显著改善患者的预后。随后,在 2013 年欧洲心脏病学会稳定性冠状动脉疾病管理指南中,OCT 用于评估病变特征及优化支架植入均被列为Ⅱb 类推荐(证据水平为 B),总体证据水平等同于 IVUS。2014 年,欧洲心脏病学会/欧洲心胸外科协会(ESC/EACTS)的心肌血运重建指南中,将 OCT 对优化 PCI 的推荐等级提升到与 IVUS 等同的Ⅱa 类。2015 年发表的 ILUMIEN Ⅰ 研究[2]表明 PCI 术前和/或术后行 OCT 检查对术者的介入治疗策略的影响性达 60% 以上。同时,ILUMIEN Ⅱ 研究[3]结果表明 OCT 在指导支架膨胀方面不亚于 IVUS。2016 年 TCT 大会上发布的 ILUMIEN Ⅲ 试验[4],比较了 OCT、IVUS 以及造影指导的三组冠状动脉支架植入的预后,结果表明,OCT 指导支架植入的策略不亚于 IVUS 指导下的支架植入,OCT 指导的 PCI 有较低的严重夹层与支架贴壁不良的发生率。

从近五年来 OCT 的临床研究总体趋势上,可以得出 OCT 相对造影能优化支架的植入结果,ILUMIEN Ⅰ、Ⅲ研究中 OCT 改变了手术策略,DOCTORS 研究发现 OCT 提高了 PCI 术后 FFR 水平,CLI-OPCI Ⅰ研究[5]表明 OCT 明显改善支架治疗患者的预后,OPINION、ILUMIEN Ⅱ、Ⅲ研究证实 OCT 在改善临床事件方面并不亚于 IVUS。以上研究为 OCT 临床应用提供了坚实的基础,但还需要开展大规模的临床研究并获取更多的数据。相信随着 OCT 的不断更新和更多前瞻性研究数据的公布,OCT 在冠心病介入诊疗领域中的地位必将进一步提升。

第一节　OCT 对临界病变的判定

一、临界病变的介入干预评价

临界病变通常为冠状动脉造影(coronary arteriography,CAG)评价冠状动脉管腔直径狭窄≥40%且≤70%的病变。临界病变一般占冠状动脉造影定量分析(quantitative coronary angiography,QCA)确定的冠状动脉病变患者的 4%~13%。不同的报告不尽一致,SIRIUS、TAXUS-Ⅳ 及 FUTURE 研究分别为 9.5%、3.9%和 13.2%。

目前,将冠状动脉造影显示冠状动脉管腔狭窄程度>70%作为冠状动脉支架植入术的指征之一,认为70%的界点可引起较明显的心肌缺血,但这种一刀切的支架植入标准明显存在弊端,不同供血面积的血管虽然狭窄程度相同,但临床表现与临床预后可能完全不同,而且 CAG 只能估算管腔的相对狭窄程度,易受投射角度及参考段血管的影响,有可能低估狭窄程度,且无法正确判断病变性质,因此在某些情况下无法对临界病变的处理作出正确的指导。另一种观点是当前冠状动脉支架植入技术成熟,成功率高,并发症发生率低,远期预后良好,很多心脏介入医师建议介入干预应包括临界病变在内的所有引起心肌缺血的可疑病变。然而,这无疑会增加手术相关并发症、潜在的支架再狭窄及支架内血栓的发生风险。所以对临界病变的判定要双管齐下,一方面要判断其是否可导致心肌缺血,另一方面是要判断病变稳定性,是否为易损斑块。在明确其血流动力学意义和斑块性质的前提下采取不同的治疗策略。

从缺血证据的角度出发,血流储备分数(fractional flow reserve,FFR)的作用越来越凸显。FFR 是指在冠状动脉存在狭窄病变的情况下,该血管所供心肌区域能获得的最大血流与同一区域理论上正常情况下所能获得的最大血流之比。FFR 主要通过计算冠状动脉狭窄远端压力与主动脉根部压力之比来获得,FFR<0.75 是判断心肌缺血的界点。FFR 测量简单易行,可以重复操作,不受血压、心率和心肌收缩力的影响。DEFER 研究[6]评价了 FFR 在冠状动脉临界病变中的应用价值。该研究入选325名无缺血证据的冠状动脉临界病变患者,随访2年,依据 FFR>0.75 延期组和手术组的无事件生存率相似(89% vs 83%),但明显高于对照组(FFR<0.75者直接行 PCI 治疗,78.4%,$P=0.03$)。研究提示对于没有缺血证据的临界病变,FFR 能鉴别从 PCI 获益的人群。从 Defer 研究开始,Fame 研究[7]进一步奠定了以 FFR 作为功能学指标来判定是否进行介入干预的金标准。近年来,IFR 和 QFR 也逐渐进入临床,阳性与阴性诊断价值均很高,从而使临床应用功能学评价血管更为便捷。

一段时间内,作为当时腔内影像学检查的主流手段,血管内超声(IVUS)在众多研究中也试图寻找 FFR<0.75 的最小管腔面积(MLA)临界点,以用于介入干预的指标,但不同的研究结果有不同的结论,Cho YK[8]等研究发现 FFR≤0.8 的 IVUS 测定的 MLA 界值为≤3.0mm^2,斑块负荷百分比(percent plaque burden,%PB)>75%。Waksman[9]等发现临界病变血管参考直径分别为<3.0mm、3.0~3.5mm、>3.5mm时,预测 FFR≤0.75 的最佳 MLA 界值分别为<2.4mm^2、<2.7mm^2、<3.6mm^2。Kang[10]等发现前降支处理的临界 MLA 为<2.4mm^2,这些研究提示 IVUS 检测的参数与 FFR 评价的血管的生理功能有一定的相关性,但当用 IVUS 来诊断评价有功能

意义的冠状动脉临界病变时,根据病变位置不同,评价诊断的 MLA 界值不同,不能用一个统一的标准来作为介入界值。OCT 相关研究也与 IVUS 类似,评定 OCT 与 FFR 的相关性,FFR≤0.8 临界 MLA 为<1.95mm²(FFR≤0.8 的 IVUS 临界 MLA 为<2.36mm²)。

影像学(IVUS,OCT)研究结果与 FFR 值之间的不确定性一度引起学界对影像学手段指导临界病变介入治疗的质疑,但这些研究过多局限于以形态学指标去判定缺血功能性标准,FFR 给冠状动脉临界病变的介入治疗提供了生理功能的依据,但并不能对病变的解剖结构和斑块的稳定性进行评估。FFR 指导的 PCI 在硬终点包括心脏性死亡的获益仍然不是很确定。流行病学资料显示在急性冠状动脉综合征的患者中,有 60%~70% 的患者基础病变狭窄程度处于 30%~70%。因此,影像学检测临界病变的稳定性才是其优势所在。PROSPECT 研究表明 MLA≤4mm²、TCFA 和斑块负荷≥70% 是临界病变发展为冠状动脉事件的危险因素,倾向于早期干预。

OCT 作为高分辨率的血管内检测手段,对于指导临界病变的治疗策略有重要的作用。OCT 的优势在于对血栓、易损斑块,以及微小病变如内膜侵蚀、内膜撕裂的准确识别。很多在冠状动脉造影上显示中等度狭窄的临界病变,行 OCT 检查后发现存在不稳定病变、出现急性事件的可能性高。哈尔滨医科大学附属第二医院研究[11]表明应用 OCT 及 IVUS 发现易损斑块破裂是否引起心肌梗死的关键因素包括纤维帽厚度(FCT)<52μm、斑块负荷>76% 且最小管腔面积<2.6mm²。

所以,对于临界病变的研究应将重点转为筛选极高危易损斑块,给予及早干预,从而减少 ACS 事件。通过 OCT 检查不仅可以协助术者准确识别真正的罪犯病变,指导介入治疗,而且有助于对一些不稳定斑块进行早期识别,起到预警的作用。OCT 和 FFR 两者的结合能为临界病变的评价提供更全面的信息,新一代的 OCT 整合了 FFR 的检测功能,同时获得形态学和功能学信息,达到优化临界病变处理的指导作用。

6

二、典型病例

1. 病例一 OCT 联合 FFR 优化冠状动脉临界病变的治疗（图 6-1-1）

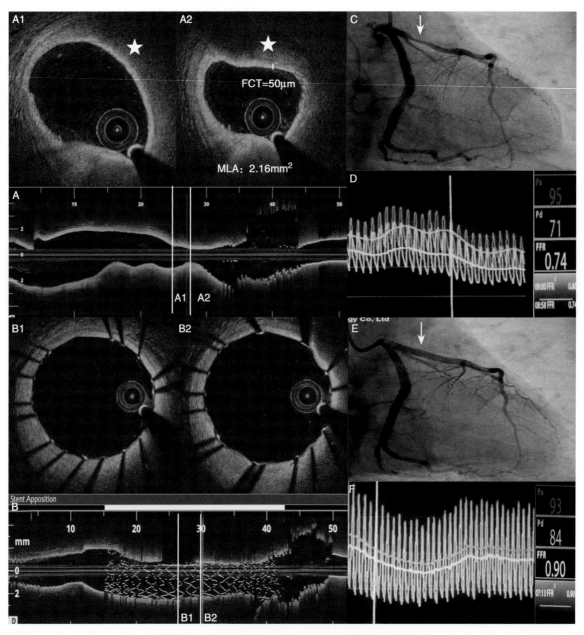

图 6-1-1 OCT 联合 FFR 优化冠状动脉病变的治疗

患者男性，45 岁，主因 "发作性胸骨后疼痛 1 个月" 入院。 既往高血压病 10 余年，吸烟 20 年。 诊断：冠心病 不稳定型心绞痛 高血压病 3 级 极高危险组

C：术前 CAG 结果示 LAD 中段狭窄达 75%（箭头所示）；A：OCT 长轴影像结果示严重狭窄；A1：不稳定脂质斑块（星号处）；A2：病变最狭窄处截面，不稳定脂质斑块（星号处）FCT：50μm，MLA：2.16mm²；D：FFR 测量结果 0.74

鉴于 FFR 提示狭窄远端血流储备不良，给予支架治疗，植入 RESOLUTE（3.5mm×26mm）支架，12ATM 释放，Quantum 球囊（4.0mm×15mm）后扩张。 E：术后 CAG 示无残余狭窄，支架膨胀良好，贴壁良好（箭头所示），TIMI 血流Ⅲ级；B：术后 OCT 支架跟踪长轴影像示支架膨胀良好及贴壁良好；B1、B2：为对应部位支架后截图；F：术后 FFR 测量结果 0.90，表示支架后远端血流储备改善

2. 病例二 OCT 联合 FFR 优化冠状动脉临界病变的治疗（图 6-1-2）

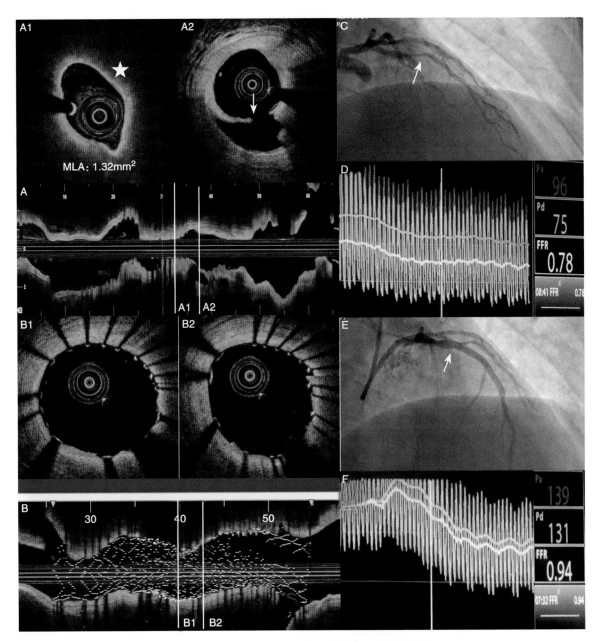

图 6-1-2 OCT 联合 FFR 优化冠状动脉病变的治疗

患者男性，36 岁，主因"发作性胸骨后疼痛 1 个月"入院。吸烟 20 年。诊断：冠心病 不稳定型心绞痛
C：术前 CAG 示 LAD 中段狭窄达 75%（箭头所示）；A：OCT 长轴结果示严重狭窄；A1：病变最狭窄处
截面，示不稳定脂质斑块（星号处），MLA：1.32mm²；A2：斑块破裂（箭头所示）；D：FFR 测量结
果 0.78

鉴于 FFR 处于灰阶，OCT 观测病变处不稳定，有不稳定脂质斑块及斑块破裂，给予支架治疗，植入 RES-
OLUTE（3.5mm×26mm）支架，12ATM 释放，Quantum 球囊（4.0mm×15mm）后扩张。 B：OCT 支架
跟踪长轴影像示支架膨胀良好，贴壁良好；B1、B2：对应部位支架截图；F：术后 FFR 测量结果 0.94，表
示支架植入术后远端血流储备改善；E：术后 CAG 示无残余狭窄，支架膨胀良好，贴壁良好（箭头所
示），TIMI 血流Ⅲ级

6

第二节　OCT 辅助指导 PCI 治疗

一、对支架直径的选择

　　冠状动脉造影指导支架直径的选择原则是支架与血管直径之比以 1.1∶1 为宜,但仅依据造影选择支架大小,不同术者之间的判断差异很大,如解剖学直径为 3.0mm 的血管,不同术者判断的范围是 2.7~3.3mm,如果采用 QCA 测量方法选择,则低估血管直径,约为 2.8mm。

　　腔内影像学因获得确切的血管内轮廓与血管壁结构,对支架直径的选择较 CAG 或 QCA 更为精确(图 6-2-1),OCT 测量与病理学高度吻合(IVUS 较病理学检查高估 8%)。另外,OCT 及 IVUS 可根据病变两端血管病变的严重及稳定程度,选择参考血管直径,而弥漫性病变从 CAG 或 QCA 方面往往低估参考血管直径。腔内影像学(OCT,IVUS)可以根据血管内膜、中膜及 EEM 来选择适合的支架。在药物洗脱支架(DES)时代,可以从内膜到内膜来选择支架直径,必要时给予后者扩张以使支架具备良好的贴壁和膨胀性。ILUMIEN Ⅲ 研究[4] 根据 OCT 的影像中参考段能否看见中膜而选择不同的支架方案,若能看见中膜,则测量最小的中膜层直径(通常为远端)作为支架直径的参考值。如果看不见中膜,则选取机器自动测量的参考段最小直径作为支架直径的参考值。而生物可吸收支架(BVS)时代,理论上来讲从中膜到中膜选择支架直径更为合适,避免表面较厚的支架杆突出到管腔内而影响血流。

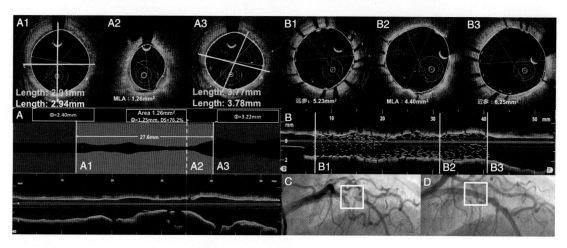

图 6-2-1　OCT 对支架直径的选择
患者女性, 83 岁, 主因 "发作性胸骨后疼痛 20 年, 加重 1 个月" 入院。　既往高血压 30 余年。　诊断: 冠心病 不稳定型心绞痛 高血压病 3 级 极高危组
C: 术前 CAG 示 LAD 中段狭窄达 90%(□处); A: LAD 的 OCT 长轴影像示严重狭窄, MLA: 1.26mm², 狭窄程度 76.2%, 病变长度 27.6mm; A1: 远端着陆点, 远端参考血管直径测量应从中膜到中膜的最大直径: 2.94mm, 最小直径: 2.91mm; A2: 病变处 MLA 1.26mm², 狭窄程度 76.2%, 病变长度 27.6mm; A3: 近端着陆点, 近端参考血管直径测量应从中膜到中膜的最大直径: 3.78mm, 最小直径: 3.77mm
支架直径选择以远端参考血管为主, 根据测量结果选择支架 RESOLUTE(3.0mm×30mm)支架, 12ATM 释放, 近端选择 Quantum(4.0mm×15mm)球囊后扩张。　B: OCT 支架跟踪长轴影像示支架膨胀良好, 贴壁良好; B1、B2、B3: 支架后对应部位截面, 支架贴壁良好, 膨胀良好; D: 术后 CAG 示支架无残余狭窄, 贴壁良好, 膨胀良好(□处), TIMI 血流Ⅲ级
Length: 长度; MLA: 最小管腔面积; Area: 面积

二、判定支架是否需要后扩张

支架植入后是否需要后扩张主要决定于支架贴壁情况与膨胀情况。原则上,金属支架膨胀率应达到 80% 以上,可吸收支架膨胀率应达到 90% 以上。支架膨胀不良与支架再狭窄、支架内血栓有密切的关系。ILUMIEN Ⅱ 研究[3]证实 OCT 与 IVUS 在评价支架膨胀方面有相同的作用,如有支架膨胀不良,应选用同口径非顺应性球囊给予高压充分后扩。对支架贴壁不良的判定 OCT 要敏感于 IVUS,对于明显的支架贴壁不良(贴壁不良 >200μm),建议使用稍大直径非顺应性球囊低压力扩张以保证支架贴壁,而又不过多损伤血管壁(详见本章第三节中"支架贴壁不良"部分)。

在 OCT 图像中(图 6-2-2),可采用"膨胀率"来评价支架膨胀情况,其公式详见第三章第一节,一般将膨胀率 90% 作为评价即刻支架膨胀不良的临界值。

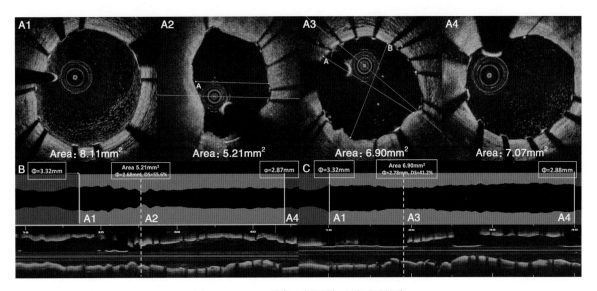

图 6-2-2　OCT 判定支架后是否需要后扩张

患者男性,57 岁,主因"阵发性胸痛 3 个月"入院。临床诊断:冠心病 不稳定型心绞痛。LAD 植入 EX-CEL(3.0mm×28mm)支架,12ATM 释放
A1:远端参考面积 8.11mm²;A2:最狭窄处截面 5.21mm²;A4:近端参考面积 7.07mm²,膨胀系数为 69.4%;B:支架植入后 OCT 长轴影像,示支架贴壁良好,但 A2 处膨胀不良。经 Quantum(3.0mm×15mm)球囊后扩张,C:扩张后 OCT 长轴影像,示支架膨胀较前改善;A3:扩张后支架面积可达 6.90mm²,膨胀系数为 90.9%

三、对支架着陆点的选择

IVUS 及 OCT 研究表明,如果支架落脚在不稳定斑块上,容易出现边缘远期再狭窄或植入后边缘夹层。虽然从理论上来讲,支架应该落脚在正常血管段上,但造影看似正常的部位,OCT 及 IVUS 检查仍有一定负荷斑块(甚至是 TCFA)的存在,所以,应用 OCT 检查,选择相对稳定血管段作为参考血管(图 6-2-3),精确测量参考血管直径,既保证了支架植入效果,又避免了支架边缘血管壁的过度损伤。

6

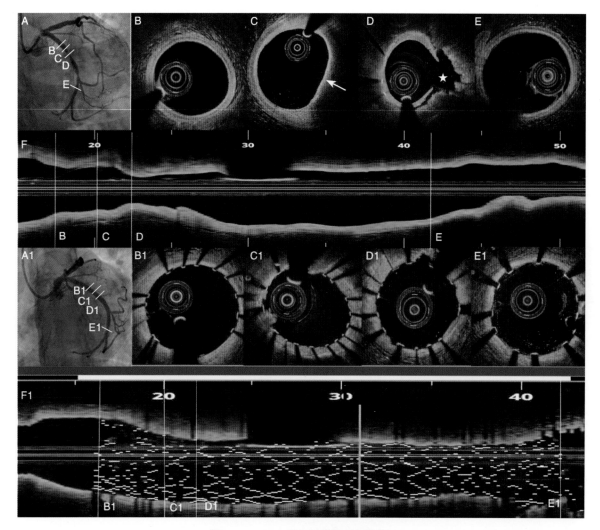

图 6-2-3　OCT 对支架着陆点的选择

患者女性，63 岁，主因"发作性胸骨后疼痛 15 年，加重 1 周"入院。 既往高血压病 20 余年。 诊断：冠心病 不稳定型心绞痛 高血压病 3 级 极高危险组

A：术前 CAG 结果示回旋支近端 95% 狭窄（图 A 中 D 点处）；F：OCT 结果示严重狭窄，斑块破裂，血栓形成；D：斑块破裂（星号处），决定给予支架治疗。 从造影看 C 点可为支架近端着陆点。 C：造影 C 点对应 OCT 截面，可见不稳定脂质斑块（箭头所示），作为近端着陆点不安全；B：造影 B 点对应 OCT 截面示正常血管结构，所以选择 B 点为支架近端着陆点；E：造影 E 点对应 OCT 截面，远端支架着陆点，正常血管结构

植入 EXCEL（3.0mm×30mm）支架，12ATM 释放；F1：支架后 OCT 支架跟踪长轴影像示支架贴壁良好，膨胀良好；B1、C1、D1、E1：为对应的 OCT 截面，示支架贴壁良好，膨胀良好；A1：术后 CAG 显示支架无残余狭窄，贴壁良好，膨胀良好，TIMI 血流 Ⅲ 级

第三节　OCT 对 PCI 即刻效果的评估

高分辨率 OCT 在支架植入后可辅助判断支架即刻效果,比较理想的优化的支架植入效果是支架贴壁、膨胀良好,且不伴有支架边缘夹层、组织脱垂或支架内血栓的发生。腔内影像学检查可以发现更高比率的支架植入后并发症,如:支架边缘夹层、组织脱垂、支架内血栓等。ILUMIEN Ⅲ 研究[4]的结论显示 OCT 对识别贴壁不良、组织脱垂以及支架边缘夹层的敏感度较 IVUS 更高。现在临床争论的问题是,腔内影像学发现的支架植入后并发症是否都需要进一步的处理? 严重程度较轻的并发症(如小夹层、组织脱垂和支架内血栓)是否与临床事件明确相关? 现就 OCT 评价支架植入后即刻效果分项论述。

一、支架膨胀

在 DES 时代,支架膨胀不良是支架内再狭窄和血栓形成的重要原因之一。相关研究表明,无论是第一代还是第二代药物支架,最小支架面积(MSA)最好$>5.0mm^2$,如果支架膨胀不良,1 年内支架内血栓发生比率也明显提高。特别是左主干病变,最小支架面积最好达到回旋支开口$>5.0mm^2$,前降支开口$>6.0mm^2$,左主干末端$>7.0mm^2$,左主干体部$>8.0mm^2$,以降低左主干末端两个支架再狭窄比率,Kang 等发现左主干末端膨胀不良节段较膨胀良好的节段再狭窄比率有显著升高(24.1% vs 5.4%,$P<0.001$)。ILUMIEN Ⅰ 研究[2]表明,OCT 检测的支架膨胀不良比率可达41.3%。哈尔滨医科大学附属第二医院心内科研究发现 OCT 与 IVUS 对支架膨胀不良的检出率相同(均为 26.0%)。

一般来说,钙化病变、斑块负荷较重的偏心性纤维病变易出现支架膨胀不良。因此对于这些病变应进行充分的预处理,如纤维偏心斑块应进行充分预扩张,严重钙化病变应进行旋磨或球囊切割术。PCI 术后 OCT 发现支架膨胀不良应积极处理,可采用非顺应性球囊进行高压后扩张支架,后扩张后应再次行 OCT 检查,以确定扩张效果(图 6-3-1)。在本章第二节的"判定支架是否需要后扩张"中已经介绍了支架膨胀不良的计算方法,此不赘述。

6

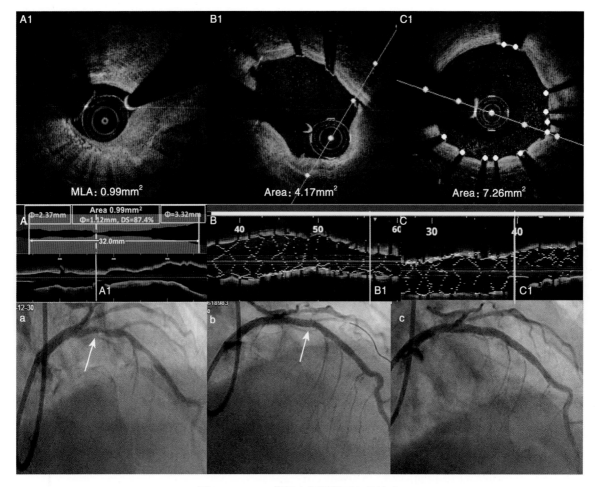

图 6-3-1　OCT 指导支架膨胀不良的治疗

患者男性，52 岁，主因"阵发性胸痛 3 个月，加重 5 天"入院。 既往糖尿病 20 年。 临床诊断：冠心病 不稳定型心绞痛 2 型糖尿病

a：术前 CAG 示 LAD 中段严重狭窄，最狭窄处 80%（箭头所示）；A：OCT 长轴示严重狭窄，狭窄程度 87.4%，病变长度 32mm，MLA：0.99mm^2；A1：最狭窄处截面

植入 EXCEL（3.0mm×36mm）支架，12ATM 释放。 B：OCT 支架跟踪长轴影像示支架贴壁良好，膨胀不良；B1：支架最小面积 4.17mm^2，膨胀系数 52.9%；b：支架后即刻造影示支架膨胀不良（箭头所示）

应用 NC TREK（3.5mm×12mm）球囊后扩张。 C1：原支架膨胀不良处面积可达 7.26mm^2；C：OCT 支架跟踪长轴影像示支架贴壁良好，膨胀良好，膨胀系数为 92.1%；c：扩张后造影示无残余狭窄，支架贴壁良好，膨胀良好，TIMI 血流Ⅲ级

二、支架贴壁不良

支架贴壁不良(stent malapposition,SM)指在支架植入术后,至少有 1 处或以上的支架梁与动脉管壁内膜未能完全贴合,且在支架梁后存在血流(不包括覆盖于边支的支架)。金属裸支架(BMS)SM 发生率为 0~6%(平均 4%),而药物洗脱支架(DES)为 0~25%(平均 10%~12%)。支架大小不合适(支架直径小于参考血管直径)可导致 PCI 术后即刻支架贴壁不良,此外,左主干病变、分叉开口处病变、钙化病变、支架重叠区域、植入依维莫司洗脱支架(EES)或长支架后以及在 C 形病变中支架贴壁不良更为常见。即刻支架贴壁不良可延迟支架小梁的内皮化,甚至导致支架血栓形成[12]。

有研究[12]显示绝大部分即刻支架贴壁不良可以因血管重塑、斑块进展等原因而消失,根据支架植入后即刻 SM 在随访时的演变情况,可将即刻 SM 分为 2 类:①消退型或愈合型 SM:术后即刻存在 SM,随访支架梁与血管壁的间隙已被增生内膜闭合;②持续型 SM:术后即刻存在 SM,随访支架梁与血管壁的间隙位置和大小无变化。持续型 SM 发生比率为 4.67%,持续存在的即刻支架贴壁不良的内膜增生较少,且 OCT 检测的支架内血栓更多见于贴壁不良的支架小梁处。

支架贴壁不良在 OCT 图像上的定义详见第三章第一节。临床上,若即刻支架贴壁不良面积较小且不伴有支架膨胀不良可以不进行处理,但如果有支架贴壁不良并伴有支架膨胀不良,MSA<$5.0mm^2$,建议进行后扩张以保证良好的支架膨胀和贴壁(图 6-3-2)。ILUMIEN Ⅰ研究[2]显示:贴壁不良是指连续 5 帧中>200μm,建议进行干预。支架晚期获得性贴壁不良见图 6-3-3。

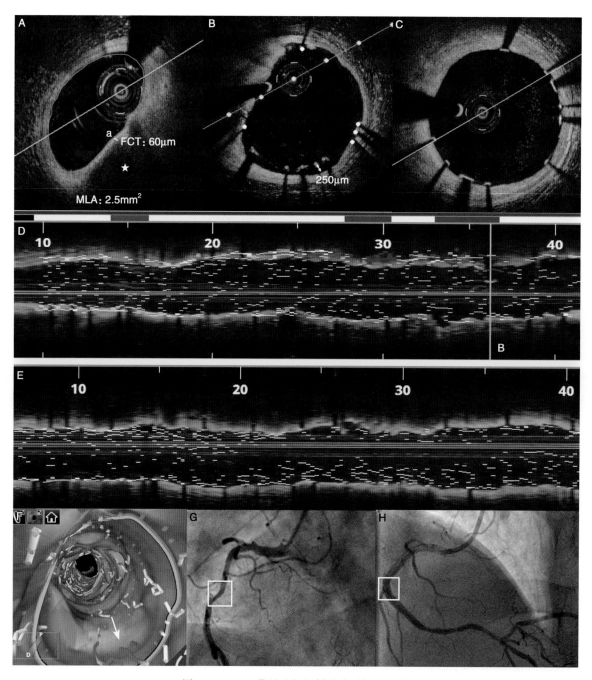

图 6-3-2　OCT 指导支架即刻贴壁不良的治疗

患者男性，70 岁，主因"阵发性胸痛 1 个月"入院。 既往吸烟史 50 余年。 心脏超声：LVEF：60.1%。
诊断：冠心病 不稳定型心绞痛

G：术前 CAG 结果示右冠状动脉（RCA）中段狭窄 80%（□处）；A：病变处截面，可见管腔狭窄，有不稳定脂质斑块（星号处），FCT：60μm，MLA：2.5mm²

植入 Partner（3.5mm×36mm）支架和 Partner（4.0mm×36mm）支架。 D：OCT 支架跟踪长轴影像，图中红色标记为支架贴壁不良处；B：支架贴壁不良，支架到管壁的距离 250μm。 F：3D-OCT 腔内影像，箭头处红色区域为支架贴壁不良处

选择 Quantum（4.0mm×15mm）球囊后扩张。 E：扩张后 OCT 支架跟踪长轴影像，红色标记消失示支架贴壁良好；C：为贴壁不良处后扩张后 OCT 截面，显示贴壁良好；H：术后造影示无残余狭窄，支架贴壁良好，膨胀良好，TIMI 血流Ⅲ级

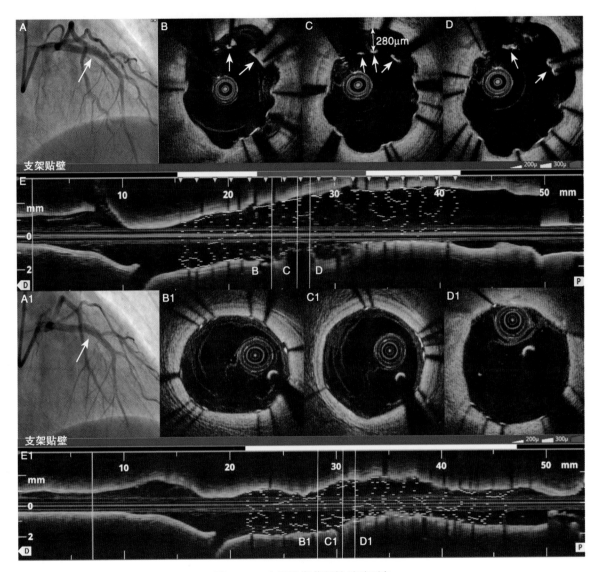

图 6-3-3　支架晚期获得性贴壁不良

患者男性，45 岁，3 个月前因"急性前壁心肌梗死"于前降支植入支架 1 枚。1 周前胸闷再次发作，为进
一步明确病情，入院复查。临床诊断：冠心病 陈旧性前壁心肌梗死

A1：3 个月前术后即刻 CAG 显示支架贴壁良好，膨胀良好（箭头所示）；E1：OCT 支架跟踪长轴影像示
贴壁良好；B1、C1、D1：不同支架截面

A：复查 CAG 结果示原支架通畅，管壁不规则（箭头所示）；E：复查时 OCT 支架跟踪长轴影像示原支架
贴壁不良（E 红色标记区域）；B、C、D：贴壁不良对应截图，箭头处示支架贴壁不良，支架小梁到管壁
的最大距离为 280μm（支架晚期获得性贴壁不良）

6

三、支架边缘夹层

支架植入术后易导致血管壁的损伤,这种损伤常发生在支架边缘。OCT 可检测到 37.8%的支架边缘夹层[13](图 6-3-4),有研究表明支架边缘夹层与支架内血栓形成及不良预后密切相关,累及冠状动脉血管壁深层的支架边缘夹层与浅层的夹层相比,患者无临床事件的生存率显著降低[14]。Chamié D 等人对 OCT 检测的严重深层的、影响冠状动脉血流动力学的支架边缘夹层处理后发现,一年主要心血管不良事件的发生率与无支架边缘夹层者相比未见明显升高。血管夹层表现多样,患者可有严重的症状或血流动力学障碍,也可毫无症状及血流动力学异常。

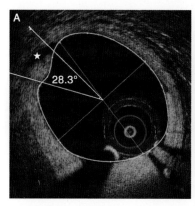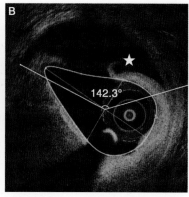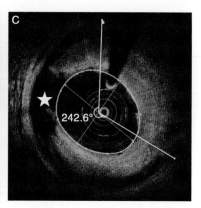

图 6-3-4　OCT 显示的支架边缘夹层

标星号处为夹层。　A:小夹层;B:夹层角度>60°,伴内膜片掀起;C:大夹层>180°,夹层伴血管壁内血肿

支架植入术后血管夹层的处理应遵循以下原则:①对于无临床症状、无缺血性心电图改变、TIMI 血流Ⅲ级的内膜夹层,因其可自行修复且预后较好,一般无须特殊处理;②对于夹层累及血管中膜,甚至出现血管壁内血肿或血管破裂者,应立即植入支架(图 6-3-5)。

应尽量从 OCT 或 IVUS 显示的冠状动脉夹层远端正常处植入以覆盖内膜撕裂片,维持管腔,防止夹层扩展或血肿压闭管腔;上述两种情况容易判断,但严重程度位于两者之间的夹层如何处理,还存在争论。目前的专家共识是,如果支架边缘夹层>60°,夹层的长度>3mm,远端 TIMI 血流受影响,MLA<5.0mm²,应进一步支架植入,避免造成临床严重后果。

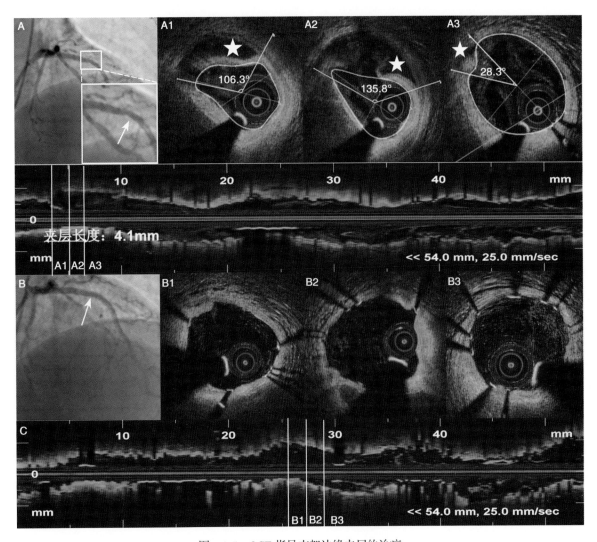

图 6-3-5　OCT 指导支架边缘夹层的治疗

患者女性，56 岁，主因"阵发性胸痛 9 个月，加重 9 天"入院。 既往高血压病史 15 年。 临床诊断：冠心病 不稳定型心绞痛 高血压病 3 级 极高危险组

CAG 结果：LAD 中段狭窄 85%。 给予 Firebird 支架（3.0mm×18mm）植入，12ATM 释放。 A：术后造影示支架远端边缘可见夹层（图中□箭头处）；A1、A2、A3：支架远端边缘夹层截面（星号处），夹层角度如图所示，夹层长度 4.1mm

给予补救支架 Firebird（3.5mm×13mm）植入，12ATM 释放。 B：补救支架后造影示支架贴壁良好，膨胀良好，TIMI 血流Ⅲ级（箭头所示）；C：补救支架后 OCT 长轴影像，结果显示：夹层被覆盖，支架贴壁良好，膨胀良好；B1、B2、B3：为对应部位截图

四、组织脱垂

组织脱垂在 OCT 的定义等内容详见第三章第一节。支架植入术后组织脱垂的发生率很高，有研究表明 95% 的支架植入后即刻可用 OCT 检测到组织脱垂[15]。PCI 术后组织脱垂的发生与斑块性质有关，当支架位于 OCT 定义的 TCFA 或坏死核上时，容易出现组织脱垂[16]。研究发现不规则的组织脱垂是 PCI 术后不良临床事件的独立预测因子。但 CLIO-PCI Ⅱ研究[17]并未发现支架内组织脱垂可增加晚期缺血事件。

6

对于支架植入术后出现的支架内组织脱垂的主要处理原则是:①若支架内组织脱垂量少,突出管腔<200μm,脱垂面积<10%支架内面积,支架膨胀良好,TIMI 血流Ⅲ级,可暂不处理,术后加强抗血小板治疗(图 6-3-6);②若支架内组织脱垂量大,突出管腔>200μm,脱垂面积≥10%支架内面积,支架膨胀不良,应使用与支架直径相同的球囊进行高压扩张;③如上述方法效果仍不明显,可考虑在组织脱垂处再植入支架,将脱垂组织覆盖,以增加有效管腔面积。

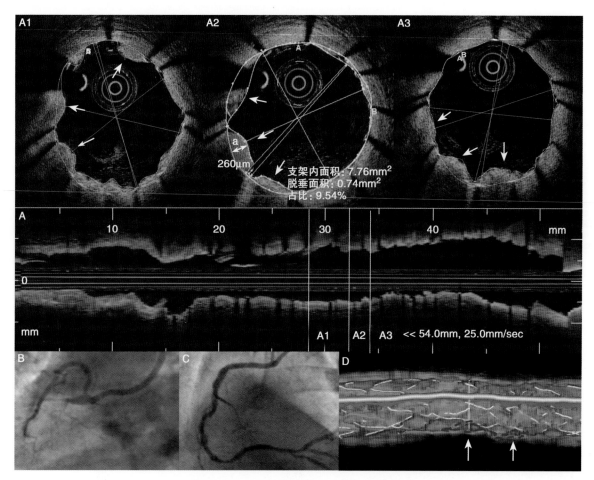

图 6-3-6　OCT 指导支架内组织脱垂的治疗

患者男性,66 岁,主诉"活动后胸闷 4 个月"入院,既往吸烟 40 余年,糖尿病病史、脑梗死病史 10 余年。 诊断:冠心病 不稳定型心绞痛 2 型糖尿病
B:RCA 术前 CAG 示右冠状动脉近段闭塞。 开通后 RCA 植入 Endeavor(2.75mm×30mm)支架,12ATM 释放。 A:支架后 OCT 长轴影像;A1、A2、A3:OCT 截面可见支架内组织脱垂(箭头所示);A2:组织脱垂面积最大处,脱垂面积为 0.74mm²,支架内面积 7.76mm²,脱垂面积占比 9.54%,组织脱垂突出管腔 260μm;D:OCT 支架跟踪长轴影像,可见支架内组织脱垂(图中箭头处红色区域)
鉴于脱垂面积<10%支架内面积,支架膨胀良好,贴壁良好,术后加强抗血小板药物治疗。 C:支架植入术后 CAG 示无残余狭窄,支架贴壁良好,膨胀良好,TIMI 血流Ⅲ级

五、即刻支架内血栓

OCT 即刻支架内血栓是支架植入术后即刻出现的突入管腔内的不规则团块。支架内血栓少见，但往往导致伴有严重临床事件的 PCI 并发症。目前 OCT 是除血管镜之外唯一能对血栓接近 100% 识别的成像技术。

对于 OCT 检测的支架内血栓，应根据严重程度、患者的临床表现及对血流动力学的影响给予相应的治疗措施：①对于血栓量少、患者无临床症状、无缺血性心电图改变且未引起严重血流动力学障碍的即刻支架内血栓应强化抗凝、双联抗血小板治疗（图 6-3-7）；

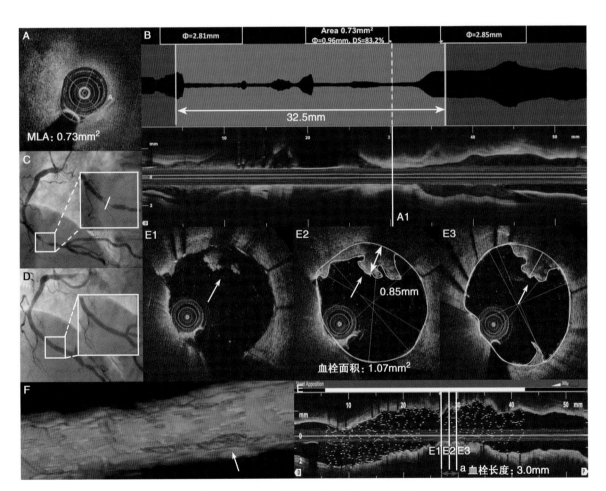

图 6-3-7　OCT 指导即刻支架内血栓的治疗

患者男性，54 岁，主诉"发作性胸痛、气短 2 年"入院，既往高血压病史 20 年，有吸烟史、饮酒史 30 余年。 诊断：冠心病 不稳定型心绞痛 高血压病 3 级 极高危险组
C：术前 CAG 结果示右冠状动脉远段狭窄达 90%（图中□所示）；B：OCT 长轴影像示脂质斑块，严重狭窄，狭窄程度 83.2%，MLA 0.73mm²，病变长度 32.5mm；A：病变最狭窄处截面，MLA 0.73mm²
于右冠状动脉病变处植入 Partner（3.0mm×36mm）支架 1 枚。 E：OCT 支架跟踪长轴影像示支架内可见少量血栓，支架贴壁良好，膨胀良好；E1：血栓远端截面；E2：血栓面积最大处，血栓面积：1.07mm²，突出于管腔 0.85mm；E3：血栓近端截面；血栓长度（a）为 3mm；F：OCT 长轴 3D 影像可见血栓影像（箭头处红色区域）；D：支架后造影示支架植入术后无残余狭窄，贴壁良好、膨胀良好，TIMI 血流Ⅲ级（图中□处）
鉴于患者支架内血栓量较少，且未引起血流动力学障碍，患者无临床症状，给予加强抗凝抗血小板治疗，观察病情变化

②若支架内血栓量大,患者缺血症状明显,有严重血流动力学障碍,可用抽吸导管行血栓抽吸,以减少支架内血栓负荷;③若抽吸后效果仍不明显,可冠状动脉内给予替罗非班后,使用与支架直径相同的球囊进行低压扩张;④如上述方法效果仍不明显,可考虑在血栓处再植入支架。对于 OCT 明确的即刻支架内血栓形成原因(如支架膨胀不良、支架即刻贴壁不良、支架边缘夹层),应按照前文所述进行相应的处理。

第四节　OCT 对复杂病变的指导

在实际临床工作中,冠状动脉复杂病变(左主干、分叉、严重钙化等)的 PCI 治疗是介入医师面临的难题。单纯的冠状动脉造影已不能满足优化冠状动脉复杂病变介入治疗的需要。腔内影像学(如 IVUS、OCT)以及功能影像学(如 FFR)的出现为复杂病变的介入治疗提供了诸多信息。OCT 能够提供有用的解剖学信息,帮助术者优化 PCI 策略。

一、左主干病变

左主干(left main coronary artery,LMCA)病变是指冠状动脉造影 LMCA 狭窄程度 ≥50% 的病变,占冠状动脉造影病例的 2.5%~10%,是临床上常见的复杂病变之一。既往指南认为冠状动脉旁路移植术(coronary artery bypass grafting,CABG)是治疗无保护 LMCA 再血管化的标准治疗方法。近年来,随着 PCI 技术的成熟及 DES 的广泛应用,左主干分叉病变已不再是 PCI 治疗的禁忌证。

LMCA 病变的形态-功能学评估对临床治疗决策的选择和 PCI 术后治疗效果的评价至关重要。传统的冠状动脉造影在 LMCA 病变定量评估狭窄程度方面有诸多缺陷:①术者对冠状动脉造影的病变狭窄程度的判断差异很大,常常低估冠状动脉病变的狭窄程度;②当 LMCA 病变为弥漫性时,造影很难准确反映血管的直径,影响支架直径的选择,最终影响 PCI 效果;③LMCA 开口造影时,造影剂反流至主动脉,导致冠状动脉开口显影不清;④当 LMCA 从主动脉发出呈锐角或左主干体部走行弯曲时,冠状动脉造影易忽视严重狭窄病变;⑤冠状动脉造影不能提供斑块成分及 PCI 术后即刻效果的详细信息。因此,在 LMCA 病变的 PCI 治疗中,常常需要结合其他侵入性腔内影像学技术,如侧重形态学评估的 OCT、IVUS 和侧重功能学评估的 FFR。

在临床工作中,IVUS 已广泛应用于 LMCA 病变的评估和 PCI 治疗的指导中。相比于冠状动脉造影,IVUS 指导 LMCA 病变行 PCI 治疗的主要优势在于:①术前行 IVUS 检查可明确 LMCA 病变狭窄程度、病变长度以及斑块特点;②术中 IVUS 可判断重置边支导丝的位置、准确度,排除导丝在支架外的穿行,避免支架在对吻后严重变形;③术后行 IVUS 检查可明确支架即刻效果及术后并发症,减少术后心血管不良事件的发生。IVUS 研究显示 LMCA 病变 PCI 术后支架膨胀不良是 2 年心血管不良事件的独立预测因子[16]；④IVUS 结合 FFR 可指导 LMCA 临界病变治疗策略的选择。

目前临床上广泛使用的新一代 FD-OCT（ILUMIEN™ OPTIS™）系统因不需要球囊阻断、扫描速度快的特点使得 OCT 指导 LMCA 病变的 PCI 治疗成为可能。现阶段，OCT 能很好地完成对 LMCA 病变（除冠状动脉开口部病变）的检测，其安全性和有效性已得到证实[18]。

与 IVUS 相比，OCT 指导 LMCA 病变 PCI 治疗有以下优势（图 6-4-1、图 6-4-2）：①对左主干病变的扫描速度更快（可达 25mm/s），可减少心动周期对冠状动脉成像的

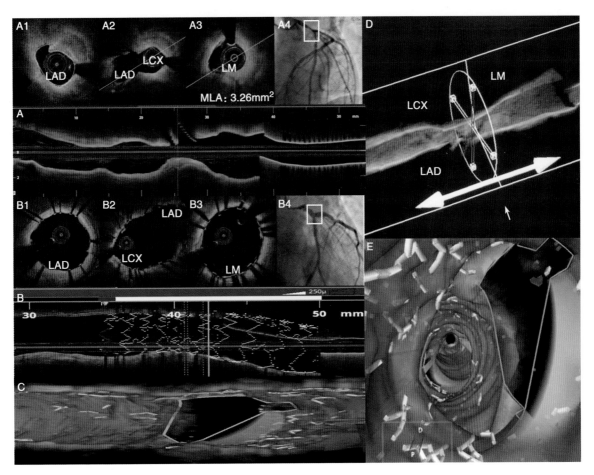

图 6-4-1　OCT 指导左主干病变的治疗

患者男性，65 岁，主因"发作性胸痛半年，加重 2 个月"入院。心脏超声：LVEF 52%。诊断：冠心病不稳定型心绞痛

A4：术前 CAG 结果示左主干末端狭窄 70%（图中□所示）；A：从 LCX 至左主干术前 OCT 长轴结果示左主干内膜重度增生，严重狭窄；A1：LAD 开口截面；A2：LCX 开口截面；A3：左主干最狭窄处截面，MLA 3.26mm²；D：左主干分叉处 OCT 腔内影像，示左主干末端狭窄，累及 LAD 及 LCX 开口

选择 Sprinter（2.5mm×15mm）球囊预扩 LAD 及 LCX。选用 Cullote 术式，LCX 植入 XIENCEV（3.0mm×18mm）支架，以 12ATM 释放。LAD 植入 XIENCEV（3.5mm×18mm）支架以 14ATM 释放，LAD 选用 NC TREK（3.5mm×15mm）球囊，LCX 选用 NC TREK（3.0mm×15mm）球囊行后扩张及对吻扩张，左主干选用 NC TREK（4.0mm×12mm）球囊后扩张。B：从 LCX 至左主干术后 OCT 支架跟踪长轴影像结果示支架膨胀良好，贴壁良好；C：自 LCX 到左主干的 OCT 长轴腔内影像示支架贴壁良好，LAD 开口网眼扩张良好；E：3D-OCT 腔内影像示支架贴壁良好，LAD 开口网眼扩张良好；B1：LAD 支架后截面；B2：LCX 开口处截面；B3：左主干最狭窄处支架后对应截面；B4：术后 CAG 结果示无残余狭窄，支架膨胀良好，贴壁良好（图中□所示），TIMI 血流Ⅲ级

LCX，左回旋支；LAD，左前降支；LM，左主干

6

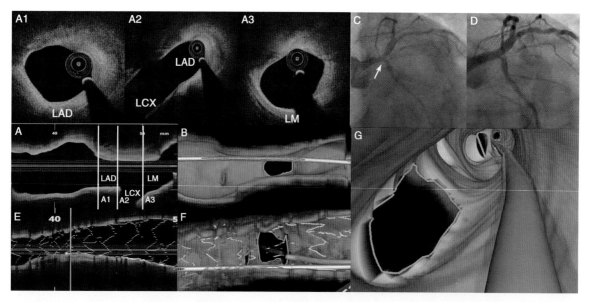

图 6-4-2　OCT 指导左主干病变的治疗

患者男性，56 岁，主因"阵发性心前区不适 9 年，伴胸闷 1 个月"入院。 既往史：高血压病史 15 年，糖尿病病史 5 年。 心脏超声：LVEF：51%。 诊断：冠心病 不稳定型心绞痛 高血压 3 级 极高危组 2 型糖尿病 C：术前 CAG 结果示左主干末端狭窄 70%（箭头所示）；A：从 LAD 至左主干 OCT 长轴结果；B：从 LAD 至左主干 OCT 长轴腔内影像，均可见 LAD 根部至左主干末端狭窄；A1：LAD 根部截面；A2：左主干分叉处截面；A3：左主干截面
选用 Crossover 术式，LCX 导丝保护，在左主干末端及前降支根部病变处植入 Resolute 支架（3.5mm×18mm）。 选用 Sprinter（2.5mm×15mm）球囊扩张 LCX 开口，NC TREK（4.0mm×12mm）球囊行后扩张。 F：OCT 长轴腔内影像，可见 LCX 开口扩张良好；G：3D-OCT 腔内影像，可见 LCX 开口扩张良好；E：OCT 支架跟踪长轴影像结果示支架贴壁良好；D：术后造影，示术后无残余狭窄，贴壁良好，膨胀良好，TIMI 血流 III 级

干扰。OPUS-CLASS 研究[19]表明 OCT 对最小管腔面积和直径的测量更准确。②OCT 对斑块成分的评估更准确，PCI 术前斑块形态的评价，可预测患者 PCI 术后疗效。有研究表明[20]，OCT 定义下的薄纤维帽斑块（TCFA）是 PCI 术后无复流、微血管闭塞及肌钙蛋白 I（TnI）升高的独立预测因子。③OCT 可明确评价 PCI 术后即刻效果、血管壁损伤及并发症情况。Fujino 等人的研究发现 OCT 检测 LMCA 病变 PCI 术后支架贴壁不良较 IVUS 更为敏感；LMCA 支架植入时即使经高压释放，其支架贴壁不良的发生率仍高于其他部位病变，容易产生支架内血栓，引起严重的不良事件。④ILUMIEN™ OPTIS™ 系统可对 LMCA 病变进行实时三维成像。LMCA 长度较短、走行多变，3D 冠状动脉重建能精细地确定病变的范围、长度、狭窄程度以及参考血管直径，指导选择最合适的介入器械。此外，重建的 3D 模型也可以在空间自由旋转，便于术者从各个角度观察分析血管，对左主干、分叉的边支、分支的角度及分支导丝再进入作出正确的评估。⑤ILUMIEN™ OPTIS™ 系统整合了 FFR 功能，使其同时具备形态学和功能学评估的功能，从而更加全面地评估冠状动脉功能。

　　需要指出的是，OCT 透射深度小，不能评价血管的重构性改变及血管周围情况，这是其指导 LMCA 病变 PCI 治疗的缺陷。目前尚没有前瞻性研究证实 OCT 指导的 LMCA 病变 PCI 治疗优于 IVUS。基于 OCT 与 IVUS 各自的优势和不足，在 LMCA 病变的 PCI 治疗中，可考虑联合使用 IVUS 和 OCT 来指导支架植入及评价支架植入术后效果，避免术后心血管不良事件的发生。

二、分叉病变

冠状动脉分叉病变(bifurcation lesion)是指主干血管与分支血管开口存在>50%的狭窄(占所有 PCI 治疗的 15%~16%),是冠状动脉支架植入失败率较高的复杂病变之一。血管分叉处由于血流剪应力大而容易形成动脉粥样硬化。Gonzalon[21]应用 OCT 研究分叉处斑块分布发现在分叉近端更容易有 TCFA 的存在。分叉病变 PCI 治疗过程中,常出现真性或假性分叉病变、球囊扩张主支过程中斑块移位或嵴线偏移造成的分支受累、介入后真假性分叉病变相互转换等,这给术者 PCI 治疗策略的选择带来巨大的挑战。

目前对分叉病变的处理尚没有统一的最佳治疗策略,但比较一致的建议是在分叉病变处理过程中应用腔内影像学工具(OCT、IVUS)及功能学工具(FFR)决定分叉病变处理策略,优化支架植入后效果。

术前行 OCT 检查可准确测量主支及分支开口狭窄程度、病变长度、斑块分布及性质,有助于术者选择合适的介入器械及分支支架治疗策略(单支架或多支架技术或者是否需要保护分支血管)。OCT 示 TCFA 常好发的分支近侧壁是双支架技术(如 Crush、T-stenting)多层支架小梁附着位点,易导致支架贴壁不良及药物分布不均,且易损斑块的破裂易导致分支远端栓塞及"无复流"现象的发生,从影像学的角度可指导避免支架植入在 TCFA 上。OCT 可指导分支导丝从中段或远端网眼进入分支,达到良好的球囊对吻扩张后支架贴壁。有研究显示 OCT 指导的分支导丝进入分支较单纯造影相比,可显著减少支架贴壁不良的发生[22]。支架贴壁不良和边缘夹层是分叉病变支架植入的常见并发症,这两种现象都会增加分叉病变的支架内血栓形成的风险。

术后行 OCT 检查可以观察分叉处支架小梁贴壁及内皮化情况(图 6-4-3、图 6-4-4),从而减少支架内血栓的发生。此外,ILUMIEN™ OPTIS™ OCT 系统的实时三维成像功能还可以提供血管的空间分布和结构,在空间自由旋转,各个角度分析血管,指导导丝再进入。近期,有研究发现 3D-OCT 指导分叉病变支架植入具有可行性且可减少支架贴壁不良的发生[23]。因此,在临床指导分叉病变治疗时应考虑应用 OCT。

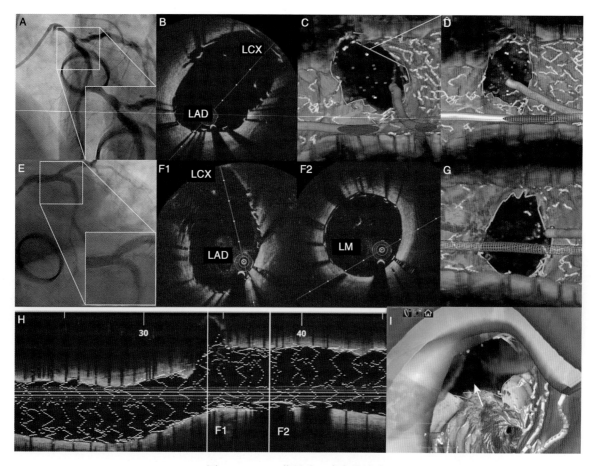

图 6-4-3　OCT 指导分叉病变的治疗

患者男性，55 岁，主因"阵发性心前区不适 10 余年，加重 1 个月"入院。 患者 2 年前 LAD 行 PCI 治疗。 既往史：高血压病史 15 年，糖尿病病史 5 年。 心脏超声：LVEF：59%。 诊断：冠心病 不稳定型心绞痛 PCI 术后 高血压 3 级 极高危组 2 型糖尿病

A：术前造影结果示：左主干末端 80% 狭窄，累及 LAD、LCX 根部（图中□处）。 Sprinter（2.5mm × 15mm）球囊扩张 LAD、LCX 根部病变处，采用 Cullote 技术，先在 LCX 植入 Nano（3.5mm ×18mm）支架，LAD 到左主干植入 Partner（4.0mm ×33mm）支架。 B：LAD 支架后左主干分叉口截面。 在导丝重新穿过网眼（rewire）时应用 OCT 指导从近端网眼调整到远端网眼；C：OCT 长轴腔内影像示近端网眼；D：OCT 长轴腔内影像示远端网眼，给予 Sprinter（2.5mm ×15mm）球囊扩张网眼。 F1：扩张后左主干分叉口截面；G：扩张后 OCT 长轴腔内影像示支架网眼扩张良好

选用 2 个 Quantum（3.0mm × 15mm）球囊行后扩张及对吻扩张。 左主干用 Quantum（4.0mm × 12mm）球囊扩张。 F2：左主干对应截面；H：OCT 支架跟踪长轴影像示支架贴壁良好，膨胀良好；I：3D-OCT 腔内影像示支架贴壁良好，支架网眼扩张理想，分叉处支架成型理想（箭头所示）；E：术后造影示术后无残余狭窄，支架膨胀良好，贴壁良好，TIMI 血流Ⅲ级（图中□处）

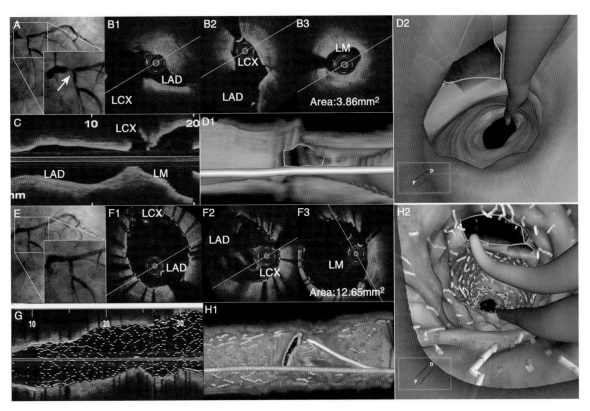

图 6-4-4　OCT 指导分叉病变的治疗

患者男性，70 岁，主因"阵发性心前区不适 10 余年，伴胸闷 1 个月"入院。 既往史：高血压病史 20 年余，糖尿病病史 15 年。 心脏超声：LVEF：44％。 诊断：冠心病 不稳定型心绞痛 高血压 3 级 极高危组 2 型糖尿病

A：术前造影结果示左主干末端 80％ 狭窄（图中□箭头所示）； C：从 LAD 至左主干 OCT 长轴影像；D1：OCT 长轴腔内影像；D2：3D-OCT 腔内影像，均可见左主干严重狭窄，并累及 LAD、LCX 根部；B1：LAD 分叉口截图；B2：LCX 分叉口截图；B3：左主干最狭窄处，MLA 3.86mm²。
采用 Cullote 技术，先在 LCX 植入 Firebird（3.0mm×33mm）支架，LAD 植入 Partner（3.5mm×24mm）支架。 在 OCT 指导下导丝重新穿过网眼，选择远端网眼应用选 Sprinter（2.5mm×25mm）球囊扩张 LCX 开口，选用 NC TREK（3.0mm×12mm）球囊，NC TREK（3.5mm×12mm）球囊行后扩张及对吻扩张，NC TREK（4.0mm×12mm）球囊扩张左主干部位。 E：术后造影示无残余狭窄，支架膨胀良好，贴壁良好，TIMI 血流Ⅲ级（图中□处）； G：从 LAD 至左主干 OCT 支架跟踪长轴影像示贴壁良好，膨胀良好；H1：OCT 长轴腔内影像；H2：3D-OCT 腔内影像，均示支架贴壁良好，回旋支开口网眼扩张理想，分叉处支架成型理想；F1：LAD 根部截面；F2：LCX 根部截面；F3：左主干对应截面，面积达 12.65mm²

三、慢性闭塞性病变及自发性冠状动脉夹层

（一）慢性闭塞性病变

　　近年来，随着介入器材的发展，慢性闭塞性病变（chronic total occlusions，CTO）的治疗已经取得了长足发展，但 CTO 的介入成功率依然不高，依旧面临诸多挑战。在这种复杂病变中，OCT 提供的信息对术者成功完成手术具有潜在的作用。

　　已经有研究报告在体外的实验中使用前视 OCT 系统对闭塞性病变血管进行多纵轴成像进而构建出闭塞血管的横截面图像。OCT 能够区分闭塞的管腔和血管壁的不

同层次,并且有可能识别微通道,这些信息可以用来指引导丝通过病变。一旦导丝通过了闭塞性病变,OCT 就能够检测导致闭塞的斑块成分。

另一方面,如果发生了管壁夹层,OCT 能够区分真腔和假腔。将来多普勒 OCT 还可用来评估微通道的存在。此外,OCT 研究发现 CTO 病变支架植入术后内膜修复延迟,因此,OCT 可指导 CTO 病变植入支架后双重抗血小板治疗的时限。需要指出的是,OCT 指导 CTO 病变治疗目前证据仍不充分,有待于进一步的研究。

(二)自发性冠状动脉夹层

自发性冠状动脉夹层(spontaneous coronary artery dissection,SCAD),在 OCT 中的表现为由内-中膜的撕裂导致的双腔(真、假腔)(图 6-4-5)或壁内血肿的形成。壁内血肿的定义是指没有明显动脉粥样硬化的冠状动脉发生内膜的撕裂或中膜滋养血管的破裂导致血液积聚到冠状动脉内中膜与外弹力板之间使管腔狭窄甚至闭塞。夹层是在分离的内膜与外层血管壁之间有相对均质、高反射且强衰减的光学信号。

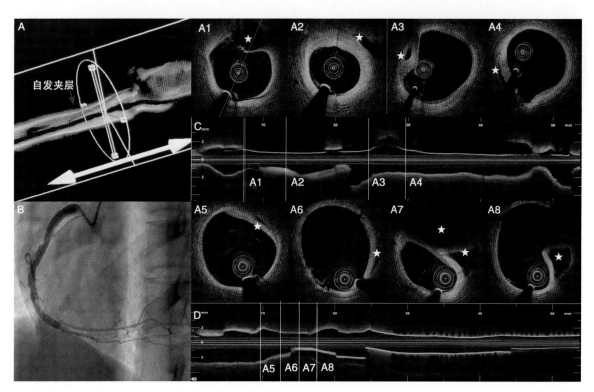

图 6-4-5 自发性冠状动脉夹层

患者女性,35 岁,因 3 个月前于产后突发胸痛,为进一步诊治入院。既往体健。诊断:冠心病 下壁心肌梗死

B:CAG 结果示右冠状动脉管腔不规则,明显狭窄;A:OCT 长轴腔内影像,可见明显夹层(红色箭头所示);C:RCA 中远段 OCT 长轴影像;D:RCA 近段 OCT 长轴影像,结果均示:冠状动脉夹层。

A1 ~ A8:RCA 从远至近的夹层 OCT 截面,星号处为血管真腔

通过 OCT 得出,该患者 RCA 广泛夹层,真腔被压缩。鉴于患者状态好,无血流动力学障碍,无不适主诉,继续加强药物治疗,建议定期复查

CAG 对该病的检出率仅为 0.1%~1.1%。但实际上,由于漏诊或患者猝死等原因致使该病的发生率明显被低估。IVUS 和 OCT 对冠状动脉自发夹层壁内血肿的识别和治疗策略的制订都有很大参考价值,但由于 OCT 分辨率显著高于 IVUS,所以 OCT 对内膜破口的识别显著高于 IVUS。文献报道 OCT 发现 64% 的 SCAD 患者存在冠状动脉内膜撕裂口。然而,由于 OCT 穿透性差,再加上真假腔血栓的影响,OCT 有时不如 IVUS 能够完全显示 SCAD 累及的血管范围和特有的三层结构,从而影响对病变的判断。一般来说,对血流动力学稳定的患者而言,保守策略是优选方案。

由于 PCI 总成功率仅有 65% 左右,故仅适用于那些大血管近端的壁内血肿伴有持续性胸痛、TIMI 血流 0~1 级的患者。PCI 治疗要慎重,如有必要,一定要根据影像学(IVUS 或 OCT)确定壁内血肿长度,先放两端再放中间,支架要长出壁内血肿近远端至少 5mm 以上,一定要覆盖内膜破口。

OCT 指导 SCAD 介入治疗的价值高于 IVUS,首先 OCT 检查有助于明确导丝的位置是否正确。其次,支架完全封闭内膜破口是介入治疗成功的保障,OCT 可以精确显示出内膜破口的位置,减少不必要支架的使用。最后,像常规 PCI 手术一样,OCT 也能够评价支架植入的即刻效果(如支架膨胀情况),发现并发症等(如血肿移动,支架边缘夹层情况)。

四、钙化病变

病理对照研究显示,OCT 检测钙化病变的敏感性(95%~96%)、特异性(97%)很高。对于浅表性钙化,OCT 可显示其轮廓。有病理研究显示,OCT 对钙化面积的测定优于 IVUS[24]。既往研究显示,钙化病变与斑块负荷呈正相关。研究发现,钙化病变植入 DES 后,其长期心血管不良事件发生率高于非钙化病变。当 OCT 发现严重的环形钙化时,应避免直接植入支架,可先考虑采用预扩张或试验性扩张的策略,在短的钙化环中可使用球囊切割或冠状动脉内旋磨术(图 6-4-6、图 6-4-7)。

需要说明的是,目前尚无明确的界值(钙化角度、长度或厚度)可以作为行球囊切割或冠状动脉内旋磨术的指征(有研究显示为钙化>270°,浅表钙化,但还有待确定)。

钙化病变限制血管及球囊扩张,因此钙化病变常导致支架膨胀不良。OCT 可准确评估支架膨胀情况,从而指导选择合适的后扩张球囊进行后扩。Kobayashi 等人[25]研究显示,OCT 测量的钙化角度、钙化面积与 DES 支架膨胀后最小支架内面积(minimal stent area,MSA)、最小支架内直径(minimal stent diameter,MSD)呈负性相关。钙化病变 DES 植入术后常出现支架贴壁不良、支架边缘夹层,OCT 对这两种并发症的检测较 IVUS 更加敏感。Lindsay AC 等人研究发现即刻支架贴壁不良与 OCT 测量的钙化角度有关,而与钙化深度无关。此外,有研究发现 OCT 检测的点状钙化(spotty calcification)是 PCI 术后心肌损伤(心肌酶升高)的独立预测因子,特别是与 TCFA 同时出现时[24]。

6

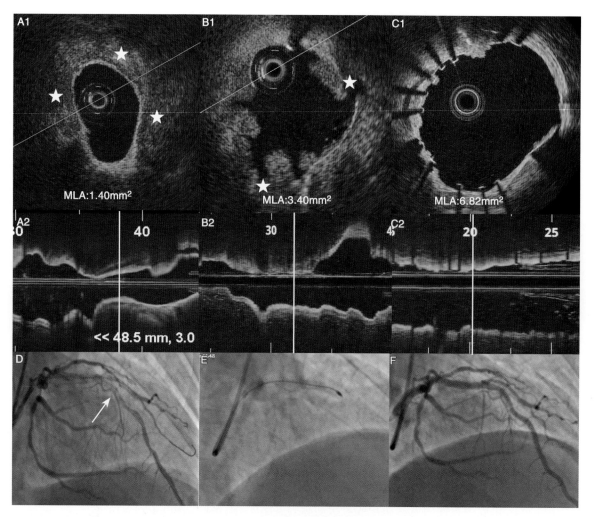

图 6-4-6　OCT 指导钙化病变的治疗

患者男性，63 岁，主因"胸骨后烧灼样疼痛 2 年，加重 10 天"入院。 既往高血压病史 7 年，吸烟史多年。
心电图：完全性左束支传导阻滞。 超声：左室壁向心收缩明显不协调，室壁运动不同步，LVEF：47.7%。
诊断：冠心病 不稳定型心绞痛 心律失常 完全性左束支传导阻滞 高血压病 3 级 极高危组

D：术前 CAG 示 LAD 中段严重钙化，狭窄 90%（箭头所示）；A2：OCT 长轴显示病变处为钙化斑块，管腔
重度狭窄；A1：最狭窄处 OCT 截面，星号处为钙化病变，MLA 1.40mm²。 采用冠状动脉旋磨术处置病变
处钙化斑块，E：旋磨时造影截图。 旋磨后用 Quantum 球囊（3.0mm×15mm）扩张病变处。 B2：旋磨后
OCT 长轴，可见管腔明显扩大；B1：旋磨后最狭窄处对应 OCT 截面，狭窄明显改善，MLA 3.40mm²，可见
斑块破裂（星号处）。

植入支架 EXCEL（3.0mm×28mm），Quantum 球囊（3.0mm×15mm）后扩张。 C2：OCT 长轴影像示支架
贴壁良好；C1：最狭窄处支架后 OCT 截面，MLA 6.82mm²；F：术后 CAG 示，术后支架贴壁良好，无残余
狭窄，TIMI 血流Ⅲ级

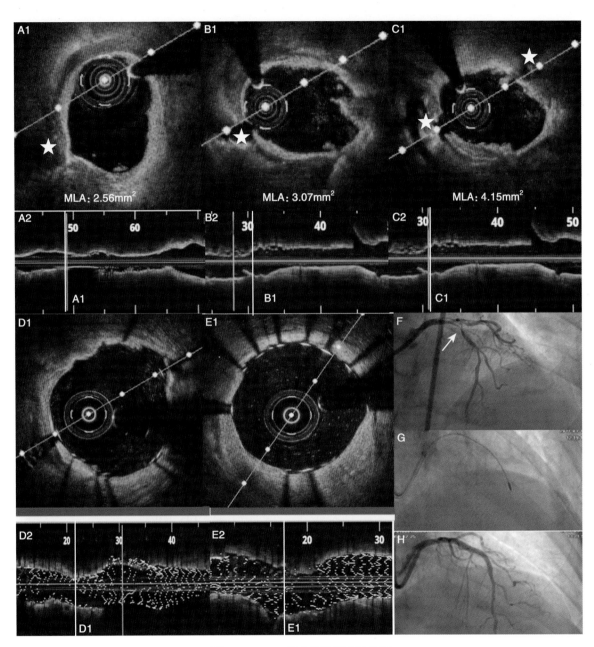

图 6-4-7　OCT 指导钙化病变的治疗

患者女性，63 岁，主因 "阵发性胸骨后疼痛 3 个月，加重 1 个月" 入院。既往史：高血压病史 20 年，
2 型糖尿病病史 20 年。心脏超声：LVEF：48.2%。诊断：冠心病 不稳定型心绞痛 高血压病 3 级 极高
危组 2 型糖尿病

F：术前 CAG 示前降支中段严重狭窄钙化，狭窄达 90%（箭头所示）；A2：LAD 的 OCT 长轴示钙化斑
块，管腔重度狭窄；A1：最狭窄处截面，MLA 2.56mm²，钙化斑块（星号处），钙化环角度 >300°。采
用冠状动脉旋磨术处置 LAD 病变处。G：旋磨导丝通过时造影截图；B2：旋磨后 OCT 长轴；B1：狭窄
处截面，钙化斑块破裂（星号处），MLA 3.07mm²。给予 Quantum 球囊（3.0mm×15mm）后扩张。
C2：扩张后 OCT 长轴示斑块破裂，管腔扩大；C1：扩张后截面，钙化斑块破裂（星号处），
MLA 4.15mm²

LAD 植入 Firehawk（2.75mm×23mm）支架和 Firehawk（3.5mm×23mm）支架。D2：OCT 支架跟踪长轴
影像示膨胀不良，贴壁良好；D1：支架截面示支架膨胀不良。给予 Quantum（3.75mm×12mm）球囊后
扩张。E2：扩张后 OCT 支架跟踪长轴影像示贴壁良好，膨胀良好；E1：支架膨胀良好截面；H：术后冠
状动脉造影示无残余狭窄，贴壁良好，膨胀良好，TIMI 血流Ⅲ级

6

五、结语

腔内影像学的优势是辅助临床介入医师在复杂病变中决定 PCI 策略,以优化植入支架,改善远期预后,相信随着 OCT 的改进,随着更多的 OCT 数据库资料及临床前瞻性研究结果的出现,OCT 在一定程度上会影响并改进现有的复杂冠状动脉病变的介入处理策略。

(马丽佳 任雪峰 霍勇)

参考文献

[1] Prati F, Di Vito L, Biondi-Zoccai G, et al. Angiography alone versus angiography plus optical coherence tomography to guide decision-making during percutaneous coronary intervention: the Centro per la Lotta control' Infarto-Optimisation of Percutaneous Coronary Intervention (CLI-OPCI) study. EuroIntervention, 2012, 8 (3): 823-829.

[2] Wijns W, Shite J, Jones MR, et al. Optical coherence tomography imaging during percutaneous coronary intervention impacts physician decision-making: ILUMIEN I study. Eur Heart J, 2015, 36 (47): 3346-3355.

[3] Maehara A, Ben-Yehuda O, Ali Z, et al. Comparison of Stent Expansion Guided by Optical Coherence Tomography Versus Intravascular Ultrasound: The ILUMIEN II Study (Observational Study of Optical Coherence Tomography [OCT] in Patients Undergoing Fractional Flow Reserve [FFR] and Percutaneous Coronary Intervention). JACC Cardiovasc Interv, 2015, 8 (13):1704-1714.

[4] Ali ZA, Maehara A, Généreux P, et al. Optical coherence tomography compared with intravascular ultrasound and with angiography to guide coronary stent implantation (ILUMIEN III: OPTIMIZE PCI): a randomised controlled trial. Lancet, 2016, 388 (10060): 2618-2628.

[5] Chisari A, Di Vito L, Burzotta F, et al. Patients with MACE in the OCT guided arm of the CLI-OPCI study have more often an uncorrected stent deployment. Eur Heart J, 2013, 34 (1): P3947.

[6] Bech GJ, De Bruyne B, Pijls NH, et al. Fractional flow reserve to determine the appropriateness of angioplasty in moderate coronary stenosis: a randomized trial. Circulation, 2001, 103 (24): 2928-2934.

[7] Kobayashi Y, Nam CW, Tonino PA, et al. The Prognostic Value of Residual Coronary Stenoses After Functionally Complete Revascularization. J Am Coll Cardiol, 2016, 67 (14):1701-1711.

[8] Cho YK, Nam CW, Han JK, et al. Usefulness of combined intravascular ultrasound parameters to predict functional significance of coronary artery stenosis and determinants of mismatch. EuroIntervention, 2015, 11 (2): 163-170.

[9] Waksman R, Legutko J, Singh J, et al. Haude

MFIRST：Fractional Flow Reserve and Intravascular Ultrasound Relationship Study. JACC,2013,61(9):917-923.

[10] Kang SJ, Ahn JM, Song H, et al. Comprehensive intravascular ultrasound assessment of stent area and its impact on restenosis and adverse cardiac events in 403 patients with unprotected left main disease. Circ Cardiovasc Interv,2011,4(6):562-569.

[11] Tian J, Vergallo R, Jia H, et al. Morphologic characteristics of eroded coronary plaques：a combined angiographic, optical coherence tomography, and intravascular ultrasound study. Int J Cardiol,2014,176(3):e137-e139.

[12] Kim JS, Ha J, Kim BK, et al. The relationship between post-stent strut apposition and follow-up strut coverage assessed by a contour plot optical coherence tomography analysis. JACC Cardiovasc Interv, 2014, 7(6):641-651.

[13] Chamie D, Bezerra HG, Attizzani GF, et al. Incidence, predictors, morphological characteristics, and clinical outcomes of stent edge dissections detected by optical coherence tomography. JACC Cardiovasc Interv, 2013,6(8):800-813.

[14] Bouki KP, Sakkali E, Toutouzas K, et al. Impact of coronary artery stent edge dissections on long-term clinical outcome in patients with acute coronary syndrome：An optical coherence tomography study. Catheter Cardiovasc Interv,2015,86(2):237-246.

[15] Jin QH, Chen YD, Jing J, et al. Incidence, predictors, and clinical impact of tissue prolapse after coronary intervention：An intravascular optical coherence tomography study. Cardiology,2011,119(4):197-203.

[16] Kang SJ, Ahn JM, Song H, et al. Comprehensive intravascular ultrasound assessment of stent area and its impact on restenosis and adverse cardiac events in 403 patients with unprotected left main dis-

ease. Circulation Cardiovasc Interv,2011, 4(6):562-569.

[17] Prati F, Romagnoli E, Burzotta F, et al. Clinical Impact of OCT Findings During PCI：The CLI-OPCI Ⅱ Study. JACC Cardiovasc Imaging,2015,8(11):1297-1305.

[18] Fujino Y, Bezerra HG, Attizzani GF, et al. Frequency-domain optical coherence tomography assessment of unprotected left main coronary artery disease-a comparison with intravascular ultrasound. Catheter Cardiovasc Interv,2013,82(3):E173-E183.

[19] Kubo T, Akasaka T, Shite J, et al. OCT compared with IVUS in a coronary lesion assessment：the OPUS-CLASS study. JACC Cardiovascular Imaging, 2013, 6(10): 1095-1104.

[20] Tanaka A, Imanishi T, Kitabata H, et al. Lipid-rich plaque and myocardial perfusion after successful stenting in patients with non-ST-segment elevation acute coronary syndrome：an optical coherence tomography study. Eur Heart J,2009,30(11): 1348-1355.

[21] Gonzalo N, Garcia-Garcia HM, Regar E, et al. In vivo assessment of high-risk coronary plaques at bifurcations with combined intravascular ultrasound and optical coherence tomography. JACC Cardiovasc Imaging,2009,2(4):473-482.

[22] Alegria-Barrero E, Foin N, Chan PH, et al. Optical coherence tomography for guidance of distal cell recrossing in bifurcation stenting：Choosing the right cell matters. EuroIntervention,2012,8(2):205-213.

[23] Okamura T, Onuma Y, Yamada J, et al. 3D optical coherence tomography：new insights into the process of optimal rewiring of side branches during bifurcational stenting. EuroIntervention,2014,10(8):907-915.

[24] Mintz GS, Pichard AD, Popma JJ, et al. Determinants and correlates of target lesion calcium in coronary artery disease：a clini-

6

cal, angiographic and intravascular ultra-sound study. J Am Coll Cardiol, 1997, 29 (2):268-274.

[25] Kobayashi Y, Okura H, Kume T, et al. Im-pact of target lesion coronary calcification on stent expansion. Circ J, 2014, 78 (9): 2209-2214.

第七章

OCT 在支架植入术后随访中的应用

7

从支架远期安全性的角度来考虑,支架随访越来越重要,而在此方面,OCT 的作用越来越凸显。在支架的随访中,OCT 可评价支架植入后的内膜覆盖情况、支架获得性贴壁不良(acquired stent malapposition,ASM)、支架内再狭窄(in-stent restenosis,ISR)、支架内动脉粥样硬化斑块及晚期血栓等指标,从而指导治疗方案及预测患者近远期的预后[1]。在评估支架内膜修复方面,OCT 能准确评估支架新生内膜组织的覆盖厚度、面积和空间分布,预测支架血栓风险。同时,OCT 也能非常清晰地显示支架小梁与血管壁之间的关系,以及可降解支架小梁的动态变化情况,这些信息有利于我们评估何时停药相对合理,制订个体化的抗血小板方案,不过在上述领域现今尚缺乏一个公认的标准及模型,这将是未来 OCT 研究努力的一个重要方向。

哈尔滨医科大学附属第二医院 OCT 课题组首次利用 OCT 发现及诊断了支架内新生动脉粥样硬化(arteriosclerosis,AS),并提出支架内新生 AS 易损斑块破裂是支架内血栓(stent thrombosis,ST)发生的可能的重要机制,这一发现引起了冠状动脉介入领域的巨大关注,提升了对支架内组织增生的认识[2]。值得注意的是,虽然第二代药物支架提高了内膜覆盖率,降低了早期 ST 的发生率,但支架内新生 AS 发生率并未明显降低,这将导致其极晚期 ST 的发生率可能出现追赶现象。此外,OCT 也可用于评价药物洗脱支架晚期 ASM 情况及支架断裂(stent fracture,SF)等其他支架失败的原因。基于 OCT 在支架随访中的独特优势,在此将其单独罗列进行详细陈述。

一、OCT 评估支架内膜覆盖

无论是金属裸支架(bare metal stent,BMS)还是药物洗脱支架(drug eluting stent,DES),植入后局部修复和愈合情况直接决定了 PCI 的疗效。药物支架新生内膜较薄($<200\mu m$),因分辨率较低,IVUS 及冠状动脉造影很难评估新生内膜修复情况,相反 OCT 因其高分辨率的特点($10\sim15\mu m$),能很好评价支架植入后的组织反应、内膜增长速度、内膜厚度及内膜组织特性,动态分析不同时期支架组织的愈合情况及模式。

通过 OCT 可以准确描述支架近端、中部、远端及重叠部位在各个时间段的内膜生长模式及组织学特征。支架小梁在 OCT 图像上表现为围绕血管壁的一圈光亮散点结构,而增生内膜是小梁表面覆盖的一层组织,但这层组织表面不一定完全由内皮细胞覆盖,即完全内皮化。现今临床使用的 OCT 很难准确判断组织表面内皮化情况,micro-OCT 的分辨率提高至 $1\mu m$,可以进行内皮化(内皮细胞覆盖)情况的评估,但 micro-OCT 由于成像导丝较粗,现尚处于动物研究阶段,未来技术的进一步改进有望在临床人体内使用。

支架内膜覆盖不良与过度增生均会引起相应的临床问题,内膜组织修复延缓可能导致内皮化不全,是发生晚期及极晚期血栓的隐患;相反如果内膜过度增生,将会直接导致有效的管腔面积减少,引起心肌缺血甚至心绞痛等临床症状复发,内膜过度增生也会导致增生组织缺氧诱发支架内滋养血管增生,是支架内新生 AS 斑块发生发展的一个因素。

病理研究证实术后支架小梁表面覆盖不全是导致 ST 形成的重要机制之一,这在一定程度上引起了业界对药物支架晚期安全性的关注。DES 能够明显抑制支架植入术后局部血管平滑肌细胞增生,减少新生内膜组织增殖,减少新生内膜厚度,从而降低再狭窄发生率。但 DES 也显著抑制血管内皮细胞增生,造成新生内膜组织表面内皮化修复的明显延迟,DES 支架植入后很难在 3 年内达到完全内皮化,这为 ST 形成提供了环境。既能抑制内膜过度增殖又不引起内皮化延迟的新型支架研发业已成为行业重点。

自从 2007 年 OCT 在欧洲批准用于临床以来,已经有多个 OCT 临床试验结果发布,其中大部分试验将支架小梁内膜覆盖作为评估支架效果的主要替代终点之一。OCT 测量支架内膜厚度与组织测量所得厚度高度相关($r=0.85$,$P<0.001$),并且个体之间或同一个体内膜厚度测量重复性非常好[3]。OCT 对支架内膜覆盖不全的检出敏感性为 80%,特异性为 95%。图 7-0-1 显示不同支架内皮修复情况。

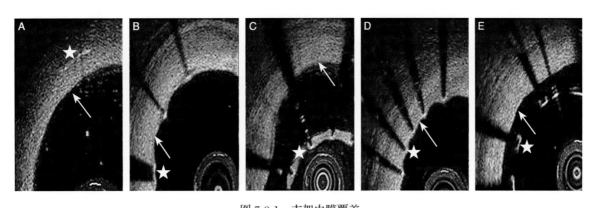

图 7-0-1　支架内膜覆盖
A:支架小梁贴壁良好且内膜修复良好;B:支架小梁突出且内膜覆盖良好;C:支架小梁贴壁不良但内膜覆盖良好;D:支架小梁贴壁良好但内膜未覆盖;E:支架小梁贴壁不良且内膜未覆盖;箭头代表血管壁,星号代表支架小梁

对于厚度>100μm 的支架新生内膜,按 OCT 图像特征可分为以下 3 类:①均质性(图 7-0-2A):高反射且信号相对均匀,无局部信号衰减;②分层(图 7-0-2B):向心性、双层或多层的光学信号,近管腔侧通常为高反射信号,远腔侧通常为低反射信号;③异质性(图 7-0-2C):低反射且信号不均匀,有局部信号的强衰减。

Chen 等对比了 DES 和 BMS 植入后的内膜覆盖情况,发现 DES 的内膜覆盖厚度明显小于 BMS。Xie 等分析西罗莫司 DES 及 BMS 植入后 3 个月的 OCT 图像,发现 BMS 小梁几乎完全被内膜覆盖,相反西罗莫司 DES 的很多内膜未完全覆盖。Takano 等发现西罗莫司 DES 植入 3 个月时应用 OCT 检测仍存在内膜覆盖不完全情况。这些研究都说明在 BMS 患者中双重抗血小板可为 3 个月或以上,但 DES 明显需要更长时间的双重抗血小板治疗。长达 4 年的 OCT 随访研究显示第一代药物支架即西罗莫司洗脱支架(SES)植入后依然存在支架内膜覆盖不全,这也是为什么药物洗脱支架晚期 ST 发生率远高于裸支架的潜在原因之一。相关研究表明 RUTSS(每横断面支架小梁未覆盖比率%)是最有说服力的形态学角度内皮覆盖不良的预测因子,RUTSS>30% 是预测极晚期血栓发生的独立预测因子(OR=9.0,95% CI:3.5~22)。

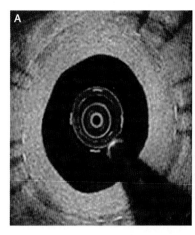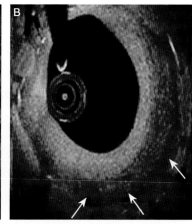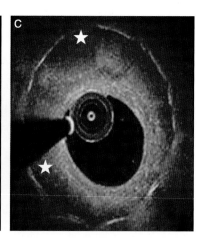

图 7-0-2　支架内膜性质
A：均质性内膜；B：分层内膜（箭头所示）；C：异质性内膜（星号处）

　　第二代药物支架的代表类型，即依维莫司洗脱支架（EES）虽然通过技术改进及药物毒性的降低，OCT 及病理研究都显示 EES 相比 SES 内膜修复明显增快且表面内皮化也相对完整，这一发现促使很多学者认为可以改变现有双抗治疗策略，建议将现有的双重抗血小板治疗时间缩短到 9 个月，甚至有人提出缩短到 6 个月。部分研究也报道了在 EES 植入患者中，6 个月双抗治疗效果并不劣于 12 个月的治疗方案。可见，应用 OCT 评价支架内膜覆盖很有希望成为指导临床支架后双抗治疗的标准。除内膜覆盖情况，支架内膜性质也与患者治疗及预后密切相关。一项 OCT 研究矫正传统风险因素显示支架内膜异质性是支架植入术后远期不良事件的独立预测因子（HR：3.93，95% CI：1.45~10.66，$P=0.007$）[4]。

　　目前有学者提出利用 OCT 指导个体化双抗治疗的观点。是否可以用 OCT 评价支架小梁覆盖情况来采取个体化抗血小板治疗方案？OCT 观察到的内膜组织特征是否也可用于个体化双抗血小板治疗及抗 AS 的基础治疗方案中（如图 7-0-3、图 7-0-4 病例所示）？然而由于现在缺乏具体的评估模型及统一的评价方案，所以这些都是值得进一步思考的问题。由于 ST 发生率本来就比较低，想进一步开展临床研究证实 OCT 指导抗血小板治疗效果的优势需要很大的样本量，因此面临很大的实际困难，但随着 OCT 支架随访数据的增多，真实世界的注册研究会有助于此问题的解决，甚至可改变现有指南对支架后双抗应用时长的推荐。

　　OCT 评价支架内膜覆盖情况在新型支架的研发过程中常常作为有效的替代终点。虽然 OCT 分析得到的几种参数值与患者预后及治疗未建立直接关联，但如果新型支架植入内膜的覆盖率差，异质性高，甚至过早过多的出现新生易损斑块，无疑这一类支架与现有支架相比很难取得优势。因此，OCT 现被作为用来评价新型支架植入后近远期安全性（内膜覆盖模式及程度）的一个重要检测手段。在 2013 年中国介入心脏病学大会（CIT）上，来自哈尔滨医科大学附属第二医院心内科的研究表明 BuMA 支架在术后能够促进内膜更早愈合（图 7-0-5）。同时，中国医学科学院阜外医院团队研究结果显示与国产 EXCEL 支架相比，新一代国产 BuMA 支架在术后能够促进内膜更早愈合，预示着可能具有更好的远期安全性。Baris 等比较 Cypher 支架与生物降解支架（Biomatrix Ⅲ 支架）植入 9 个月后的内膜覆盖情况，两者在统计学上无明显差异，Biomatrix Ⅲ 支架的内膜覆盖率达 95%，绝对数上高于 Cypher 支架的内膜覆盖率。Onuma 等利用 OCT 动态评估新一代可降解支架的降解过程，评估冠状动脉血管壁对可降解支架的反应。以上研究均表明：OCT 今后在评估支架远期安全性及个体化治疗方面将起到越来越重要的作用。

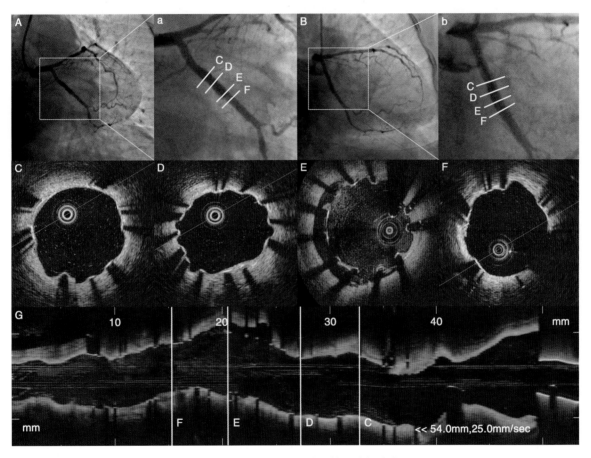

图 7-0-3　OCT 优化 PCI 术后抗血小板治疗-1

患者女性，57 岁，主因 "阵发性胸痛 3 个月，加重 1 周" 入院。 既往史：糖尿病病史 10 年。 临床诊断为：冠心病 不稳定型心绞痛 PCI 术后 1 年半。
CAG 结果（A、B）原支架通畅，近端狭窄 60%。 OCT 结果显示多个截面（C、D、E、F）：支架新生内膜覆盖较差，RUTSS=68%，且支架贴壁不良（E、G）。 考虑患者症状及 OCT 分析结果，建议患者持续接受双抗治疗，并定期随访

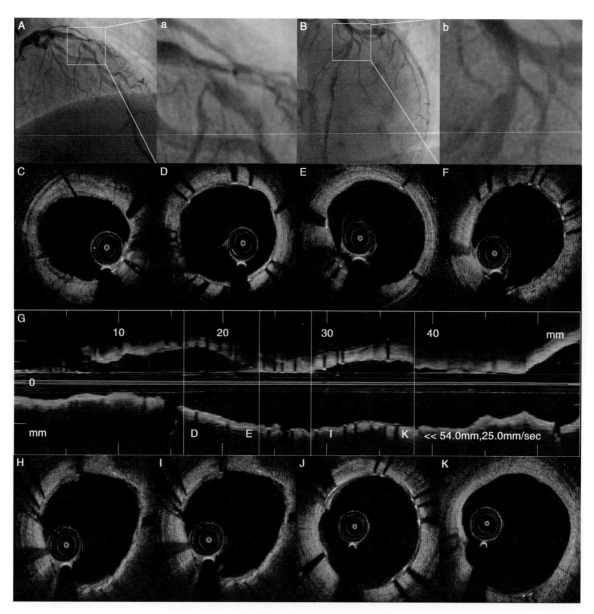

图 7-0-4　OCT 优化 PCI 术后抗血小板治疗-2

患者男性，46 岁，4 个月前由于"不稳定型心绞痛"植入支架 1 枚，由于患者发现膀胱癌拟行膀胱癌切除
术，为评价暂停双重抗血小板治疗后支架内血栓风险行 OCT 检查

CAG 显示（A、B）前降支严重狭窄。　OCT 连续截面结果（C ~ F、H ~ K）：支架新生内膜覆盖尚可，
RUTSS = 10%；G 为 OCT 长轴图像。　OCT 分析结果提示患者出现支架内血栓风险较低。　患者于术前停
止双抗治疗，期间未发生支架内血栓等不良事件

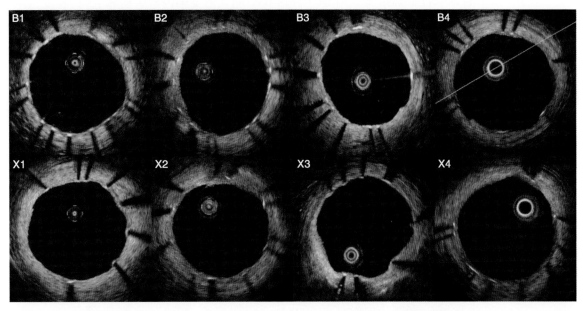

图 7-0-5　BuMA（B1~B4）和 Xience V（X1~X4）支架内膜覆盖情况
OCT 结果显示植入 3 个月 BuMA 和 Xience V 支架内膜覆盖相比，两种支架内膜覆盖情况相当

在寻找新生内膜相关的临床潜在风险及干预因素方面，OCT 作为一个强有力的工具取得很多重要研究成果。Kubo 等分析发现在不稳定型心绞痛患者中支架内膜覆盖明显延迟。Pietrasik 等用 OCT 对糖尿病患者的 DES 及 BMS 进行 2 年随访，发现 DES 植入 2 年后仍有内膜未覆盖，并且发现支架的内膜覆盖与是否患糖尿病无关。有趣的是，2012 年中国专家通过 OCT 在动物中的研究发现阿托伐他汀治疗可以影响内皮祖细胞（endothelial progenitor cell，EPC）迁移从而加速 SES 支架植入后内膜的修复及内皮化[5]。日本专家后来在 OCT 人体研究中，也发现了这一点，而且发现不同他汀类药物对内膜修复的促进效果存在明显差异[6]。近来，韩国 Kim 等通过前瞻性 OCT 研究证实高剂量他汀类药物治疗能促进 DES 支架植入后内膜修复。这些研究均从 OCT 角度为促进支架内膜愈合、降低远期支架相关临床问题提供了研究思路和干预靶点。

二、OCT 评估支架内新生动脉粥样硬化

冠状动脉支架的发明至今已有近 40 年，然而，支架内新生 AS 斑块这一概念的出现仅有 5 年。关于支架内新生 AS 斑块这一现象，至今其机制及临床干预手段依然了解甚少，是未来基础与临床研究的一个重要方向。既往研究认为支架植入后再狭窄是由平滑肌过度增生所致，哈尔滨医科大学附属第二医院心内科应用 OCT 对 PCI 术后患者进行随访发现支架内出现新生的 AS 斑块，首次在国内外提出支架内 AS 破裂血栓是支架植入术后患者发生急性心血管不良事件的重要机制[2]，开启了支架内 AS 理论的新纪元。2012 年病理学研究证实了支架内新生动脉粥样硬化斑块的存在，同时提示，第一代、第二代 DES 均存在支架内 AS 的问题[7]。

日本学者 Takano 等采用 OCT 评估 BMS 植入后支架内冠状动脉 AS 的程度,显示支架植入超过 5 年的裸支架与植入小于 1 年的裸支架相比更容易出现新生 AS 斑块,这显示 BMS 植入后新生 AS 的发生与植入时间呈正相关,是一个相对漫长的过程。一项包含 50 个 DES 再狭窄病变的 OCT 研究显示 52% 的新生内膜组织包含至少一帧的 OCT 易损斑块特征,高达 58% 的内膜出现破裂[8]。Lee 等发现 EES 与 SES 并未明显减少支架内新生斑块的发生,通过 5 年的 OCT 随访研究发现药物载体可降解支架内新生斑块的发生率与裸支架相当,稍低于紫杉醇药物支架[9]。关于新生斑块在完全可降解支架中的发生率至今尚无相关研究报道,但有个案报道完全可降解支架内出现新生斑块。就目前主流支架而言,支架内新生斑块这一问题并未得到有效解决。支架内新生动脉粥样硬化斑块在 OCT 上表现为支架内新生组织,OCT 图像发现钙化(图 7-0-6A)及脂质沉积(图 7-0-6B),甚至新生斑块破裂(图 7-0-6C)。

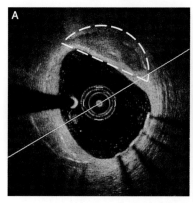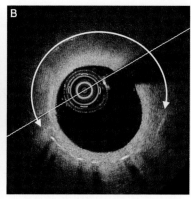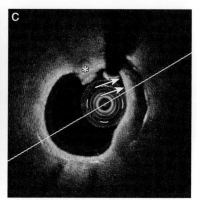

图 7-0-6　支架新生动脉粥样硬化典型 OCT 图

A:支架内钙化斑块表现与原位斑块一样,为边缘锐利的低信号或不均匀的区域(虚线圈内);B:支架内增生的内膜高信号后有明显的信号衰减并且边界模糊,提示脂质沉积,但是并不代表形成真的坏死核心(双箭头区域);C:提示支架内新生斑块表面不连续,与原位斑块破裂存在一定区别(箭头所示),而且可见支架内斑块的钙化结节(星号所示)

OCT 在新生斑块的发生机制及干预方面也取得部分重要成果。Yonetsu 等运用 OCT 对 BMS 和 DES 内膜粥样硬化程度进行对比,发现 DES 在早期和中期较 BMS 更容易出现新生内膜 AS 斑块,而晚期支架内 AS 发生率在裸支架与药物支架之间并无明显差异[10],这一时相特征提示 DES 与裸支架植入后支架内斑块发生的机制有可能不一样。DES 内新生 AS 的发生很可能与支架植入术后早期严重的局部炎症相关,其新生 AS 多分布在小梁周围,而裸支架内斑块的发生则是支架内膜增生到一定厚度后逐渐形成的,新生斑块离支架小梁有一定距离,与冠状动脉原位斑块的发生类似。支架内斑块典型病例见图 7-0-7。韩国学者 Kang 利用 OCT 发现 27 个出现晚期血栓的 DES 支架,63% 血栓来源于新生 AS 斑块破裂(图 7-0-8),更值得注意的是,出现晚期血栓的 BMS 都是由于支架内新生 AS 斑块破裂所导致[11]。

哈尔滨医科大学附属第二医院近期的在体研究进一步揭示支架内新生动脉粥样硬化更易发生在支架近端及远端,并与新生血管及自身脂质斑块的分布相关,预示了新生动脉粥样硬化与新生血管和原有斑块特征的潜在关系。项目组在兔动脉粥样硬化模型中,开创性地应用非特异性抗炎手段(甲氨蝶呤),发现其可有效抑制支架内新生动脉粥样硬化的发生,为临床有效预防支架失败提供了可行的研究方向及相应的理论基础[12,13]。这可能与支架两端血流动力学紊乱及两端残存斑块有关,支持"normal to normal"(正常部位到正常部位)的支架策略有利于降低支架内斑块的发生率。国内陈韵岱在一年的 OCT 随访研究中发现新生斑块发生率在糖尿病支架植入患者中是非糖尿病患者的 3 倍。《欧洲心脏杂志》上发表的一项 OCT 研究显示支架植入后新生内膜 AS 进展与自体冠状动脉内的原位斑块进展相关[14]。这一结果在意料之中,因为新生斑块与原位斑块的部分风险相同。几项 OCT 研究通过多元回归分析显示 LDL-C 水平>70mg/dl、吸烟及慢性肾病等因素都是新生斑块发生的危险因素,相反血管紧张素转换酶抑制剂则是新生斑块发生的有效预防途径[15]。另外与原位斑块相似,新生血管在支架内新生斑块的发生发展中也起到重要作用,尤其在糖尿病患者中[12,16]。

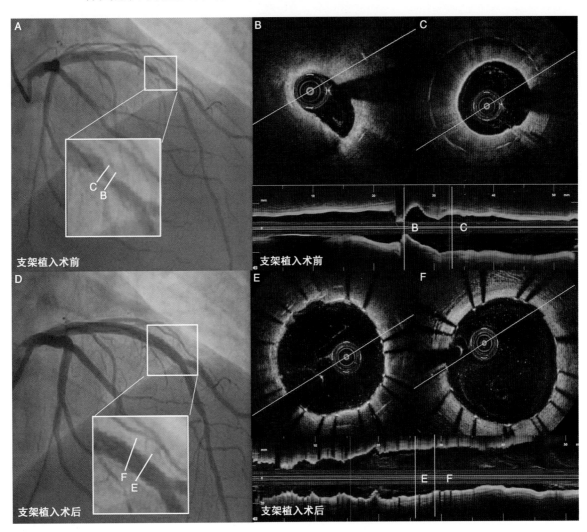

图 7-0-7　支架内新生动脉粥样硬化斑块

患者男性,51 岁,主因"胸骨后疼痛 10 年,加重 1 日"入院。既往史:吸烟 30 年,PCI 术后 9 年。临床诊断为:冠心病 不稳定型心绞痛 PCI 术后

A:术前 CAG,LAD 斑块浸润,支架内狭窄 95%;B、C:术前 OCT,支架内脂质斑块形成。植入 3.5mm×24mm Resolute 支架。 D:术后 CAG 示术后无残余狭窄;E、F:术后 OCT 显示支架贴壁良好

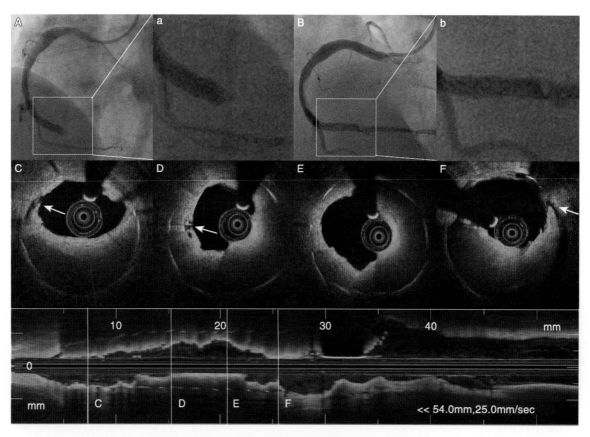

图 7-0-8　支架内新生动脉粥样硬化斑块破裂导致血栓形成

患者男性，48 岁，主因"发作性胸骨疼痛 10 天，加重 8 小时"入院。 既往史：高血压 20 年，PCI 术后 7 年。 临床诊断为：冠心病 急性心肌梗死 PCI 术后 高血压

CAG 结果：右冠状动脉支架内完全闭塞（A），抽栓后血流恢复（B），并行 OCT 检查。 OCT 结果（C、D、E、F）：支架内易损斑块破裂，最小管腔 1.5mm²，多个截面可见破口（箭头所示）。 建议患者抗栓后复查，2 周后复查时支架植入

三、OCT 判定支架失败原因

　　近年来冠状动脉支架植入术应用日趋广泛，适应证逐渐扩展。尤其是急性心肌梗死患者，支架治疗可明显改善患者预后，但也有一些原因导致部分患者出现支架失败。支架失败原因主要包括：支架内血栓（图 7-0-9A）、晚期贴壁不良（图 7-0-9B）、支架内再狭窄（图 7-0-9C）及支架断裂等。

　　随着支架植入数量逐年增多，由支架失败导致的心血管不良事件的绝对数目增多，非常值得关注。而仅靠造影很难发现导致支架植入失败的病理机制，利用 OCT 随访晚期支架植入失败后的患者，可提供许多重要的线索，有利于改进支架设计及优化手术操作，预防各种机制导致的支架失败。

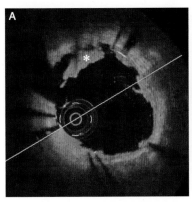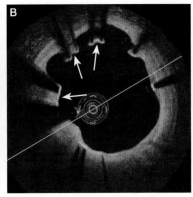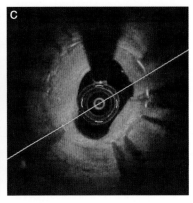

图 7-0-9　OCT 在晚期支架随访中的应用

A：支架内血栓在 OCT 图像中表现为附着在管腔表面或在管腔内漂浮的不规则团块，常规 OCT 随访中发现的很多血栓并不是新鲜血栓，血栓类型多以机化血栓较常见（星号处）；B：支架贴壁不良在 OCT 图像中表现为支架小梁表面到管腔表面的纵向距离大于支架小梁厚度（箭头所示）；C：支架内再狭窄在 OCT 图像中表现为支架新生内膜面积超过支架面积的 50%

（一）支架内再狭窄（ISR）

ISR 是支架植入后失败的一个重要原因。在金属支架时代再狭窄发生率约 25%，在药物支架时代再狭窄发生率下降至 5%～8%，但 ST 病例报道逐渐增多。在 OCT 图像中，ISR 是指支架新生内膜面积超过支架面积的 50%。OCT 的使用可有利于明确再狭窄的类型，判断引起再狭窄可能的机制，指导支架内再狭窄的治疗及评价治疗后的效果。根据狭窄病变的累及范围可将再狭窄病变分为局限型再狭窄、弥漫型再狭窄、增生型再狭窄和完全闭塞型再狭窄四种类型。

OCT 能够精确判断 ISR 病变的分布特点及范围。对需要进一步介入治疗的患者，OCT 能够协助术者更准确地了解病变的长度、性质、处理策略，从而优化介入治疗效果（图 7-0-10）。

支架再狭窄发生的因素较为复杂，大致包括：支架扩张不充分、小梁分布不均匀、支架断裂、支架重叠、支架未完全覆盖病变或植入多个支架时支架间存在间隙以及机体对 DES 所载药物不敏感、DES 药物涂层破坏导致药物浓度不均匀等因素。

OCT 发现内膜微血管生成可能在糖尿病患者 ISR 中起到重要病理生理作用。ISR 是内膜的过度增生，但如上所讲支架内新生 AS 也起到重要的病理生理作用（图 7-0-11）。

更重要的是，OCT 有利于找出优化再次介入处理再狭窄病变的策略。再狭窄病变的处理一直是临床的难题，再狭窄病变的再次支架植入发生再狭窄的比率较首次植入支架更高。药物洗脱球囊（DEB）的出现为此问题的解决提供了可供选择的手段，OCT 发现 DEB 与 DES 在处理 BMS 再狭窄时，DEB 显示出更好的内膜愈合过程（图 7-0-12、图 7-0-13），但是获得的绝对管腔面积较小。

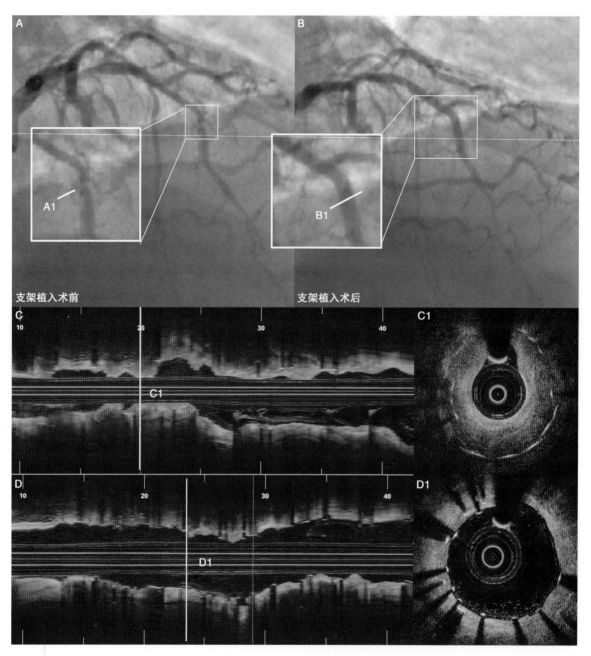

图 7-0-10　OCT 优化 ISR 介入治疗

患者女性，70 岁，主因"发作性心前区不适 7 年，加重 1 个月"入院。　既往糖尿病 20 年，高血压病 10 余年，吸烟 30 年。　超声显示：左室壁向心收缩不协调，室间隔下 1/2 至心尖部变薄。　临床诊断：冠心病 不稳定型心绞痛 PCI 术后 高血压 糖尿病。

术前 CAG 结果（A）：LAD 斑块浸润，近段狭窄达 70%，中段原支架狭窄 80%。　OCT 结果（C1）：支架再狭窄，最窄面积 1.3mm²，异质性组织内膜。　支架植入术后 CAG 结果（B）：术后无残余狭窄，TIMI 血流Ⅲ级。　D 为 OCT 长轴图像。　术后 OCT 结果（D1）：支架膨胀及贴壁良好，无支架内血栓及夹层

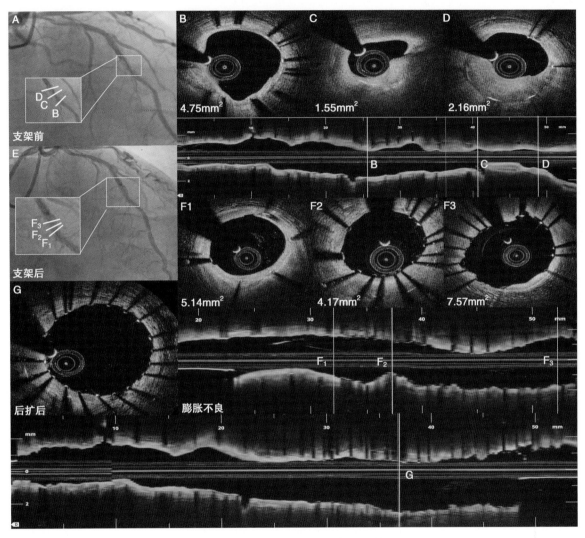

图 7-0-11　OCT 揭示 ISR 相关机制

患者男性，63 岁，主因"胸闷半年"入院。 既往史：吸烟 20 年，每日 10 支，冠状动脉行 PCI 治疗病史。 临床诊断：冠心病 不稳定型心绞痛 PCI 术后 心律失常 完全性右束支传导阻滞

术前 CAG 结果（A）：前降支支架远段狭窄 70%；OCT 结果（B、C、D）：支架狭窄，可见支架内脂质斑块及胆固醇结晶，支架内膜异质性增生，最狭窄处面积为 1.55mm²（C）

用球囊预扩后，植入 3.0mm×24mm Resolute 支架，术后 CAG 见图 E。 OCT 显示（F1、F2、F3）：支架膨胀及贴壁不良，给予后扩，后扩后支架膨胀贴壁良好（G）

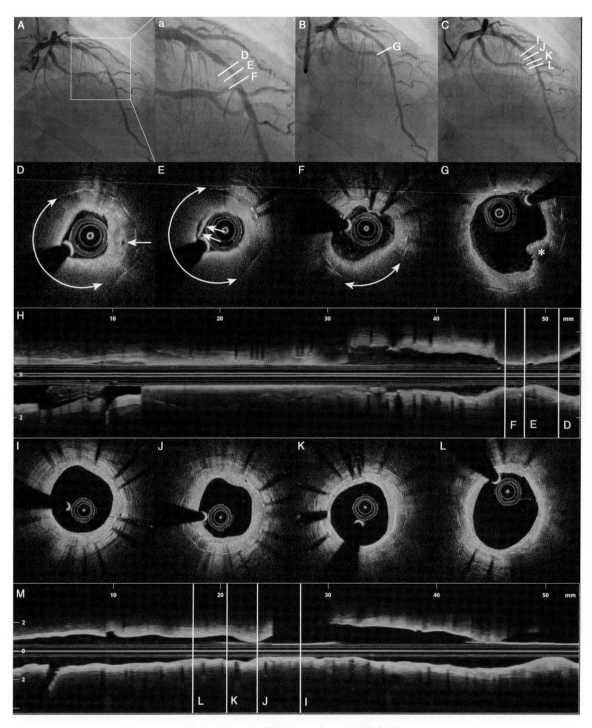

图 7-0-12　OCT 指导 DEB 在 ISR 中的应用-1

患者男性，60 岁，主因"阵发性胸骨后疼痛，加重 2 天"入院。　既往史：吸烟 30 年。　临床诊断为：冠心病 不稳定型心绞痛 PCI 支架植入术后

CAG 结果（A）：原前降支支架中段狭窄 80%；OCT 结果（D、E、F、G）：支架内新生动脉粥样硬化斑块，D 可见新生血管（箭头所示），E 可见斑块破裂（箭头所示）且管腔最狭窄（1.14mm²），F 可见支架内膜脂质斑块（脂质角度见双箭头），G 可见支架内膜附壁白色血栓形成（星号处）

给予药物洗脱球囊处理后，CAG 检查（B）与 OCT 检查（G）显示管腔直径与面积明显增大，H 为基线时 OCT 长轴图像。　2 年后 CAG（C）及 OCT 随访（I、J、K、L）显示支架通畅，最狭窄处 2.85mm²，内膜覆盖良好，未见明显新生动脉粥样硬化，M 为随访时 OCT 长轴图像

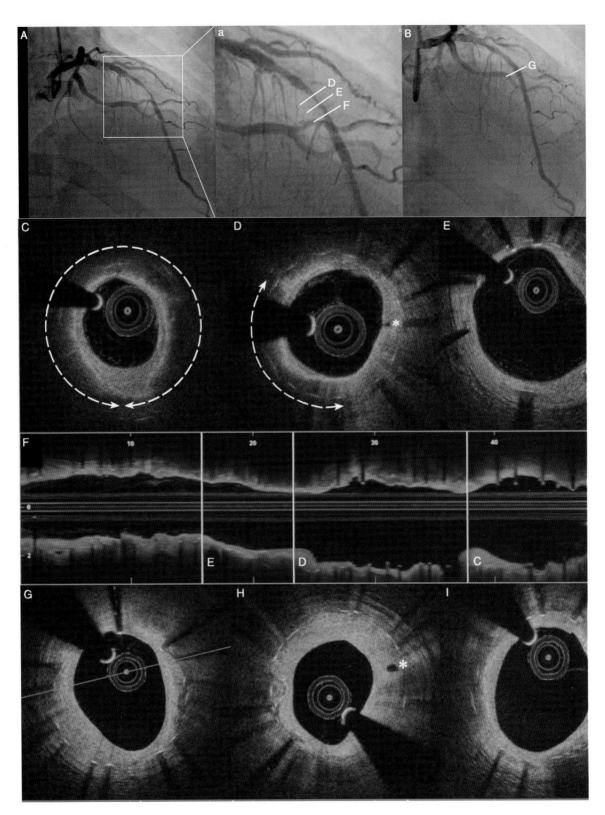

图 7-0-13　OCT 指导 DEB 在 ISR 中的应用-2

与图 7-0-12 为同一患者，基线 CAG 检查（A）与 OCT 检查（C、D、E）时其支架远端轻度狭窄（3.23mm²），未行药物洗脱球囊处理，C：可见支架内 360°脂质沉积（双箭头所示），D：可见支架内脂质沉积（角度见双箭头）及微通道（星号处），F：基线时 OCT 长轴图像

2 年后随访 CAG 检查（B）及 OCT 结果（G、H、I）显示狭窄进一步加重（MLA：1.55mm²），但内膜性质均一，为均质性，可见微通道（图 H 星号处），少量巨噬细胞浸润，期间患者无症状，建议强化降脂治疗，定期随访

OCT 检查发现的支架再狭窄与再次介入治疗围手术期心肌梗死的发生相关[17]。既往研究显示对支架内再狭窄病变进行冠状动脉球囊扩张术(POBA)、紫杉醇药物涂层球囊(PCB)或 DES 支架植入的处理[18],在 200 天左右的随访中,OCT 检测的支架内膜组织学特征与再次支架再狭窄的出现相关,更有趣的是不同处理方式在不同组织特征的再狭窄病变中预后显著不同,提示临床支架再狭窄的原因不同(AS,内膜增生,ST),再狭窄的处理手段也应不一样,但这还需进一步的临床验证。

(二)支架内血栓(ST)

ST 是支架植入后失败的主要原因之一,也最具危险性,临床表现为心脏性猝死、急性心肌梗死或不稳定型心绞痛等并发症,相关研究显示 ST 发生率为 0.5%~1.0%,其中亚急性 ST 有 71%发生在术后 1 周内。无论 ST 何时发生都面临着严重的后果:总体 ST 9 个月随访时的死亡率为 45%~50%,急性和亚急性 ST,有 60%~70%发生非致死性心肌梗死,30 天随访的死亡率为 15%~48%[19]。

冠状动脉造影和 IVUS 对血栓的灵敏性较低,且特异性也相对低。目前 OCT 是除血管镜之外唯一能对血栓接近 100%识别的成像技术[19]。OCT 能清楚地显示 ST 的部位和大小,鉴别属于红色血栓还是白色血栓,同时还能帮助判定导致 ST 形成的病理基础,比如支架是否贴壁不良、内膜化延迟等。

在 2006 年,美国学术研究联合会(ARC)根据介入治疗后 ST 发生的时间窗将其分为 4 类:急性 ST、亚急性 ST、晚期 ST 和极晚期 ST。急性 ST,发生于支架植入后 0~24 小时;亚急性 ST,发生于支架植入后 24 小时~30 天;晚期 ST,发生于支架植入 30 天~1 年;极晚期 ST,发生于支架植入后超过 1 年[20]。

同时根据造影结果和临床症状对 ST 分类为:明确(definite)、可能(probable)和可疑(possible)3 类。①明确的 ST(definite):指通过造影或者病理确定的 ST。通过造影证实的 ST 至少有下列中的一项在 48 小时内发生:新出现的急性缺血症状、急性缺血的心电图表现、心肌坏死标记物增高,或经过尸检确定的 ST。②可能的 ST(probable):在支架植入后 1 个月内发生的不能解释的死亡;支架植入后与时间无关的但没有经造影证实的 ST 和无任何明确原因的与支架植入血管相关的急性缺血。③可疑的 ST(possible):从支架植入后 30 天发生的不能解释的死亡。

ST 形成机制相对复杂,不同阶段血栓,其机制明显不同。ST 主要归因于手术操作、血小板抵抗、患者用药依从性差、晚期支架贴壁不良、内皮化不良、支架断裂(SF)、过敏反应及内膜新生 AS 破裂(图 7-0-14~图 7-0-16)等。最新 OCT 研究显示这些问题也可能是导致可降解支架植入后 ST 发生的重要机制[21](图 7-0-17)。术前 OCT 检查有助于选取合适的支架大小、长度及评估支架释放情况,这些都有助于减少支架膨胀不良及 SM 的发生。随访中通过 OCT 检查及时发现内膜覆盖、新生斑块、管壁正性重构及晚期支架贴壁不良等情况,可通过调整抗血小板方案及他汀类药物治疗强度预防 ST 的发生。

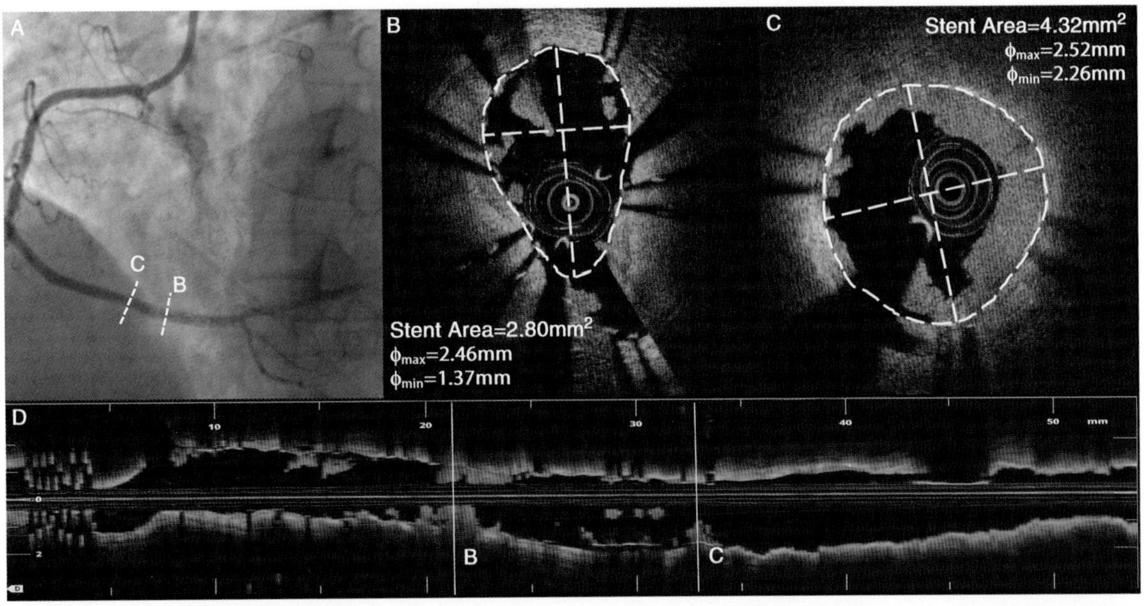

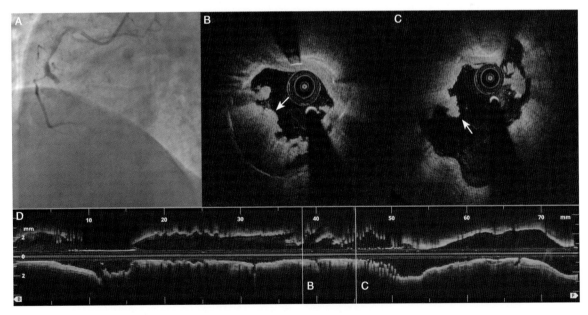

图 7-0-14　支架植入后膨胀不良导致的支架内血栓形成

患者女性，62 岁，主诉"发作性胸痛 6 个月，加重 1 个月"入院，既往史：糖尿病病史 7 年。 临床诊断：不稳定型心绞痛。 住院期间行造影检查发现：右冠状动脉远段狭窄 95%，后降支开口处狭窄 90%。 对患者右冠状动脉植入 EXCEL 支架（2.5mm×24mm），术后造影显示支架贴壁良好，术后无残余狭窄，术后心电图无明显缺血表现

患者于术后 4 小时再次发生胸痛，心电图提示 Ⅱ、Ⅲ、aVF 导联 ST 段压低，对患者进行急诊 CAG 结果（A）：支架内可疑支架血栓。 OCT 结果（B、C）：原支架内可见大量急性白色血栓形成，血栓处可见支架膨胀不良（膨胀率：59%）；D 为冠状动脉纵轴 OCT 图像。 对患者原支架进行球囊扩张，并给予冠状动脉内注射替罗非班，术后患者状态平稳，无不良症状

图 7-0-15　支架内血栓形成

患者男性，52 岁，主因"阵发性胸痛 20 余天，加重 5 小时"，临床诊断：急性下壁、右心室心肌梗死。 3 个月前曾因"不稳定型心绞痛"植入支架 1 枚。 既往史：吸烟 30 年，高血压 15 年。 实验室检查：CK-MB：120.9μg/L，TnI：18.398μg/L

CAG 检查（A）：右冠状动脉中段 100% 狭窄，支架闭塞，支架内血栓形成（箭头所示）。 对右冠状动脉进行血栓抽吸后，血流恢复。 OCT 检查（B、C）：支架内血栓形成（箭头所示）；D 为冠状动脉纵轴 OCT 图像。 患者仍有症状，对患者右冠状动脉植入 Firebird 支架（29mm×3.5mm），症状缓解，血流恢复

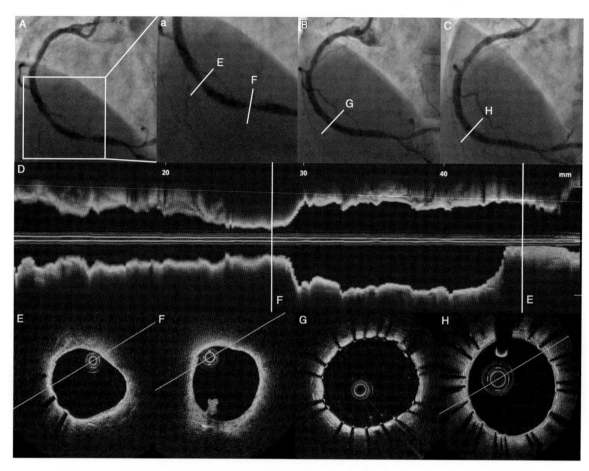

图 7-0-16　支架边缘再狭窄导致支架内血栓形成

患者男性，55 岁，两年前在 RCA 植入一枚 Cypher 支架，主因"持续性胸痛"入心脏病监护病房。 既往史：长期吸烟饮酒史。 临床诊断：急性前壁心肌梗死

CAG 提示支架血栓（A），抽吸血栓后 OCT 显示支架远段边缘再狭窄，近段新生动脉粥样硬化（E、F），D 为 OCT 纵轴图像。 术中决定对其行支架植入治疗，术后 CAG 显示无明显残余狭窄（B），OCT 显示支架膨胀及贴壁良好，无组织脱垂（G）。 半年后 CAG 显示管腔通畅（C），OCT 随访显示支架内膜覆盖良好（H）

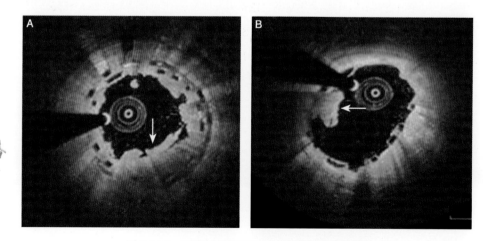

图 7-0-17　可降解支架植入后亚急性支架内血栓

A：OCT 在 BVS 重叠部位发现血栓，环状覆盖在管腔内（箭头所示）；B：在 9 点位置可见白色血栓（箭头所示）

Kim 等通过 OCT 发现 DES 植入术后,ST 的出现与 DES 长度、大小和类型的关系较为密切。支架长度<28mm,直径<3.0mm,每个支架未覆盖的支撑杆>8 个是 ST 形成的独立危险因素。Matsumoto 等发现 SES 在植入 6 个月后 84% 的支架并未完全被覆盖,可导致 ST 的形成。除了支架内皮化延迟导致的血栓,OCT 显示支架内膜形成新生 AS 也是血栓形成的另一重要机制(如前所述)。支架植入后,尤其是 DES,支架小梁周围有大量炎症细胞浸润、纤维蛋白沉积、内皮化和血管修复明显延迟,导致脂质易于沉积,容易形成支架内斑块。EES 提高了内膜的覆盖,这导致很多专家提出可以改变现有双抗治疗策略。晚期支架贴壁不良也是晚期和极晚期 ST 形成的重要原因之一。

(三)晚期支架贴壁不良(LSM)

SM 指支架小梁与血管壁发生明显分离,可分为早期和晚期 SM。晚期支架贴壁不良(late stent malapposition,LSM)又分为持续性和获得性 LSM,其中,持续性 LSM 指介入术后即刻产生的 SM,管壁修复过程中 SM 持续存在,有报道称其与 ST 及再狭窄存在关系;获得性 LSM 指介入术后即刻并未出现 SM,但在管壁修复过程出现的 SM,在 DES 支架中较常见(图 7-0-18)。

OCT 在随访中观察西罗莫司药物洗脱支架引起的动脉瘤样扩张容易导致出现获得性 LSM。获得性 LSM 可能与支架涂层及药物毒性损伤血管有关,另外与血管异常重构导致外弹力膜扩张也有关。其临床意义及具体机制仍不清楚。

OCT 可以清楚显示支架贴壁情况,准确测出支架钢梁与血管内膜之间距离。OCT 定义的 SM 为支架小梁和血管内膜之间的间隙大于支架小梁和涂层聚合物的厚度之和。冠状动脉血管壁发生正性重构造成的晚期 SM 甚至血管瘤形成,在理论上可影响局部血液流变学改变,促进血栓形成。OCT 能精确检测到冠状动脉内支架的小梁结构,因此 OCT 能够推测 ST 与 LSM 之间的关系。然而关于 LSM 与晚期 ST 的关系,仍然是个有争议的问题。

Hoffmann 等研究发现 SM 在 DES 中比 BMS 更为常见(25% vs 8.3%,$P<0.001$),然而在 4 年随访中不良心脏事件与 SM 关系不明确。Tanigawa 等通过 OCT 研究发现植入 DES 的复杂冠状动脉病变中 SM 很常见,但在 1 年随访中并未发生不良事件,然而该实验随访时间相对较短。Hong 等报道了一项包括 557 例患者 705 处原位冠状动脉病变的 6 个月 IVUS 随访结果,LSM 总发生率为 12.1%,IVUS 检查后临床随访 10 个月,SM 患者的不良心脏事件没有增加。但也有学者研究发现 LSM 与 ST 有密切相关性,Cook 的研究发现 LSM 可能导致 ST 的发生,其研究采用 IVUS 比较 DES 术后发生极晚期血栓和没有极晚期血栓的患者的植入支架的血管段之间的差异,与对照组相比,极晚期血栓患者的 SM 发生率(77% vs 12%,$P>0.001$)和 SM 的区域面积(77% vs 12%,$P>0.001$)均显著高于对照组,因此 Cook 认为 SM 是血栓事件的重要因素。有学者通过 OCT 观察 20 例晚期与极晚期 ST 发现 11 例(55%)存在 SM,其中 5 例出现了管壁异常正性重构导致的 LSM。然而,LSM 的发生率远高于晚期 ST 的发生率,说明虽然 LSM 并非都能引起血栓,但 LSM 可能是 ST 形成的重要因素之一。

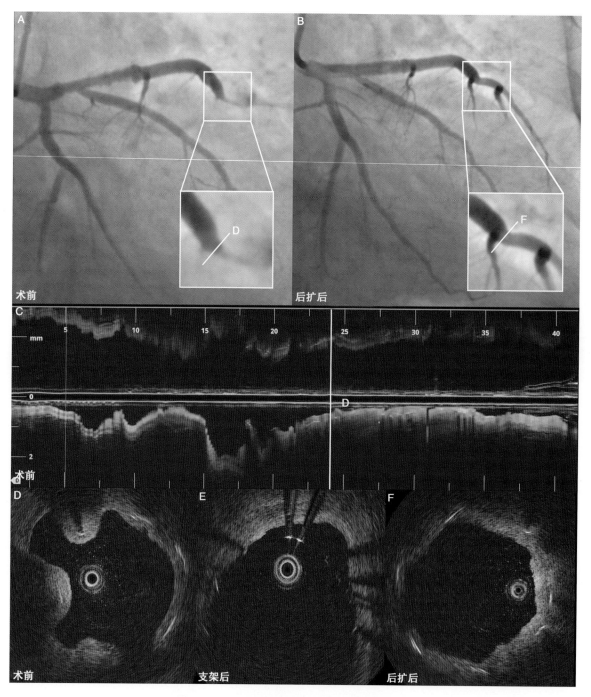

图 7-0-18 OCT 支架植入后晚期支架贴壁不良

患者男性，38 岁，心肌梗死病史。 临床诊断：急性前壁心肌梗死。 PCI 术后两年，LAD 近段植入 Cy-
pher 支架，术后两年持续双抗治疗，停用氯吡格雷后发生持续性胸痛
CAG 示 LAD 近段闭塞（A），伴大量血栓，血栓抽吸后（B）TIMI Ⅱ 级。 OCT（C 为 OCT 纵轴图像）示
支架贴壁膨胀不良且管壁正性重构（D）；植入支架 OCT 发现由于血管严重正性重构导致支架贴壁不良
（E）；术者决定给予后扩，后扩后支架贴壁良好（F）

OCT 在评估术后 SM 方面具有独特的优势,OCT 的高分辨率能发现 IVUS 未发现的 SM,由于 IVUS 并不能观察该类 SM,所以也没有进行相应的球囊后扩,但是 OCT 发现 SM 比率相对较高,相比 IVUS 而言多发现的 SM 是否都需要球囊后扩?这些 SM 是否会自我修复?其预后情况如何?上述情况还需要进一步的临床研究验证。

(四)支架断裂(SF)

SF 发生率较低,但随着支架植入数量的增多,SF 病例越来越多地被报道出来,尤其在 DES 植入的病例中。既往 OCT 机器缺乏三维成像工具,OCT 横截面图像在 SF 中并没有明显优势。OCT 三维即时重建系统的出现使 OCT 应用于研究 SF 的发生及其临床意义[22,23](图 7-0-19)。三维 OCT 可有利于诊断 SF,而且有利于找到 SF 对局部内膜修复及局部支架外斑块的影响。也可以通过 OCT 找出那些易于导致 SF 发生的因素。

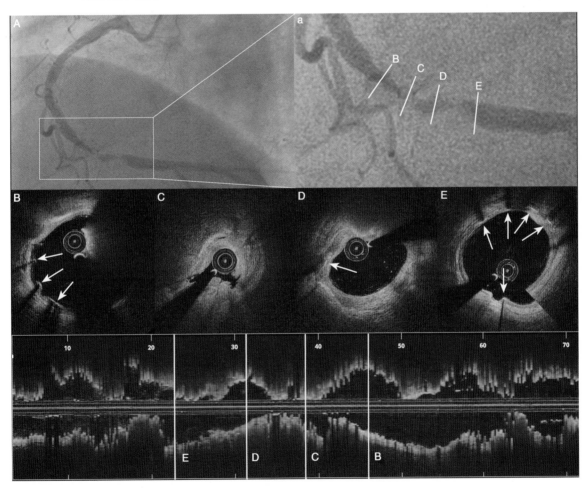

图 7-0-19 OCT 揭示 DES 植入后支架断裂

患者男性,55 岁,主因"持续性胸痛"入院。 临床诊断:急性心肌梗死。 PCI 术后 3 年,CAG 显示严重狭窄(A);OCT 显示支架断裂,B:明显支架小梁(箭头所示),C:血管壁四周支架小梁缺失,支架连续性破坏;D:支架部分小梁(箭头所示),部分缺失;E:明显支架小梁(箭头所示)

7

Lee 等人报告 530 例患者 10 例发生 SF,发生率为 1.9%。其中 7 例有明显的临床症状,1 例发生支架血栓,6 例 ISR。Aoki 等人报道 307 例病变中 8 例发生 SF,发生率为 2.6%。在迂曲血管段、病变伴铰链运动、钙化病变、长支架或重叠支架部分,支架更倾向于断裂。在钙化病变中,术中易出现过度扩张支架可能是 SF 的另一个危险因素。第二代药物洗脱支架 EES 支架长度每增加 1mm,SF 风险增加 1.32 倍(95% CI:1.12~1.57;$P=0.001$)。支架设计缺陷也是一个重要的因素。开环设计的裸支架与 Taxus 就比 Cypher 的闭环设计 SF 较少。开环设计倾向于沿着支架有大小不同的环状结构,通过增加横向交错边支杆来维持径向强度,在成角的血管节段的外部曲线处环区过度开放,使其更适应血管弯曲的状态。闭环设计利于防止斑块脱落,但降低了支架柔软度。因此 SES 支架适应性较差,易将弯曲的血管抻直,阻力过大的时候易出现 SF。

一方面,SF 可以导致局部机械性血管刺激,产生炎症和新生内膜增生;另一方面,断裂引起局部支架结构的破坏,造成血栓形成和血流阻滞,影响器官的血流供应。支架小梁断裂也可以是发生 ISR 和血栓形成的潜在机制。EES 支架 SF 发生率在 1.7%,9 个月随访中显示 SF 与事件导致的靶病变再血管化相关(18.7% vs 2.3%)。生物可吸收药物涂层支架(noboribiolimus-eluting stent,NES)植入后断裂发生率达 4.1%,也与缺血事件诱发的靶病变再血管化相关。

四、结语

OCT 在支架植入术后随访中具有极其重要的临床意义。OCT 通过评价支架内膜覆盖情况指导双抗治疗时间的调整,降低支架内血栓风险,同时也避免不必要的长期双抗治疗带来的出血风险。OCT 是目前评价支架内动脉粥样硬化最有力的工具,为研究抗支架内斑块策略提供良好的客观评价指标。高分辨率 OCT 在判定支架内血栓与再狭窄的发生机制及选择个体化再血管化策略上都具有无可取代的地位。随着实时 3D 技术的发展,OCT 可为支架贴壁不良及支架断裂等情况提供三维空间情况,为药物或介入的选择提供科学依据。随着介入技术的发展,OCT 支架随访将具有越来越重要的地位。

(田进伟　代建南　陈韵岱)

参考文献

[1] Soeda T,Uemura S,Park SJ,et al. Incidence and clinical significance of poststent optical coherence tomography findings:one-year follow-up study from a multicenter registry. Circulation,2015,132(11):1020-1029.

[2] Hou J,Qi H,Zhang M,et al. Development of

lipid-rich plaque inside bare metal stent: possible mechanism of late stent thrombosis? An optical coherence tomography study. Heart, 2010, 96(15):1187-1190.

[3] Prati F, Zimarino M, Stabile E, et al. Does optical coherence tomography identify arterial healing after stenting? An in vivo comparison with histology, in a rabbit carotid model. Heart, 2008, 94(2):217-221.

[4] Kim JS, Lee JH, Shin DH, et al. Long-term outcomes of neointimal hyperplasia without neoatherosclerosis after drug-eluting stent implantation. JACC Cardiovasc Imaging, 2014, 7(8):788-795.

[5] Wang TJ, Yang YJ, Xu B, et al. Atorvastatin accelerates both neointimal coverage and re-endothelialization after sirolimus-eluting stent implantation in a porcine model: new findings from optical coherence tomography and pathology. Circ J, 2012, 76(11):2561-2571.

[6] Yamamoto H, Ikuta S, Kobuke K, et al. Difference in statin effects on neointimal coverage after implantation of drug-eluting stents. Coron Artery Dis, 2014, 25(4):290-295.

[7] Nakazawa G, Otsuka F, Nakano M, et al. The pathology of neoatherosclerosis in human coronary implants bare-metal and drug-eluting stents. J Am Coll Cardiol, 2011, 57(11):1314-1322.

[8] Kang SJ, Mintz GS, Akasaka T, et al. Optical coherence tomographic analysis of in-stent neoatherosclerosis after drug-eluting stent implantation. Circulation, 2011, 123(25):2954-2963.

[9] Kuramitsu S, Sonoda S, Yokoi H, et al. Long-term coronary arterial response to biodegradable polymer biolimus-eluting stents in comparison with durable polymer sirolimus-eluting stents and bare-metal stents: five-year follow-up optical coherence tomography study. Atherosclerosis, 2014, 237(1):23-29.

[10] Yonetsu T, Kim JS, Kato K, et al. Comparison of incidence and time course of neoath-erosclerosis between bare metal stents and drug-eluting stents using optical coherence tomography. Am J Cardiol, 2012, 110(7):933-939.

[11] Kang SJ, Lee CW, Song H, et al. OCT analysis in patients with very late stent thrombosis. JACC Cardiovasc Imaging, 2013, 6(6):695-703.

[12] Tian J, Ren X, Uemura S, et al. Spatial heterogeneity of neoatherosclerosis and its relationship with neovascularization and adjacent plaque characteristics: optical coherence tomography study. Am Heart J, 2014, 167(6):884-892. e2.

[13] Zhang R, Chen S, Zhang H, et al. Effects of Methotrexate in a Rabbit Model of In-Stent Neoatherosclerosis: An Optical Coherence Tomography Study. Sci Rep, 2016, 6:33657.

[14] Taniwaki M, Windecker S, Zaugg S, et al. The association between in-stent neoatherosclerosis and native coronary artery disease progression: a long-term angiographic and optical coherence tomography cohort study. Eur Heart J, 2015, 36(32):2167-2176.

[15] Yonetsu T, Kato K, Kim SJ, et al. Predictors for neoatherosclerosis: a retrospective observational study from the optical coherence tomography registry. Circ Cardiovasc Imaging, 2012, 5(5):660-666.

[16] Gao L, Park SJ, Jang Y, et al. Comparison of Neoatherosclerosis and Neovascularization Between Patients With and Without Diabetes: An Optical Coherence Tomography Study. JACC Cardiovasc Interv, 2015, 8(8):1044-1052.

[17] Ali ZA, Roleder T, Narula J, et al. Increased thin-cap neoatheroma and periprocedural myocardial infarction in drug-eluting stent restenosis: multimodality intravascular imaging of drug-eluting and bare-metal stents. Circ Cardiovasc Interv, 2013, 6(5):507-517.

[18] Tada T, Kadota K, Hosogi S, et al. Association between tissue characteristics assessed with optical coherence tomography and mid-term results after percutaneous coronary intervention for in-stent restenosis lesions: a comparison between balloon angioplasty, paclitaxel-coated balloon dilatation, and drug-eluting stent implantation. Eur Heart J Cardiovasc Imaging, 2015, 16 (10):1101-1111.

[19] Iakovou I, Schmidt T, Bonizzoni E, et al. Incidence, predictors, and outcome of thrombosis after successful implantation of drug-eluting stents. JAMA, 2005, 293(17):2126-2130.

[20] Cutlip DE, Windecker S, Mehran R, et al. Clinical end points in coronary stent trials: a case for standardized definitions. Circulation, 2007, 115(17):2344-2351.

[21] Karanasos A, Van Mieghem N, van Ditzhuijzen N, et al. Angiographic and optical coherence tomography insights into bioresorbable scaffold thrombosis: single-center experience. Circ Cardiovasc Interv, 2015, 8 (5): e002369.

[22] Nakano M, Vorpahl M, Otsuka F, et al. Optical frequency domain imaging of stent fracture and coronary dissection associated with intraplaque hemorrhage. JACC Cardiovasc Interv, 2011, 4(9):1047-1048.

[23] Francaviglia B, Capranzano P, Gargiulo G, et al. Usefulness of 3D OCT to Diagnose a Noncircumferential Open-Cell Stent Fracture. JACC Cardiovasc Imaging, 2016, 9 (2):210-211.

第八章

OCT 在非冠状动脉血管中的应用

8

OCT 广泛应用于眼科学、胃肠病学、妇产科学等领域。10 余年来,OCT 在冠状动脉内的应用取得了巨大成功,对研究动脉粥样硬化斑块及指导 PCI 治疗发挥着重要作用。近年来,越来越多的研究将 OCT 应用于非冠状动脉血管,如肺动脉、移植血管、颈动脉、肾动脉等,使之成为在体水平研究肺动脉高压、移植血管病变、非冠状动脉血管动脉粥样硬化斑块的重要影像学手段。

第一节 OCT 对肺动脉研究现状

肺循环途径较体循环短,肺动脉管壁薄,易于扩张。肺血管分支多且短,口径粗,外周阻力小。因此,与体循环相比,肺循环的压力低,其收缩压平均为 22mmHg,舒张压平均为 8mmHg。肺有双重血液供应(肺动脉、支气管动脉)和三重氧气供应(肺动脉、支气管动脉及肺泡中的氧气)。因此,在行 OCT 检查(主要是 M2/M3 TD-OCT)时,即使球囊暂时封堵阻断肺动脉分支也不会对肺组织造成严重影响。FD-OCT 采取造影剂冲刷的方式清空血液,使得 OCT 在肺动脉中的成像更加方便和安全。

Li 等人对 27 例尸检的肺动脉进行 OCT 成像[1]。结果显示,不同于冠状动脉的三层结构,肺动脉管壁在 OCT 图像中呈现单层均质的高信号条带(图 8-1-1)。分析可能的原因是肺动脉中膜富含弹性纤维,而冠状动脉中膜富含平滑肌细胞。OCT 可测量肺动脉管壁厚度,且经研究证实其与病理学有高度的吻合性($r=0.837,P<0.0001$)。

基于 OCT 对肺动脉管壁检测的优越性,目前,OCT 在肺动脉内的研究主要集中在肺动脉高压(pulmonary hypertension,PH)及肺栓塞(pulmonary embolism,PE)领域。

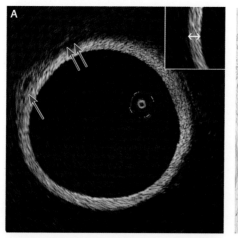
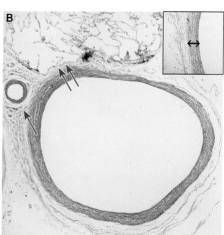

图 8-1-1　正常肺动脉 OCT 影像与组织学对比

A:正常肺动脉管壁在 OCT 图像中表现为单层均质的高信号条带;B:正常肺动脉组织学切片(HE 染色,40×)
单箭头处为滋养血管,双箭头处为肺泡组织

一、OCT 在肺动脉高压中的应用

PH 是指多种已知或未知原因引起的肺动脉压异常升高的一种病理生理状态,其血流动力学诊断标准为:在海平面、静息状态下,右心导管测量平均肺动脉压(mean pulmonary artery pressure,mPAP)≥25mmHg。肺动脉高压的严重程度可根据静息状态下 mPAP 水平分为"轻度"(26~35mmHg)、"中度"(36~45mmHg)、"重度"(>45mmHg)。2008 年世界卫生组织(WHO)第 4 届肺动脉高压会议重新修订了肺动脉高压分类,共分为 5 大类:①动脉性肺动脉高压(pulmonary artery hypertension,PAH);②左心疾病所致肺动脉高压;③肺部疾病和/或低氧所致肺动脉高压;④慢性血栓栓塞性肺动脉高压(chronic thromboembolic pulmonary hypertension,CTEPH);⑤未明多因素机制所致肺动脉高压。

病理学研究发现,PAH 可导致肺动脉内膜/中膜增生变厚、向心或离心性内膜纤维化及肺动脉顺应性降低,对于直径<300μm 的小肺动脉可表现为瘤样扩张[2]。Hou 等人对 PAH 患者行 OCT 检查同样发现,PAH 患者肺动脉内膜厚度超过正常肺动脉的 2 倍[3](图 8-1-2)。近期一项研究对 79 例 PAH(mPAP≥25mmHg)患者、10 例临界 PAH(mPAP 21~24mmHg)患者和 35 例非 PAH(mPAP≤20mmHg)患者行 OCT 检查发现,PAH 患者与临界 PAH 者肺动脉管壁厚度较非 PAH 者显著增厚,且肺动脉管壁厚度与 mPAP 呈线性相关($r=0.31$,$P<0.000\ 1$)[4]。此外 Domingo 等人[5]发现 OCT 检测的肺动脉管壁纤维化程度与管壁弹性阻力相关($r=0.55$,$P=0.01$),且肺动脉高度纤维化的患者临床事件发生率显著增高(60% vs 0,$P<0.01$)。除在 PAH 患者中的应用以外,OCT 还可用于 CTEPH 的诊断。长期形成的静脉血栓脱落阻塞肺动脉易导致 CTEPH 的形成。在 CTEPH 患者中,OCT 可见血栓阻塞肺动脉或血栓机化再通影像,而内膜增厚常不明显[2,6]。这些影像学特点有助于鉴别 PAH 和 CTEPH(图 8-1-3)。

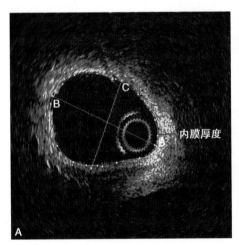
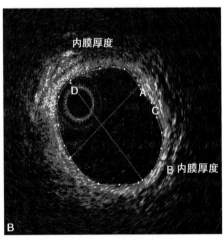

图 8-1-2　动脉性肺动脉高压(PAH)患者与肺动脉压正常者 OCT 影像对比

两者肺动脉管腔面积相似(A:1.71mm²;B:1.78mm²),但 PAH 患者肺动脉内膜厚度超过肺动脉压正常者 2 倍(A:0.26mm;B:0.11mm)

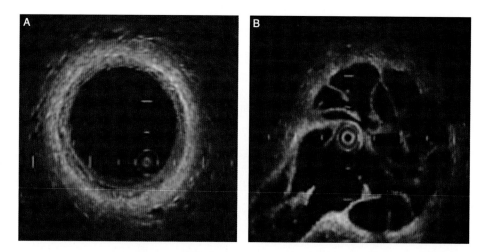

图 8-1-3　PAH 与慢性血栓栓塞性肺动脉高压（CTEPH）患者肺动脉 OCT 影像对比
A：PAH 患者肺动脉管壁明显增厚；B：CTEPH 患者在 OCT 图像中可见血栓阻塞肺动脉或血栓机化再通影像，而内膜增厚常不明显

　　OCT 还可用于评价肺动脉高压对药物治疗的反应性。Dai 等人[7]报道：一例 35 岁女性 PAH 患者经泼尼松龙等药物治疗后，临床症状明显好转，活动耐量增加，mPAP 明显降低，OCT 显示肺动脉内膜厚度也明显减小（图 8-1-4）。

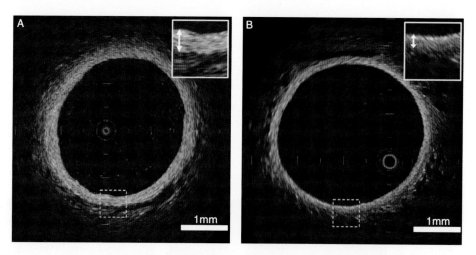

图 8-1-4　一例 35 岁女性 PAH 患者在药物治疗（泼尼松龙、贝前列素、环磷酰胺及西地那非等）过程中肺动脉变化的 OCT 影像
A：首次（2009 年 8 月 12 日）肺动脉右前基底段 OCT 影像（平均外径：3.45mm，管壁厚度：0.28mm）；B：（2010 年 8 月 13 日）肺动脉右下叶尖段 OCT 影像（平均外径 3.43mm，管壁厚度：0.18mm）；图中双箭头长度表示肺动脉管壁厚度

二、OCT 在肺栓塞中的应用

　　PE 是以各种栓子阻塞肺动脉或其分支为其发病原因的一组疾病或临床综合征的总称，包括肺血栓栓塞症（pulmonary thromboembolism，PTE）、脂肪栓塞综合征、羊水栓塞、空气栓塞等。其中，PTE 是肺栓塞最常见的类型，主要机制是来自静脉系统或右心

的血栓阻塞肺动脉或其分支。Hong 等人[8]报道 OCT 可准确识别肺动脉内血栓,且血栓类型与病理学相吻合,经血栓抽吸后,OCT 可用于观察血栓残留情况,以指导后续治疗。

第二节　OCT 对移植血管研究现状

心脏移植物血管病(cardiac allograft vasculopathy,CAV)是影响心脏移植患者长期存活的首要原因,其主要病理学特点是移植物血管内膜弥漫性、进行性增厚,并阻塞血管管腔。心脏移植后 1 年 CAV 发病率为 7%,5 年发病率可达 30%[9]。然而,由于移植心脏的去神经性,患者往往无明显早期症状,使得 CAV 的早期诊断比较困难。造影仅能提供血管腔轮廓信息,不能提供血管壁增生情况,既往应用造影或 IVUS 来筛选 CAV,然而 IVUS 的分辨率有限,对早期内膜增生检测并不敏感。近年来,OCT 逐渐应用于 CAV 的早期诊断并指导治疗。

Hou 等人[10]对 7 例长期存活的心脏移植患者行 OCT 和 IVUS 检查,结果显示:OCT 对 CAV 患者移植血管内膜增厚的检测明显优于 IVUS,且 OCT 发现 43% 的患者可见 TCFA(图 8-2-1)。随后,Cassar 等人[11]对 53 例心脏移植患者的前降支行 OCT 和 IVUS 检查,并按照心脏移植时间分为 3 组:①0~3 个月,②12~36 个月,③≥48 个月。结果显示:IVUS 诊断的 CAV(最大内膜厚度≥0.3mm)随心脏移植时间延长而逐渐增多(16.7% vs 57.9% vs 92.9%,$P<0.001$);OCT 和 IVUS 测量的内膜厚度呈高度线性相关($r=0.85$),但 OCT 可观察到更为细致的 CAV 病变特点(如偏心性内膜增厚、钙化、脂质斑块、TCFA、巨噬细胞、微通道、斑块破裂、血管腔内血栓等),且随移植时间的延长,OCT 检出的 CAV 病变逐渐增多(图 8-2-2)。

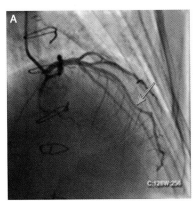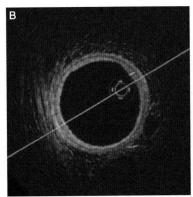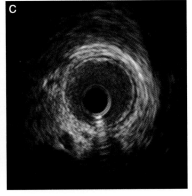

图 8-2-1　一例心脏移植 8 年患者的冠状动脉造影、OCT 及 IVUS 影像

A:定量冠状动脉分析显示前降支中段狭窄 14%(箭头所示);B:OCT 显示移植物冠状动脉内膜增生达 150μm;C:在 IVUS 图像中难以测量移植物冠状动脉内膜厚度

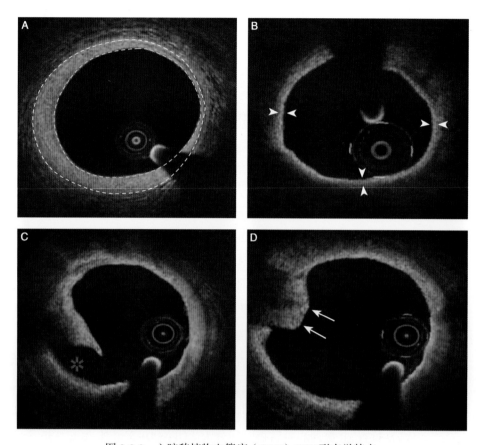

图 8-2-2　心脏移植物血管病（CAV）OCT 形态学特点

在 OCT 图像中，CAV 可具有冠状动脉粥样硬化斑块特点。　A：虚线内提示偏心性内膜增厚；B：白色箭头提示 TCFA，薄纤维帽下富含脂质斑块；C：红色星号处提示斑块破裂；D：箭头指示管腔内血栓

　　既往病理学认为 CAV 主要以移植血管内膜纤维性增厚为主，而脂质斑块较少见，上述 OCT 研究结果拓展了人们对 CAV 病变的认识，CAV 进展较冠状动脉粥样硬化进展迅速，且在长期存活的心脏移植患者中，脂质斑块、TCFA、斑块破裂、血栓并不少见。由此提示，对于心脏移植患者，除传统的免疫抑制剂外，加用他汀类药物、抗血小板药物或许能延缓 CAV 的进展，提高患者的远期预后。

　　近期，有研究发现 OCT 观察到的细微结构（如内膜厚度、巨噬细胞、微通道）可反映移植排斥反应的强弱以及 CAV 病变进展的快慢。Dong 等人[12]对 48 例心脏移植患者行 OCT 检查，并按照国际心肺移植协会制定的移植排斥反应分级将患者分为两组：①无/轻排斥反应（国际心肺移植协会 0、1A/1B 或 2 级）；②高排斥反应（国际心肺移植协会 ≥3A 级）。结果显示：与无/轻排斥反应组相比，在所有移植血管分段（远、中、近段）和分支中，OCT 检测的移植血管内膜厚度在高排斥反应组更大，OCT 检测的巨噬细胞在高排斥反应组也更为常见；此外，微通道在高排斥反应组检出率更高（46% vs 11%，$P=0.02$）。Ichibori 等人[13]对来自 45 例心脏移植患者的 115 支冠状动脉血管行 OCT 和 IVUS 检查，结果显示：与短期随访（≤8 周）的心脏移植患者相比，OCT 检测的微通道在长期随访（>1 年）的心脏移植患者中更为常见（39.1% vs

10.7%，$P=0.023$），有微通道的移植血管其内膜体积指数[（4.9±1.4）mm³/mm vs（3.2±1.4）mm³/mm，$P<0.0001$]和内膜负荷（30%±6% vs 23%±7%，$P<0.0001$）较无微通道者大，且微通道数量与内膜体积指数（$r=0.54$，$P=0.004$）、内膜负荷（$r=0.51$，$P=0.006$）呈正线性相关。

第三节　OCT 在其他血管中的应用

一、OCT 在颈动脉中的应用

近年来，OCT 在颈动脉中的应用越来越广泛。与在冠状动脉中的应用一样，OCT 可用于检测颈动脉粥样硬化斑块、指导颈动脉支架植入、评价支架植入术后即刻效果以及术后随访。

（一）OCT 评价颈动脉粥样硬化斑块

Yoshimura 等人[14]首次对颈动脉支架植入术（carotid artery stenting，CAS）患者行 TD-OCT 检查，证明其在评价颈动脉粥样硬化斑块方面具有安全性及可行性。随后，他们比较了有症状（近 180 天出现短暂性缺血性脑卒中发作或脑梗死）和无症状患者的颈动脉粥样硬化斑块的 OCT 及 IVUS 图像特点，结果显示：OCT 对颈动脉血栓、斑块内微通道的检测较 IVUS 更为敏感，且有症状患者颈动脉血栓（76.5% vs 11.8%，$P<0.001$）、斑块内微通道（58.8% vs 17.6%，$P=0.03$）较无症状患者更多[15]。然而，TD-OCT 需堵闭颈动脉以清空血流，而脑细胞对缺血、缺氧的耐受性很差，因此，TD-OCT 在颈动脉中的应用受到限制，一般仅用于行 CAS 的患者。

FD-OCT 采用造影剂冲刷的方式清空血液，从而突破了 TD-OCT 在颈动脉领域应用的限制。多项研究证实了 FD-OCT 在颈动脉内应用的可行性及安全性[16,17]。Given 等人[18]研究发现，采用生理盐水冲刷的方式清空血液也可获得清晰的 OCT 图像，且与造影剂相比，两者在成像质量等方面无明显差别，从而减少造影剂的用量，避免造影剂相关的并发症。Jones 等人[19]应用 FD-OCT 比较有症状和无症状患者颈动脉斑块特点，结果显示：美国心脏协会（AHA）分型标准Ⅵ型复杂病变（74.1% vs 36.4%，$P=0.02$）、血栓（67.7% vs 36.4%，$P=0.034$）在有症状患者中更多见。近期一项 FD-OCT 研究发现，38% 的颈动脉严重狭窄患者的 OCT 图像中可见多个破裂口，且绝大部分（84%）的纤维帽破裂位于斑块肩部和颈动脉分叉附近（4.2mm 以内），纤维帽厚度<130μm 是颈动脉斑块破裂的临界点[20]。

8

（二）OCT 在颈动脉支架植入中的应用

与在冠状动脉中应用类似，OCT 也可指导、优化颈动脉支架植入以及术后随访。

1. 在颈动脉支架植入术中，应根据病变特点选择合适的支架类型。目前，颈动脉支架主要有三种设计类型：开环型、闭环型、混合型[21]。

（1）开环型设计：是指支架单元环与单元环之间通过若干个连接杆连接而成。开环型设计有很好的顺应性与贴壁性能，但该型支架支撑力稍弱，且开窗面积稍大，对斑块的覆盖较差，易形成组织脱垂。

（2）闭环型设计：是指支架每个单元环与单元环之间都通过连接杆连接而成。闭环型支架的径向支撑力较强、开窗面积较小，但该型支架顺应性差，易形成支架贴壁不良。

（3）混合型支架：混合型支架在支架近、远端为开环设计，而在中间段为闭环设计。

对于严重钙化病变，建议选择支撑力较强的闭环型支架，以抵抗弹性回缩以及径向挤压；对于易损易脱落的颈动脉斑块，应选择网孔面积较小的闭环型支架，以减少斑块脱落、组织脱垂；对于弯曲的颈动脉病变，应优先考虑使用顺应性、贴壁性好的开环型支架，因为开环型支架释放后能很好地与血管壁贴合，且不改变血管的生理形态。颈动脉支架植入术前行 OCT 检查，可明确颈动脉病变性质，从而指导选择不同类型的支架。

此外，OCT 可准确测量病变长度、管腔狭窄程度等，可指导选择大小合适的支架和介入器械。

2. 颈动脉支架植入术后即刻行 OCT 检测，可明确支架膨胀、贴壁情况以及术后即刻并发症（如支架边缘夹层、组织脱垂、支架内血栓形成）。De Donato 等人[22]应用 OCT 比较三种类型颈动脉支架植入即刻支架贴壁不良、组织脱垂、斑块纤维帽破裂的发生率，结果显示：闭环型支架贴壁不良发生率高于开环型和混合型支架（34.5% vs 15% vs 16.3%，$P < 0.01$）；开环型支架组织脱垂发生率高于闭环型（68.6% vs 23.3%，$P < 0.01$）或混合型支架（68.6% vs 30.8%，$P < 0.01$）；开环型支架（43.8% vs 24.2%，$P < 0.01$）和混合型支架（39.6% vs 24.2%，$P < 0.01$）斑块纤维帽破裂发生率高于闭环型支架。但目前尚不清楚 OCT 检测的颈动脉支架植入术后上述并发症是否与患者长期临床预后相关。

3. OCT 还可用于颈动脉支架植入术后长期随访，如评价支架内膜覆盖、晚期支架贴壁不良、支架内新生动脉粥样硬化斑块形成等。Matsumoto 等人[23]报道一例颈动脉支架植入术后 10 年的男性患者，经 OCT 检查可见支架内新生动脉粥样硬化斑块形成。Attizzani 等人[24]同样发现颈动脉支架植入术后可形成分层样新生内膜和支架内动脉粥样硬化斑块。OCT 对明确颈动脉支架植入术后再狭窄、支架内晚期血栓形成及支架失败的原因有重要意义。

二、OCT 在肾动脉中的应用

目前,OCT 在肾动脉中的应用主要是评价经皮导管肾动脉消融去交感神经术(catheter-based renal sympathetic denervation,RDN)对肾动脉血管壁的损伤情况。Cook 等人[25]首先用 OCT 观察到 RDN 术后肾动脉内膜小凹腔和附壁血栓的形成。随后,Templin 等人[26]对 32 例行 RDN 患者的肾动脉在术前及术后即刻分别行 OCT 检查发现,RDN 术后肾动脉易出现痉挛(42% vs 0,$P = 0.001$),平均肾动脉直径较术前显著缩小[(4.37±0.89)mm vs (4.84±0.72)mm,$P = 0.001$)],肾动脉内膜水肿(96% vs 45%,$P = 0.001$)(图 8-3-1)和附壁血栓(67% vs 18%,$P = 0.001$)发生率均较术前显著升高,此外,RDN 术后还可见血管壁小撕裂片(图 8-3-2)。以上研究结果提示在 RDN 过程中可能需要强化双重抗血小板治疗,以避免肾动脉栓塞。当然,以上 OCT 观察到的 RDN 对肾动脉的损伤是否会持续存在或影响患者长期预后尚有待研究证实。

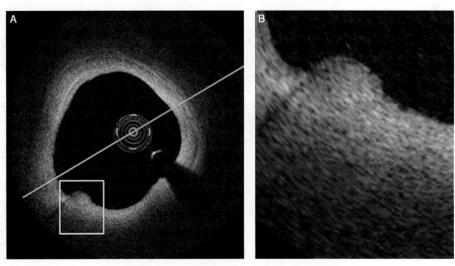

图 8-3-1 OCT 显示 RDN 术后内膜水肿

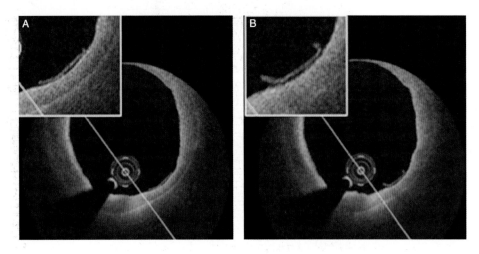

图 8-3-2 OCT 显示 RDN 术后内膜撕裂

8

OCT 还可用于比较不同 RDN 介入器械或策略对肾动脉管壁的损伤情况。Karanasos 等人[27]应用 OCT 及 IVUS 评价基于球囊和非基于球囊 RDN 术对肾动脉的影响。其结果显示:非基于球囊 RDN 术后管腔面积显著缩小,而基于球囊 RDN 术后管腔面积未见明显变化,内膜撕裂在基于球囊 RDN 组更为多见。此外,有研究显示水冷(Water-Cooled)、开放式灌溉螺旋导管(Open-Irrigated Helical Catheter[28])、Vessix™ 肾脏去神经系统(Renal Denervation System[29])、OneShot 肾脏去神经系统[30]可减少 RDN 对肾动脉的损伤。

最近有病例报道肾动脉、髂动脉肌纤维发育不良(fibromuscular dysplasia,FMD)的 OCT 影像特点[31~33]。FMD 是非炎症性、非动脉粥样硬化性的血管退行性病变。在造影中,FMD 呈现"串珠样"改变,OCT 图像中 FMD 表现为中膜皱缩、内膜轻度增厚,3D-OCT 中,FMD 呈现为"结肠袋"样外观(图 8-3-3)。

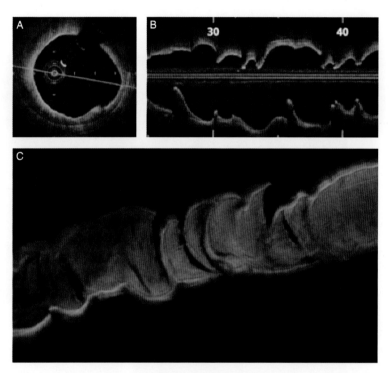

图 8-3-3 髂动脉肌纤维发育不良一例

A、B:OCT 图像显示髂动脉中膜皱缩,内膜轻度增厚;C:3D-OCT 显示髂动脉呈现"结肠袋"样外观

三、结语

综上所述,OCT 因其高分辨率,在越来越多的非冠状动脉血管检测中发挥着重要的作用,不单单是血管病变的检测,在病因探讨、介入治疗等方面也为临床提供重要的信息,有可能改变现有的治疗观念。

(杨光　刘斌)

参考文献

[1] Li N, Zhang S, Hou J, et al. Assessment of pulmonary artery morphology by optical coherence tomography. Heart Lung Circ, 2012, 21(12):778-781.

[2] Fukumoto Y, Shimokawa H. Recent progress in the management of pulmonary hypertension. Circ J, 2011, 75(8):1801-1810.

[3] Hou J, Qi H, Zhang M, et al. Pulmonary vascular changes in pulmonary hypertension: optical coherence tomography findings. Circ Cardiovasc Imaging, 2010, 3(3):344-345.

[4] Dai Z, Fukumoto Y, Tatebe S, et al. OCT imaging for the management of pulmonary hypertension. JACC Cardiovasc Imaging, 2014, 7(8):843-845.

[5] Domingo E, Grignola JC, Aguilar R, et al. In vivo assessment of pulmonary arterial wall fibrosis by intravascular optical coherence tomography in pulmonary arterial hypertension: a new prognostic marker of adverse clinical follow-up. Open Respir Med J, 2013, 7:26-32.

[6] Tatebe S, Fukumoto Y, Sugimura K, et al. Optical coherence tomography as a novel diagnostic tool for distal type chronic thromboembolic pulmonary hypertension. Circ J, 2010, 74(8):1742-1744.

[7] Dai Z, Sugimura K, Fukumoto Y, et al. Visualization of complete regression of pulmonary arterial remodeling on optical coherence tomography in a patient with pulmonary arterial hypertension. Circ J, 2014, 78(11):2771-2773.

[8] Hong C, Wang W, Zhong NS, et al. Visualization of peripheral pulmonary artery red thrombi utilizing optical coherence tomography. Korean J, 2013, 14(5):854-858.

[9] Guddeti RR, Matsuo Y, Matsuzawa Y, et al. Clinical implications of intracoronary imaging in cardiac allograft vasculopathy. Circ Cardiovasc Imaging, 2015, 8(1):pii: e002636.

[10] Hou J, Lv H, Jia H, et al. OCT assessment of allograft vasculopathy in heart transplant recipients. JACC Cardiovasc Imaging, 2012, 5(6):662-663.

[11] Cassar A, Matsuo Y, Herrmann J, et al. Coronary atherosclerosis with vulnerable plaque and complicated lesions in transplant recipients: new insight into cardiac allograft vasculopathy by optical coherence tomography. Eur Heart J, 2013, 34(33):2610-2617.

[12] Dong L, Maehara A, Nazif TM, et al. Optical coherence tomographic evaluation of transplant coronary artery vasculopathy with correlation to cellular rejection. Circ Cardiovasc Interv, 2014, 7(2):199-206.

[13] Ichibori Y, Ohtani T, Nakatani D, et al. Optical coherence tomography and intravascular ultrasound evaluation of cardiac allograft vasculopathy with and without intimal neovascularization. Eur Heart J Cardiovasc Imaging, 2016, 17(1):51-58.

[14] Yoshimura S, Kawasaki M, Yamada K, et al. OCT of human carotid arterial plaques. JACC Cardiovasc Imaging, 2011, 4(4):432-436.

[15] Yoshimura S, Kawasaki M, Yamada K, et al. Visualization of internal carotid artery atherosclerotic plaques in symptomatic and asymptomatic patients: a comparison of optical coherence tomography and intravascular ultrasound. AJNR Am J Neuroradiol, 2012, 33(2):308-313.

[16] Setacci C, de Donato G, Setacci F, et al. Safety and feasibility of intravascular opti-

cal coherence tomography using a nonocclusive technique to evaluate carotid plaques before and after stent deployment. J Endovasc Ther,2012,19(3):303-311.

[17] Jones MR,Attizzani GF,Given CA,et al. Intravascular frequency-domain optical coherence tomography assessment of atherosclerosis and stent-vessel interactions in human carotid arteries. AJNR Am J Neuroradiol,2012,33(8):1494-1501.

[18] Given CA,2nd,Attizzani GF,Jones MR,et al. Frequency-domain optical coherence tomography assessment of human carotid atherosclerosis using saline flush for blood clearance without balloon occlusion. AJNR Am J Neuroradiol, 2013, 34 (7): 1414-1418.

[19] Jones MR,Attizzani GF,Given CA,et al. Intravascular frequency-domain optical coherence tomography assessment of carotid artery disease in symptomatic and asymptomatic patients. JACC Cardiovasc Interv, 2014,7 (6):674-684.

[20] Shindo S,Fujii K,Shirakawa M,et al. Morphologic Features of Carotid Plaque Rupture Assessed by Optical Coherence Tomography. AJNR Am J Neuroradiol,2015,36 (11):2140-2146.

[21] Secco GG,Cremonesi A,Amor M,et al. Optical coherence tomography during carotid artery stenting: A new niche application? Int J Cardiol,2015,187:372-373.

[22] de Donato G,Setacci F,Sirignano P,et al. Optical coherence tomography after carotid stenting: rate of stent malapposition, plaque prolapse and fibrous cap rupture according to stent design. Eur J VascEndovasc Surg,2013,45(6):579-587.

[23] Matsumoto H,Yako R,Masuo O,et al. A case of in-stent neoatherosclerosis 10 years after carotid artery stent implantation: observation with optical coherence tomography and plaque histological findings. Neurol Med Chir (Tokyo),2014,54(2): 139-144.

[24] Attizzani GF,Jones MR,Given CA,et al. Frequency-domain optical coherence tomography assessment of very late vascular response after carotid stent implantation. J Vasc Surg,2013,58(1):201-204.

[25] Cook S,Goy JJ,Togni M. Optical coherence tomography findings in renal denervation. Eur Heart J,2012,33(23):2992.

[26] Templin C,Jaguszewski M,Ghadri JR,et al. Vascular lesions induced by renal nerve ablation as assessed by optical coherence tomography: pre- and post-procedural comparison with the Simplicity catheter system and the EnligHTN multi-electrode renal denervation catheter. Eur Heart J,2013,34 (28):2141-2148,2148b.

[27] Karanasos A,Van Mieghem N,Bergmann MW,et al. Multimodality Intra-Arterial Imaging Assessment of the Vascular Trauma Induced by Balloon-Based and Nonballoon-Based Renal Denervation Systems. Circ Cardiovasc Interv,2015,8(7):e002474.

[28] Schubert S,Dreysse S,Fleck E,et al. Optical coherence tomography (OCT) to reveal vascular lesions after renal nerve ablation using a novel water-cooled, open-irrigated helical catheter approach. Int J Cardiol, 2014,177(3):e172-e173.

[29] Versaci F,Trivisonno A,Olivieri C,et al. Vascular response after percutaneous sympathectomy: not all devices are equal. Int J Cardiol,2014,174(2):406-407.

[30] Stabile E,Ambrosini V,Squarcia R,et al. Percutaneous sympathectomy of the renal arteries: the OneShot Renal Denervation System is not associated with significant vessel wall injury. EuroIntervention,2013, 9(6):694-699.

[31] Sanchez-Recalde A,Moreno R,Jimenez-Valero S. Renal artery fibromuscular dysplasia: in vivo optical coherence tomo-

graphy insights. Eur Heart J, 2014, 35 (14):931.

[32] Tanaka A, Suzuki K, Inoue N, et al. Optical coherence tomography images of iliac artery fibromuscular dysplasia. Eur Heart J, 2014, 35(41):2872.

[33] Bastante T, Alfonso F. Insights of optical coherence tomography in renal artery fibromuscular dysplasia in a patient with spontaneous coronary artery dissection. Arq Bras Cardiol, 2014, 103(1):e18.

第九章

OCT 在生物可降解支架领域中的应用

一、冠状动脉介入技术的四次革命

为了改善冠心病患者的预后,冠心病介入领域内的新器械不断研发和改进。20世纪 70 年代至今,冠状动脉介入领域经历了四次革命。

第一阶段(1977—1988 年):球囊扩张时代。1977 年第一例经皮冠状动脉球囊成形术成为冠心病介入诊疗领域的里程碑,意味着从此冠心病患者可以通过介入手段对冠状动脉内病变进行有效的"靶向"干预[1]。然而,由于没有持久的血管壁内支撑结构,经皮冠状动脉球囊成形术后发生血管闭塞的概率很高(30%~40%)。

第二阶段(1986—2000 年):金属裸支架时代。1986 年,为修复经皮冠状动脉球囊成形术可能出现的血管闭塞,冠状动脉支架植入治疗(coronary artery stenting,CAS),即金属裸支架(BMS)首次应用于冠状动脉介入治疗[2]。BMS 植入虽然解决了血管急性闭塞的问题,但多个临床长期随访观察结果显示 BMS 有非常高的支架内再狭窄率(>30%),尤其在复杂病变或糖尿病患者人群中支架再狭窄更常见[3~6]。

第三阶段(2000 年后):药物洗脱支架时代。作为第三个冠状动脉介入里程碑出现的药物洗脱支架(DES)随着一系列临床安全性、有效性研究结果的公布,其在冠状动脉血运重建治疗中广泛应用。与 BMS 相比,DES 能够显著抑制新生内膜生长,可有效降低心肌梗死(myocardial infarction,MI)及靶病变血运重建(target lesion revascularization,TLR)率[7,8],使 TLR 率下降到 5%~8%,然而,DES 又面临新的问题,随着药物支架大量的临床应用,药物支架晚期支架内血栓(以第一代药物支架为例,平均每年发生率为0.53%,4 年累计发生率为 3.3%)的出现再次引起临床医师及研究者对药物支架安全性的关注[9]。尽管第二代药物支架采用了生物相容性更好的聚合物涂层或无聚合物涂层,改进了第一代药物支架的诸多影响安全性的因素,降低了支架内血栓的发生率,但随着腔内影像学技术,如光学相干断层成像(OCT)技术的临床应用与研究的不断进展,金属支架(包括 BMS、第一代及第二代药物支架)均在近期及远期随访中发现支架内新生动脉粥样硬化(neoatherosclerosis,NA)的出现。NA 的形态和组成成分与原位斑块相类似,也是导致远期支架失败的重要原因之一,尤其是药物支架NA 的出现较 BMS 更早,比率也更高[10,11],目前还没有明确降低药物支架内 NA 的有效干预方法。

第四阶段:生物可降解支架。生物可降解支架概念的提出实际上较早,1998 年,Tamai 等人便进行了生物可降解支架的临床研究[12]。然而由于研究样本量小,更重要的是生物可降解支架表面无药物涂层,再狭窄发生率高,加之药物支架在这一时期的成功研制大大阻碍了生物可降解支架的临床研发,但这仍标志着第一代生物可降解支架雏形的产生。2006 年,首次人体(first-in-man,FIM)生物可降解支架试验[13],标志着冠状动脉介入治疗时代真正进入第四个里程碑。表 9-0-1 总结了目前市面上已知的生物可降解支架类型和基本支架信息。

表 9-0-1　生物可降解支架类型和基本支架信息

生物可降解支架名称	材质	药物涂层	支架杆厚度/μm	平均完全降解时间	目前状态
Igaki-Tamai	PLLA	无	170	3 年	CE(外周血管)
Absorb BVS 1.0	PLLA	依维莫司	150	3 年	CE(冠状动脉血管)
Absorb BVS 1.1	PLLA	依维莫司	150	3 年	CE(冠状动脉血管)
DeSolve	PLLA	Myolimus	150	1 年	CE(冠状动脉血管)
DeSolve 100	PLLA	Novolimus	150	1 年	CE(冠状动脉血管)
ART 18AZ	PLLAPDLA	无	–	1.5~2 年	临床研究
Xinsorb	Poly-lactic acid,Polyɛ-ca-prolactone,po-ly-glycolic	西罗莫司	160	2.5 年	临床研究
NeoVas	PLLAPDLLA	西罗莫司	180	–	临床研究
Firesorb	PLLAPDLLA	西罗莫司	125	–	临床研究
AMS-1	Mg	无	165	2 个月	临床研究
DREAMS-1	Mg	紫杉醇	120	9~12 个月	临床研究
DREAMS-2	Mg	西罗莫司	150	–	临床研究
IDEAL biostent	Polymersalicy-late	西罗莫司	200	15 个月	临床研究及临床前第 2 代产品
REVA BRS	PTD-PC	紫杉醇	204	2~3 年	临床研究及 CE 研究
REVAReZolve	PTD-PC	西罗莫司	122	2~3 年	临床研究及 CE 研究

二、生物可降解支架的材质和特性

生物可降解支架设计的理念源自于血管修复过程中支架对血管结构的支撑只是暂时的需要,随着血管壁的修复,生物可降解支架能在一定时间内降解,可以使血管恢复至更加自然的状态,恢复血管的生理功能,消除慢性血管刺激及炎症的来源,缩短双联抗血小板的治疗时长,可以进行无创影像学检查(如 MRA),提高患者生存质量。

通过介入治疗(支架植入)恢复血流,生物可降解支架原则上应该具备金属支架的关键特性,能够在即刻充分扩张病变段血管的同时避免急性支架回缩。良好的生物可降解支架在保证充足径向支撑力的同时,如果能获得最薄的支架杆是比较理想的。生物可降解支架在 3~6 个月开始发生降解并且降解过程中亦应提供给血管支撑力以避免发生血管回缩和负性重构,然而目前市场上能够获得的生物可降解支架在一定程度上都不能达到上述要求,药物涂层与支架能否同步降解也是一个重要问题。可降解支架在设计上要求推送能力较强以适应解剖结构复杂的病变部位,目前最常用的两种生物可降解支架材料为聚左旋乳酸(poly-l-lactic acid,PLLA)与金属镁(magnesium,Mg)。PLLA 生物可降解支架的代表是 Absorb BVS,支架杆厚度为 150μm。最新一代 BRS 支架杆最薄厚度已经达到了 100μm。

与金属支架相比,生物可降解支架支撑力与之相当,即便是植入体内 1 年仍然能够保持较稳定的径向支撑力。其降解过程是通过水解作用将聚左旋乳酸长链剪切成能够被巨噬细胞吞噬的微粒。生物可降解支架材质的终产物是乳酸,通过三羧酸循环的丙酮酸代谢最终水解成二氧化碳和水。整个降解过程需要 1~3 年。

金属镁是另外一类可降解支架材质,并常辅助结合其他稀有金属以增加支架杆的径向支撑力。第一代镁金属可降解支架表面没有聚合物涂层及抗增殖药物,原因是在金属可降解支架降解过程中带有负电荷的离子可能起到抗血栓形成作用。另外可降解金属支架由于材质本身特性使得其支撑力更强,相应支架杆能够制作到更薄。根据不同的金属材质,降解时间从 2 个月到 12 个月不等,最终降解的终产物为无机盐。由于可降解支架骨架本身随时间逐渐发生降解,为了能够识别支架段可在可降解支架两端或传输球囊两端标记不透 X 线的标记点,这不仅增加了植入过程的可控性,也满足了在远期随访过程中支架段的准确识别,其中 REVA 可降解支架在聚合物中添加了碘化材料允许整个可降解支架在 X 线下均清晰可见。

与金属支架相比,生物可降解支架支架杆厚度更厚,因此血管通过直径要求更大,使得在植入生物可降解支架过程中需要对病变做充分的准备。近期公布的临床长期随访研究数据及荟萃分析的数据显示,生物可降解支架 1 年随访支架内血栓的发生率为第二代药物支架的 2 倍,且在亚急性期(1 个月内)支架内血栓发生率较高。最近公布的 ABSORB Ⅲ 研究结果显示,支架植入 3 年后不良相关事件在 BVS 组更高,尤其是靶血管心肌梗死和支架内血栓形成[14]。荟萃分析结果发现生物可降解支架植入术后支架内血栓主要发生在植入 1 个月内,主要与支架膨胀、贴壁不良相关[15~17]。

因此,准确充分地评估病变严重程度,包括病变性质、病变长度、复杂程度,从而选择合适大小的生物可降解支架,植入过程中精确定位、充分扩张及避免损伤生物可降解支架骨架等成为生物可降解支架植入过程中的重要因素,也就是生物可降解支架的植入较金属支架在优化植入方面要求更高,以保证远期效果,特别是降低生物可降解支架的血栓发生率,而在这些过程中,腔内影像学,尤其是高分辨率的 OCT 指导生物可降解支架植入及其在长期随访中的重要作用越来越凸显。

三、生物可降解支架的临床应用及研究进展 ·◆——————◆

（一）第一个应用于人体的生物可降解支架

Igaki-Tamai 是第一个应用于人体的生物可降解支架。支架杆材质为 PLLA，同时它是一款自膨胀式支架，通过将造影剂加热至 80℃，达到球囊自膨胀的温度。随后，在人体温度状态下，支架膨胀持续存在直到支架达到最好的膨胀效果，与血管壁良好贴合。2000 年，Tamai 等人对 15 名受试者进行支架植入的在体研究，报道了第一款生物可降解支架的成功植入[12]。2012 年，通过对 Igaki-Tamai 生物可降解支架超过 10 年的临床随访研究发现，生物可降解支架在 6 个月时尽管出现最小管腔直径的下降，然而随访 3 年时，管腔直径又出现晚期获得的现象。同样，IVUS 亚组研究结果相似。即便临床结果支持生物可降解支架的理论是可行的，然而，该支架需应用加热的造影剂会造成血管损伤，另一方面 Igaki-Tamai 支架所需指引导管尺寸过大（8F），这些不足使得 Igaki-Tamai 支架的研究暂停[18]。新一代 Igaki-Tamai 的临床前研究正在进行。

（二）Absorb BVS 支架

第一代 BVS 即 BVS 1.0 支架杆骨架材质是由 PLLA 构成，与无定型的 PDLLA 1:1 混合形成薄的涂层。支架杆厚度为 150μm，横截剖面为 1.2mm，由反相（out-of-phase）Z 形环构成，每个环之间由 3 个纵行支柱连接。需要在 -20℃ 保存[19]。支架表面抗增殖药物为依维莫司，能够抑制新生内膜增生。聚合物成分为 PDLLA，能够控制依维莫司释放，80% 的依维莫司在 30 天内释放。BVS 药物洗脱率、在组织中的浓度和剂量与 Xience V 药物洗脱支架相似。支架两端有铂金标志物，在血管造影和其他影像学检查中可见。

在支架进入临床研究前的动物研究中，应用 BVS1.0 支架植入健康年轻的小型猪模型中，植入 2 年后，OCT 仍能够在支架杆对应位置找到 BVS1.0 的影像。4 年 OCT 随访证明在相应支架杆位置未发现支架杆影像存在，生物可降解支架已经完全吸收。

ABSORB Cohort A 研究，即 FIM 研究，是一项前瞻性、多中心注册的研究，入选了 30 名单支原位冠状动脉病变患者。研究结果表明支架植入成功率为 100%，支架成功释放率为 94%[15,20]，30 名患者 5 年随访 MACE 率为 3.4%。此外，5 年随访结果显示，植入 BVS 的患者存在晚期血管腔扩大而不伴管壁适应性重构[21~24]。研究亚组分析里有 13 名植入 BVS 患者行 OCT 检查，提示 BVS 在能够维持管腔有效面积的情况下，真正做到恢复血管生理功能。

ABSORB Cohort B 研究是一项前瞻性、多中心注册研究。基于第一代 BVS 出现的不足，第二代 BVS（BVS1.1）做出了一系列产品改进。BVS1.1 应用的聚合物材料和涂层与 BVS 1.0 一致，并且有相同的射线标志物，在 1.0 基础上提供更长时间的放射线支持,支架杆厚度也相同。然而,BVS1.1 为 Z 形环构成,这种设计是为了更加统一的骨架分布,降低了最大环形无支撑结构的面积,提供更多的血管壁支持和药物的转运。同时,BVS1.1 植入的安全性提高,例如支架发生移位少,并且在室温时能够保存[21]。在 ABSORB Cohort B 实验研究中,一共纳入 101 名患者,2 年随访研究结果显示 MACE 发生率为 9%,晚期管腔丢失明显低于队列 A 研究。同时 IVUS 研究分析结果显示,6 个月随访中的确出现最小管腔面积减小,而随后两年管腔面积未进一步减小。OCT 亚组发现植入生物可降解支架后支架杆面积持续增加[25]。

ABSORB EXTEND 研究是在队列 A 及队列 B 基础上针对长病变和小血管的患者进行的研究。研究结果显示在 250 例患者 2 年随访中 MACE 发生率为 7.3%,缺血驱动的靶血管重建率为 4.0%,支架内血栓发生率为 0.8%[26]。

ABSORB Ⅱ 是单盲、多中心研究,纳入 501 名患者,以 2∶1 的比例随机分成 BVS 组和药物洗脱支架组。在 1 年的随访中,在 BVS 组中出现新发症状或心绞痛加重等不良事件较少。BVS 组中有 17 名患者(5%)发生心脏不良事件,而药物洗脱支架组有 5 名患者(3%)[27]。在 BVS 组中,有 3 名患者明确或可能形成支架内血栓(1 名明确为急性,1 名明确为亚急性,1 名可能为晚期),而在药物洗脱支架组中无血栓形成。研究结果支持 BVS 支架与药物洗脱支架远期预后相似。

不仅在欧洲国家,BVS 在中国、美国和日本也相应开展了人群的确认性研究,包括 ABSORB China、ABSORB Japan、ABSORB Ⅲ、ABSORB Ⅳ。其中,ABSORB China 在我国多个中心开展,研究证实了生物可降解支架在我国人群的安全性和有效性。但在 2016 年美国经导管心血管治疗学术会议(TCT)上发布的 ABSORB Ⅱ 研究的 3 年随访结果表明,与 Xience 依维莫司洗脱金属支架相比,Absorb 生物可降解支架组患者冠状动脉内硝酸甘油给药后平均管腔变化情况并无差异,且晚期管腔丢失更显著(0.37mm vs 0.25mm,$P=0.78$);心绞痛状态或运动能力无明显改善;器械相关临床事件(心源性死亡、靶血管心肌梗死及靶病变血运重建之复合终点)发生风险增加(发生率:10% vs 5%;$HR=2.17$,95%CI:$1.01\sim4.69$),以靶血管心肌梗死风险增加最显著(发生率:7% vs 1%,$P=0.006$),晚期支架内血栓形成风险也显著增加(手术 1 年后明确的支架内血栓形成发生例数 6 例 vs 0 例)。ABSORB Ⅲ 研究是第一个关于 BVS 的大型多中心随机对照研究,旨在明确评价 BVS 的安全性与有效性,以期通过 FDA 批准[28]。ABSORB Ⅳ 纳入人群更广,期待研究结果带给我们 BVS 远期效果评价。

近期,一项荟萃分析公布在 2016 年 1 月的 *Lancet* 杂志上。研究入选了包括 ABSORB China、ABSORB Ⅱ、ABSORB Ⅲ、ABSORB Japan、EVERBIO Ⅱ 以及 TROFI Ⅱ 六项 RCT 研究,结果发现与药物金属支架相比,BRS 组发生支架内血栓风险更高[$OR=1.99(95\%CI:1.00\sim3.98)$;$P=0.05$],且在亚急性期(1 个月内)支架内血栓发生率较高。亚组影像学结果分析,发生支架内血栓的患者中小血管病变的比率高。如果排除小血管植入 BVS<2.25mm² 的患者,BVS 及 Xience Ⅴ 两组的 ST 发生率非常接近,分别

为 0.9% 和 0.6%（$P=0.12$）。另外，在 ABSORB Ⅲ 研究结果中指出 BVS 发生血栓可能与植入技术相关。一系列研究结果的出现提示骨架材质改进、植入技术提高是未来 BVS 的工作重点。而在这一过程中，腔内影像学技术，尤其是 OCT 对术前病变定性、合理病变预处理的指导及植入后远期随访支架杆降解等的评价作用绝不容忽视。

虽然 Absorb BVS 支架现已退市，但毕竟探索了生物可降解支架的临床应用之路，提出了改进的方向与思路，尤其重要的是凸显了腔内影像学在生物可降解支架植入过程中的重要作用。

（三）第二代生物可降解支架

1. DeSolve 支架

该支架由 PLLA 聚合物及两种洗脱药物（Novolimus 及 Myolimus）组成，支架厚度 150μm，该支架的径向支撑力与金属裸支架类似，在体内 2~3 年完全吸收。

2. DREAMS-2G 支架

镁是人体的必需元素，具有多种生理功能，与生命的维持、身体的健康有着极其密切的关系，因此生物可降解冠状动脉镁合金支架研发处于生物可降解金属支架的领先水平，以德国公司的镁合金支架为代表，前后经历了 AMS、DREAMS 1G（drug-eluting absorbable metal scaffold 1 generation）和 DREAMS 2G（drug-eluting absorbable metal scaffold 2 generation）三代支架。新一代 DREAMS 2G 支架其骨架尺寸相比于上一代得到了进一步加粗，采用了高强度和更灵活的结构设计，具有更好的顺应性和径向支撑力，药物也换成了抗内膜增生效果比紫杉醇更好的西罗莫司。2016 年 6 月，DREAMS 2G 支架获得 CE 认证。

3. Fantom 支架

Fantom 可降解支架是美国公司设计研发的第一代脱氨酸酪氨酸聚碳酸酯可降解支架，支架厚度达 228μm。该支架采用了新颖的"滑锁"设计，保证了该支架强大的径向支撑力。第二代可降解支架为 ReZolve，该支架采用了重新设计的"螺旋滑锁"结构，并包含西罗莫司药物涂层，支架厚度 114μm。

四、OCT 在生物可降解支架时代的重要作用

冠状动脉造影空间分辨率较低，因为生物可降解支架聚合物骨架的 X 射线的通透性高，使得冠状动脉造影对生物可降解支架扩张或降解情况的评价能力受到限制。此外，冠状动脉造影往往低估了冠状动脉血管的大小[29,30]。而冠状动脉内血管内超声（IVUS）或光学相干断层成像（OCT）技术等可以克服 CAG 的不足。与 IVUS（分辨率 80~

150μm)相比,OCT 分辨率(10~15μm)是目前腔内影像学技术中最高的,因此能够更准确地评价术前病变、支架大小,指导支架扩张,评价贴壁不良、生物可降解支架降解随访等。而最新一代 OCT ILLUMIEN OPTIS 扫描速度更快,能够精确地进行术前病变准备,同时实时 3D 血管重建技术能够准确评价生物可降解支架与边支血管的解剖位置,从而优化 PCI 过程。OCT 影像学技术在生物可降解支架领域中的应用见表 9-0-2[31,32]。

表 9-0-2　OCT 在生物可降解支架中应用的优势

项目	QCA	IVUS	OCT
尺寸测量	估计过低	估计过高	准确
评判支架扩张	不可能	差	最理想
评判支架分布	不可能	差	最理想
评判支架覆盖	差	差	最理想
评判支架降解	不可能	差	最理想
额外花费	无	是	是
额外操作时间	无	是	是

（一）OCT 指导新型支架植入过程

目前市场上的生物可降解支架杆相对较厚(122~204μm),对通过性要求较高,这意味着需要术前对病变做充分的准备,比如对严重狭窄病变做精准的预扩张,使支架顺利到位。同时,需要准确测量血管直径以选择合适大小的生物可降解支架。如 Absorb BVS 允许最大不超过 0.5mm 的过度膨胀,后扩球囊超过支架直径 0.5mm 会导致支架断裂的风险。因此,与 IVUS 相比,对于选择正确的球囊和支架大小、指导 PCI 过程,OCT 的应用是极为必要的影像学手段。在生物可降解支架植入过程中建议遵循"4P"步骤。

1. 充分预扩张病变部位（prepare the lesion）

尽可能选用非顺应性球囊进行预扩张(球囊直径/参考血管为1:1)。必要时应用切割球囊、棘突球囊或冠状动脉旋磨进行充分的病变预处理,病变处理前后应用 OCT 检查获得精确信息(图 9-0-1、图 9-0-2),如病变处理不满意,不要为了植入生物可降解支架而植入,应再次充分扩张,或选用金属支架,避免后期因为支架膨胀不良或贴壁不良而引起高血栓事件。

图 9-0-3、图 9-0-4 中所示的两例生物可降解支架,OCT 术前成像显示该病变存在不同程度的钙化及脂质斑块,植入生物可降解支架后 OCT 成像示由于钙化病变未进行充分的扩张,支架膨胀不良。

9

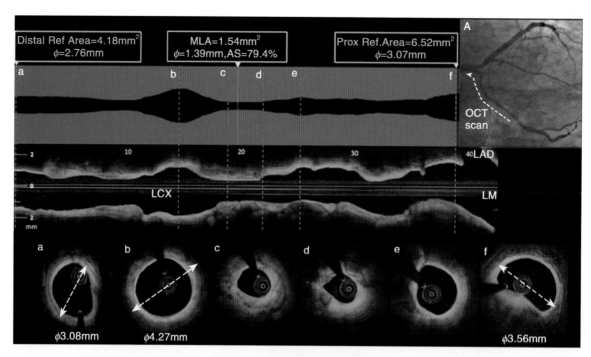

图 9-0-1 OCT 指导 BVS 的植入

严重狭窄伴钙化患者，在 4P 原则下 OCT 指导 BVS 植入术前病变评价

A：造影显示该病例为回旋支病变。从病变远段进行 OCT 成像后，c：病变为严重狭窄，MLA 为 1.54mm²，脂质斑块；d、e：病变近段伴有钙化斑块。同时 OCT 长轴自动测量工具能够直接给出远段参考血管至近段参考血管的病变长度（本病例由 Giulio Guagliumi 教授提供）

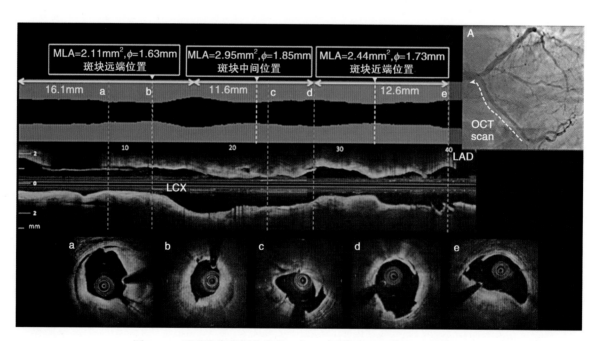

图 9-0-2 严重狭窄伴钙化患者，在 4P 原则下 OCT 指导 BVS 植入

与图 9-0-1 为同一患者，在 OCT 精确测量钙化病变后，选择棘突球囊对严重狭窄和钙化斑块进行病变准备，获得充分的管腔面积后测量参考血管直径、面积和病变长度，为支架选择做准备（本病例由 Giulio Guagliumi 教授提供）

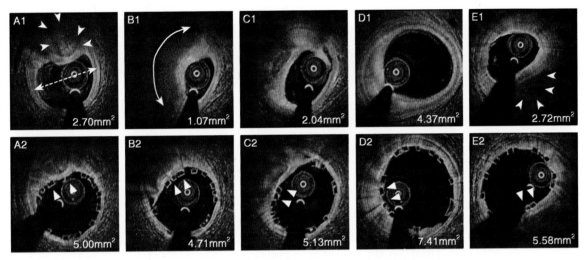

图 9-0-3　不同类型的斑块植入生物可降解支架后的 OCT 图像

患者行 OCT 检查示病变段为多种类型斑块同时存在。　上排显示从血管远段至近段分别为钙化斑块不同表现形态（A1 为浅表钙化突入管腔，B1 为富含脂质斑块，C1、E1 为微小钙化，D1 为纤维斑块）；下排显示在不同斑块类型情况下植入生物可降解支架的即刻支架形态。　当病变类型为钙化斑块时，如未进行充分的病变准备，由于可降解材质的特殊性，支架杆表现为膨胀不良（A2、C2、E2），同时膨胀不良的支架杆部分重叠（箭头所示）。　对于脂质斑块与纤维斑块，可降解支架能够充分扩张，OCT 显示支架膨胀良好，贴壁良好（B2、D2）

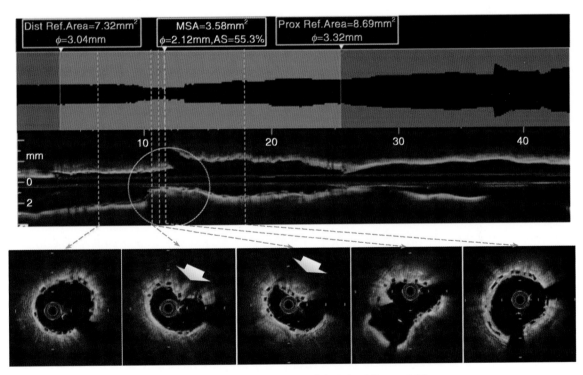

图 9-0-4　钙化斑块植入生物可降解支架后的 OCT 图像

患者行 OCT 检查示病变为严重钙化斑块。　在没有经过术前病变充分准备即植入生物可降解支架后，OCT 示支架严重膨胀不良（蓝色箭头所示）（由 Giulio Guagliumi 教授提供）

2. 准确评估病变血管直径（properly size the vessel）

测量前应在冠状动脉内注射硝酸甘油，以获得更真实的管腔大小信息。通过 OCT 管腔自动测量功能能够实时获取参考血管段直径。与解剖学对比研究结果证实，与血管造影和 IVUS 相比，OCT 测量结果更能反映血管大小[33]。

3. 注意支架扩张的限度，精确选择支架尺寸（pay attention to the expansion limits）

支架保持在正常大小范围内（+0.5mm），以每 5 秒 2 个大气压的加压速率加压到所需压力，保持目标压力 30 秒。

4. 使用高压非顺应性球囊进行后扩（post-dilatation）

确定支架良好的贴壁及膨胀。支架膨胀或支架贴壁不良可导致血管内不正常的血液层流与湍流，因为生物可降解支架较厚的支架杆突入到管腔内影响血流，继发血小板激活，从而增加支架内急性、亚急性和晚期血栓形成或支架内再狭窄的发生率[7,8]，研究证实 BVS 支架内血栓多数与 PCI 过程相关。OCT 能够评价支架膨胀情况以及支架近远段参考血管、分支的相对空间位置与大小以及支架杆贴壁情况（图 9-0-5），并且研究证实良好的支架扩张与组织贴壁可以降低支架回缩、断裂和支架内血栓发生率[9]。生物可降解支架要求支架植入后残余病变直径狭窄率须<10%，从而使支架达到良好的膨胀程度。

支架杆的贴壁程度及分布情况会影响达到血管壁的药物浓度，因此，评估支架杆分布是很重要的。临床研究结果显示在钙化病变角度超过 75°血管周径的病变节段植入支架，能够导致支架杆分布不均，从而导致药物在血管壁吸收不均匀，影响 PCI 术后患者长期预后[10]。OCT 能够详细分析动脉粥样硬化斑块的组成，包括钙化斑块的大小和范围；能够精确分析支架杆的分布，包括最大环形无支撑面积（maximum circular unsupported surface area，MCUSA）以及支架杆是否影响分支开放[11]。

（二）OCT 评价新型支架内膜覆盖

如本书的前几章所示，OCT 与其他影像学手段相比对于支架内新生内膜覆盖情况的评价有独特的优势，OCT 能够评价支架面积、新生内膜面积以及管腔面积，能够检测到早期以及非常薄的新生内膜，预测新生内膜的性质[17]。因此，应用 OCT 评价生物可降解支架在支架杆降解前的内膜修复情况有独特的优势（图 9-0-6）。目前 OCT 评价金属支架内膜覆盖的定义为内膜厚度测量值>$0\mu m$[34,35]，然而由于生物可降解支架杆本身材质原因，目前临床研究所采用的生物可降解支架均有一定厚度，使得原有 OCT 评价金属支架内膜覆盖的定义可能不再适用。Serruys 等通过在体对 BVS 植入术后进行 OCT 测量，即刻测得的支架杆厚度为 $30\mu m$[27]。因此，对于可降解支架内膜覆盖的 OCT 定义为：可降解支架杆任意部位 OCT 可测得的内膜厚度>$30\mu m$[36]。

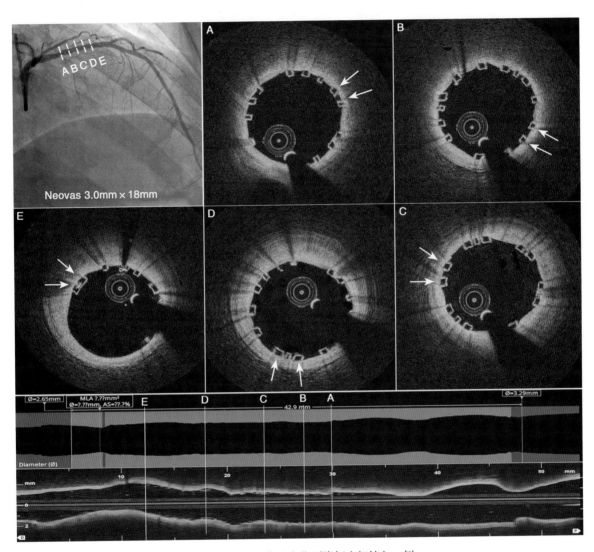

图 9-0-5　OCT 指导生物可降解支架植入一例

患者男性，52 岁，主诉"发作性胸骨后疼痛 3 日"入院。 造影检查（左上角黑白图）示：前降支斑块浸润、前降支近段最狭窄处达 80%。 对患者前降支行 OCT 检查显示：斑块浸润，管腔严重狭窄，最窄面积为 1.8mm²。 选择 NeoVas（3.0mm×18mm）支架植入前降支病变处。 OCT 图像显示从近段至远段（A、B、C、D、E）支架贴壁、膨胀良好（箭头示 NeoVas 支架杆）

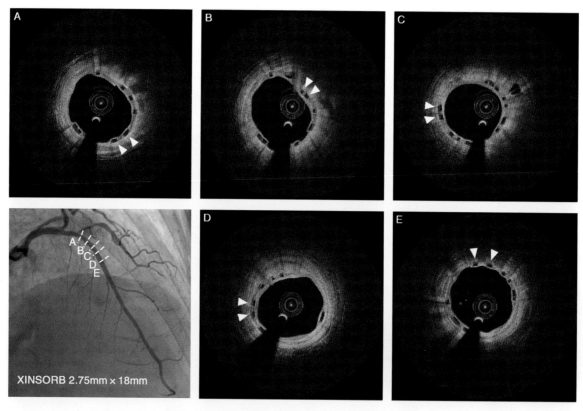

图 9-0-6　XINSORB 支架植入后 12 个月 OCT 评价

患者女性，67 岁，因不稳定型心绞痛入院。冠状动脉造影（左下角黑白图）显示前降支中段 90% 狭窄，符合目前临床研究入组标准。于前降支中段植入 XINSORB 支架 1 枚（从近段至远段 A、B、C、D、E）。12 个月后行 OCT 复查时示可降解支架通畅，内皮覆盖良好。OCT 图像内箭头示箱状支架杆

（三）OCT 评价新型支架杆的降解

　　　　生物可降解支架设计上希望支架最终降解，被自身血管结构所替代而恢复血管的原有舒缩功能。不同的支架骨架、聚合物材质发生完全降解的时间并不一致，降解过程中支架杆发生的变化也不同。各种影像手段中，OCT 能够清楚看到生物可降解支架外形及其植入后的改变，图 9-0-7 为降解过程中支架杆的形态。

　　　　目前对生物可降解支架降解情况的研究越来越多，成为临床研究的热点。FIM 研究结果显示 OCT 能够评价 BVS 随时间的吸收过程、支架杆降解过程中其与血管壁的相互关系、冠状动脉内 BVS 支架杆的降解影像特征，证实了 BVS 确实随时间逐渐吸收以致达到最终完全降解。值得重视的是 2 年的 OCT 影像提供了 BVS 在降解过程中逐渐被糖蛋白组织替代的证据。为什么是糖蛋白成分参与 BVS 降解与修复过程目前还尚不清楚。由此可见，任何事物都有它的两面性，在恢复血管舒缩功能的同时，是否真如研究人员所期待的那样生物可降解支架是 PCI 完美的结局还需要长期临床随访给出答案。

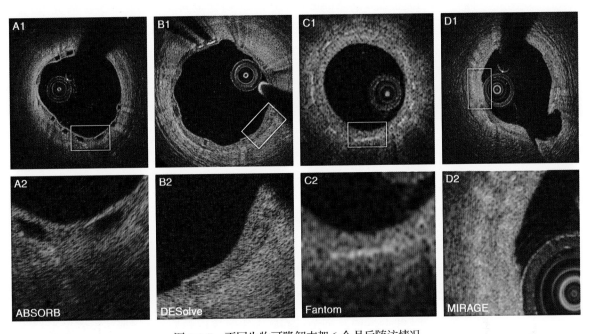

图 9-0-7　不同生物可降解支架 6 个月后随访情况

6 个月后随访时，OCT 图像（A2、B2、C2、D2）示部分支架杆已经发生吸收，在管壁内消失。 如 A2 中 Absorb 支架吸收后留下"箱形"空洞样影像；下排图与上排图标注区域相对应

（四）新一代 3D-OCT 在生物可降解支架应用中的优势

3D-OCT 重建技术图像能够更详细地提供生物可降解支架表面情况，另外能够指导和优化 PCI 过程，尤其是在复杂病变的介入领域。在生物可降解支架中，支架降解过程中在分叉开口处可能形成新生内膜桥，此处二维 OCT 的应用会受到限制，而 3D-OCT 在分叉病变中很有应用前景，能够清楚看到复杂的分叉病变，并且指导支架的植入[18]。

五、国产自主研发生物可降解支架现状

我国正在研发的 BRS 支架有 Xinsorb、NeoVas、Firesorb 等，目前处于不同阶段的临床研究中。

（一）心祥支架（Xinsorb）

心祥支架由 PLLA 组成，表面涂层成分为 PDLLA，支架杆厚度为 160μm，抗增殖药物为西罗莫司（140μg/mm^2）。临床前动物研究结果显示 2 年半支架完全降解。

由上海葛均波牵头的临床首次人体（FIM）试验为前瞻性、双中心试验。研究共入组 30 名患者，共 27 名患者完成 6 个月造影随访，其中 19 名患者进行了腔内影像学 OCT 和 IVUS 的观察。1 年结果表明 Xinsorb 支架的节段内晚期管腔丢失（LLL）为（0.17±0.12）mm，支架杆两侧参考段 LLL 为（0.13±0.24）mm。

同时,葛均波正在开展 Xinsorb 与 TIVOLI 药物金属支架对比研究。研究拟入组 400 名患者,按照 1∶1 随机平均分配到 Xinsorb 和 TIVOLI 支架组,并与纳入 800 名患者的单臂试验进行对比。该研究正在进行,期待整体研究结果的公布。

(二) NeoVas 支架

NeoVas 支架由 PLLA 组成,表面涂层成分为 PDLLA,与 Xinsorb 相似,抗增殖药物为西罗莫司($150\mu g/mm^2$)。

NeoVas 的临床首次人体试验结果:6 个月靶病变失败率(TLF = 3.2%)和支架内血栓发生率(ST = 0)均较低,6 个月节段内晚期管腔丢失为(0.25±0.32)mm。

2014 年由韩雅玲牵头的多中心随机对照试验对比 NeoVas 支架与 XIENCE PRIME 支架。研究拟入选 560 名患者,按照 1∶1 随机分配到 NeoVas 组和 XIENCE PRIME 支架组。一年随访结果如下。主要研究终点为术后 1 年节段内晚期管腔丢失,次要终点为 1 年心绞痛发生率。术后 1 年节段内晚期管腔丢失(患者水平) NeoVas 组[(0.14±0.36)mm]不劣于 CoCr-EES 组[(0.11±0.34)mm],非劣效性 P 值< 0.000 1。1 年累计心绞痛发生率 NeoVas 组和 CoCr-EES 组分别为 27.9%、32.1%,HR = 0.84,Plog-rank = 0.26。结果提示:NeoVas 组与 CoCr-EES 组在主要终点和 1 年临床事件方面具有可比性;NeoVas 组在支架覆盖率、贴壁率及血管修复等方面表现更好,而运动能力与心绞痛发生率则两组相当。不过,尚需远期随访以进一步证实 NeoVas 安全性和有效性。

基于 NeoVas FIM 研究,韩雅玲牵头的多中心、单组 NeoVas 注册研究(NeoVas Bioresorbable Coronary Scaffold Registry Trial,NeoVas BCS)也正在同期开展。研究计划入选 825 名原位病变植入 NeoVas 支架的患者,观察 1 年随访时患者的靶血管失败率。

(三) 火鹮支架(Firesorb)

Firesorb 支架由 PLLA 组成,表面涂层成分为 PDLLA,抗增殖药物为西罗莫司,支架杆厚度为 $100\sim125\mu m$。

由中国医学科学院阜外医院高润霖牵头的 FUTURE 系列研究首次于人体中研究 Firesorb 支架在冠心病患者中的应用。Firesorb 临床首次人体试验(FUTURE-1 FIM 试验)为前瞻性的单组观察试验,纳入 45 名患者,目前研究正在进行中。主要目的是研究 Firesorb 支架的效果和安全性,为下一步大规模多中心的随机对照临床试验提供证据,进而为其在中国的正式应用提供依据。

FUTURE-Ⅱ 是 FUTURE-Ⅰ 的大规模确证性研究。研究拟入选 610 名患者,随机分为 Firesorb 和 Xience 支架组。研究目的是得到国家药品监督管理局(National Medical Products Administration,NMPA)的批准。

（四）生物可降解金属支架

目前,我国生物可降解金属支架的材质包括镁合金支架(JDBM)和铁合金支架(IBS)。尽管动物研究能看到其比聚乳酸材质支架有更好的支撑力,然而仍然存在降解速度过快等问题,需要进一步解决。

六、其他正在研究中的生物可降解支架

其他正在研究的生物可降解支架包括 MeRes、Lifetech Iron、Sahajanand、Avatar、FADES 和 Arterius。

七、OCT 在生物可降解支架时代的应用前景

生物可降解支架无疑将越来越多地应用于临床实践,从简单病变扩展到应用于复杂病变患者,包括 STEMI、长病变或者是小血管和分叉病变患者。进一步准确评价生物可降解支架在临床应用中的效果、积累 BVS 植入的经验,例如支架扩张、贴壁和降解情况以及血管对于植入 BVS 后的反应特征将成为冠心病介入领域又一新兴的研究热点。

OCT 作为高分辨率的腔内影像学工具对评估冠状动脉病变、指导冠状动脉介入治疗与支架随访均有着不可替代的优势。虽然目前生物可降解支架要走的路还很远,但这是冠状动脉内支架的终极研发方向,相信 OCT 会在生物可降解支架的研发道路中提供更多的信息,助力新型支架的研发。

（胡思宁　邢　磊）

参考文献

［1］ Gruntzig A. Transluminal dilatation of coronary-artery stenosis. Lancet, 1978, 1 (8058): 263.

［2］ Serruys PW, Garcia-Garcia HM, Onuma Y. From metallic cages to transient bioresorbable scaffolds: change in paradigm of coronary revascularization in the upcoming decade? Eur Heart J, 2012, 33 (1): 16-25b.

［3］ Pollman MJ. Engineering a bioresorbable stent: REVA programme update. EuroIntervention, 2009, 5 Suppl F: F54-F57.

［4］ Gutierrez-Chico JL, Serruys PW, Girasis C, et al. Quantitative multi-modality imaging analysis of a fully bioresorbable stent: a head-to-head comparison between QCA, IVUS and OCT. Int J Cardiovasc Imaging, 2012, 28 (3): 467-478.

［5］ Tsuchida K, van der Giessen WJ, Patterson M, et al. In vivo validation of a novel three-dimensional quantitative coronary angiography system (CardiOp-B): comparison with a conventional two-dimensional system (CAAS

II) and with special reference to optical coherence tomography. EuroIntervention, 2007, 3(1):100-108.

[6] Huang D, Swanson EA, Lin CP, et al. Optical coherence tomography. Science, 1991, 254(5035):1178-1181.

[7] Sarno G, Bruining N, Onuma Y, et al. Morphological and functional evaluation of the bioresorption of the bioresorbable everolimus-eluting vascular scaffold using IVUS, echogenicity and vasomotion testing at two year follow-up: a patient level insight into the ABSORB A clinical trial. Int J Cardiovasc Imaging, 2012, 28(1):51-58.

[8] Foin N, Gutierrez-Chico JL, Nakatani S, et al. Incomplete stent apposition causes high shear flow disturbances and delay in neointimal coverage as a function of strut to wall detachment distance: implications for the management of incomplete stent apposition. Circ Cardiovasc Interv, 2014, 7(2):180-189.

[9] Gomez-Lara J, Diletti R, Brugaletta S, et al. Angiographic maximal luminal diameter and appropriate deployment of the everolimus-eluting bioresorbable vascular scaffold as assessed by optical coherence tomography: an ABSORB cohort B trial sub-study. EuroIntervention, 2012, 8(2):214-224.

[10] Gomez-Lara J, Radu M, Brugaletta S, et al. Serial analysis of the malapposed and uncovered struts of the new generation of everolimus-eluting bioresorbable scaffold with optical coherence tomography. JACC Cardiovasc Interv, 2011, 4(9):992-1001.

[11] Suzuki Y, Ikeno F, Yeung AC. Drug-eluting stent strut distribution: a comparison between Cypher and Taxus by optical coherence tomography. J Invasive Cardiol, 2006, 18(3):111-114.

[12] Tamai H, Igaki K, Kyo E, et al. Initial and 6-month results of biodegradable poly-l-lactic acid coronary stents in humans. Circulation, 2000, 102(4):399-404.

[13] Gomez-Lara J, Brugaletta S, Diletti R, et al. A comparative assessment by optical coherence tomography of the performance of the first and second generation of the everolimus-eluting bioresorbable vascular scaffolds. Eur Heart J, 2011, 32(3):294-304.

[14] Kereiakes DJ, Ellis SG, Metzger C, et al. 3-Year Clinical Outcomes With Everolimus-Eluting Bioresorbable Coronary Scaffolds: The ABSORB III Trial. J Am Coll Cardiol, 2017, 70(23):2852-2862.

[15] Okamura T, Garg S, Gutierrez-Chico JL, et al. In vivo evaluation of stent strut distribution patterns in the bioabsorbable everolimus-eluting device: an OCT ad hoc analysis of the revision 1.0 and revision 1.1 stent design in the ABSORB clinical trial. EuroIntervention, 2010, 5(8):932-938.

[16] Gutierrez-Chico JL, Regar E, Nuesch E, et al. Delayed coverage in malapposed and side-branch struts with respect to well-apposed struts in drug-eluting stents: in vivo assessment with optical coherence tomography. Circulation, 2011, 124(5):612-623.

[17] Gonzalo N, Garcia-Garcia HM, Serruys PW, et al. Reproducibility of quantitative optical coherence tomography for stent analysis. EuroIntervention, 2009, 5(2):224-232.

[18] Nishio S, Kosuga K, Igaki K, et al. Long-Term (>10 Years) clinical outcomes of first-in-human biodegradable poly-l-lactic acid coronary stents: Igaki-Tamai stents. Circulation, 2012, 125(19):2343-2353.

[19] Ormiston JA, Serruys PW, Regar E, et al. A bioabsorbable everolimus-eluting coronary stent system for patients with single de-novo coronary artery lesions (ABSORB): a prospective open-label trial. Lancet, 2008, 371(9616):899-907.

［20］ Serruys PW,Ormiston JA,Onuma Y,et al. A bioabsorbable everolimus-eluting coronary stent system (ABSORB)：2-year outcomes and results from multiple imaging methods. Lancet,2009,373(9667)：897-910.

［21］ Onuma Y,Serruys PW,Ormiston JA,et al. Three-year results of clinical follow-up after a bioresorbable everolimus-eluting scaffold in patients with de novo coronary artery disease：the ABSORB trial. EuroIntervention,2010,6(4)：447-453.

［22］ Brugaletta S,Heo JH,Garcia-Garcia HM,et al. Endothelial-dependent vasomotion in a coronary segment treated by ABSORB everolimus-eluting bioresorbable vascular scaffold system is related to plaque composition at the time of bioresorption of the polymer：indirect finding of vascular reparative therapy? Eur Heart J, 2012, 33(11)：1325-1333.

［23］ Karanasos A,Simsek C,Serruys P,et al. Five-year optical coherence tomography follow-up of an everolimus-eluting bioresorbable vascular scaffold：changing the paradigm of coronary stenting? Circulation, 2012,126(7)：e89-e91.

［24］ Garcia-Garcia HM,Schultz C,Duckers E, et al. Five-year follow-up of the ABSORB bioresorbable everolimus-eluting vascular scaffold system：multimodality imaging assessment. Euro Intervention,2013,8(10)：1126-1127.

［25］ Ormiston JA,Serruys PW,Onuma Y,et al. First serial assessment at 6 months and 2 years of the second generation of absorb everolimus-eluting bioresorbable vascular scaffold：a multi-imaging modality study. Circ Cardiovasc Interv,2012,5(5)：620-632.

［26］ Farooq V,Gomez-Lara J,Brugaletta S,et al. Proximal and distal maximal luminal diameters as a guide to appropriate deployment of the ABSORB everolimus-eluting bioresorbable vascular scaffold：a sub-study of the ABSORB Cohort B and the on-going ABSORB EXTEND Single Arm Study. Catheter Cardiovasc Interv, 2012, 79(6)：880-888.

［27］ Serruys PW, Onuma Y, Dudek D, et al. Evaluation of the second generation of a bioresorbable everolimus-eluting vascular scaffold for the treatment of de novo coronary artery stenosis：12-month clinical and imaging outcomes. J Am Coll Cardiol, 2011,58(15)：1578-1588.

［28］ Serruys PW,Chevalier B,Dudek D,et al. A bioresorbable everolimus-eluting scaffold versus a metallic everolimus-eluting stent for ischaemic heart disease caused by de-novo native coronary artery lesions (ABSORB Ⅱ)：an interim 1-year analysis of clinical and procedural secondary outcomes from a randomised controlled trial. Lancet, 2015,385(9962)：43-54.

［29］ Gonzalo N,Serruys PW,Okamura T,et al. Optical coherence tomography patterns of stent restenosis. Am Heart J, 2009, 158(2)：284-293.

［30］ Onuma Y,Serruys PW,Perkins LE,et al. Intracoronary optical coherence tomography and histology at 1 month and 2, 3, and 4 years after implantation of everolimus-eluting bioresorbable vascular scaffolds in a porcine coronary artery model：an attempt to decipher the human optical coherence tomography images in the ABSORB trial. Circulation,2010,122(22)：2288-2300.

［31］ Okamura T,Serruys PW,Regar E. Cardiovascular flashlight. The fate of bioresorbable struts located at a side branch ostium：serial three-dimensional optical coherence tomography assessment. Eur Heart J, 2010,31(17)：2179.

［32］ Oberhauser JP,Hossainy S,Rapoza RJ. Design principles and performance of bioresorbable polymeric vascular scaffolds. Euro Intervention,2009,5 Suppl F:F15-F22.

[33] Maehara A,Ben-Yehuda O,Ali Z,et al. Comparison of Stent Expansion Guided by Optical Coherence Tomography Versus Intravascular Ultrasound:The ILUMIEN Ⅱ Study(Observational Study of Optical Coherence Tomography[OCT]in Patients Undergoing Fractional Flow Reserve [FFR]and Percutaneous Coronary Intervention). JACC Cardiovascular Interv, 2015,8(13):1704-1714.

[34] Prati F,Guagliumi G,Mintz GS,et al. Expert review document part 2:methodology, terminology and clinical applications of optical coherence tomography for the assessment of interventional procedures. Eur Heart J,2012,33(20):2513-2520.

[35] Tearney GJ,Regar E,Akasaka T,et al. Consensus standards for acquisition,measurement,and reporting of intravascular optical coherence tomography studies:a report from the International Working Group for Intravascular Optical Coherence Tomography Standardization and Validation. J Am Coll Cardiol, 2012, 59(12): 1058-1072.

[36] Nakatani S,Sotomi Y,Ishibashi Y,et al. Comparative analysis method of permanent metallic stents(XIENCE)and bioresorbable poly-L-lactic(PLLA)scaffolds (Absorb)on optical coherence tomography at baseline and follow-up. EuroIntervention,2016,12(12):1498-1509.

第十章

OCT 在心血管介入诊疗领域中的应用前景

10

一、OCT 技术革新

随着 OCT 的不断改进,其对冠状动脉血管内病变检查、PCI 策略的优化、新型支架的研发将发挥极为重要的作用。目前最新一代 ILUMIEN/OPTIS OCT 于 2015 年开始在中国推广,高回撤速度及实时三维重建技术将大大提高 OCT 在左主干病变、分叉病变中的应用。OCT 在未来的发展方向及优势领域期待如下:①微米级分辨率 OCT (micro-OCT)的分辨率高达 $1\mu m$,在体识别细胞成分(如内皮细胞或巨噬细胞);②OCT-CAG 共建技术,实现血管长轴形态与管腔截面信息的实时融合;③两种或两种以上影像技术以弥补单一影像学手段的不足,如 OCT-IVUS,OCT-NIRS 等多种冠状动脉内影像学技术,更好地、全面地评估斑块易损性及介入治疗效果;④实时整合结构和功能学影像信息,如 OCT-FFR 结构功能学检测技术,对临界病变的处理策略给予更为精准的评估和指导治疗,同时改善临床上过多支架植入的现状;⑤OCT 与荧光分子标记技术结合,可提供斑块内炎症、内皮功能等信息,有利于深入研究动脉粥样硬化斑块的病理生理过程及支架修复过程;⑥开展更多大样本量 OCT 前瞻性临床研究,改变或改进现有某些有争论领域的介入治疗策略;积累 OCT 在判定病变特征及指导精准介入治疗的临床数据,提升 OCT 在冠心病诊疗指南或再血管化治疗指南中的优先推荐级别。

(一)OCT 的技术改进

目前使用中的 FD-OCT 回撤速度最高能达到 40mm/s,每秒 158 帧图像,A-line 频率 81kHz,这就造成每 50mm 的回撤会受到 2~3 次心跳影响,造成 3D 成像边缘模糊(图 10-0-1)。如能将回撤速度加快至>100mm/s,每秒>3 000 帧图像,A-line 频率>1.5MHz,同时结合导管定位跟踪技术,才能在真正意义上达到实时高速成像,3D 成像清晰准确,临床指导价值明显提高,造影剂的推注也将大大减少。未来 OCT 的不断改进能够最大程度提高腔内影像学技术在临床上的广泛应用。

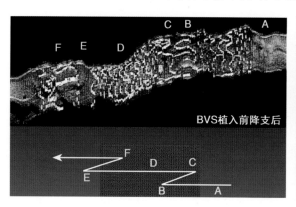
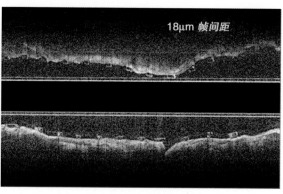

图 10-0-1　目前 FD-OCT 受心率影响,3D-OCT 成像边缘很难达到线性成像

（二）微米级分辨率OCT（micro-OCT）

一项体外研究表明[1]，micro-OCT可观察冠状动脉粥样硬化斑块的细胞及亚细胞结构，如血管内皮细胞、巨噬细胞、胆固醇结晶等，为探究斑块内细胞成分提供了新的影像学手段。目前micro-OCT未应用于人体，尚在动物模型试用阶段，一旦可以应用于人体研究，可动态观察某些细胞成分与动脉粥样硬化斑块稳定性及相关性或影响支架内膜覆盖的细胞成分（如内皮细胞、巨噬细胞、平滑肌细胞）（图10-0-2），其未来的应用必将在动脉粥样硬化发生发展及支架内膜覆盖领域有突破性的发现，并可能改变现有的观点，提供新的治疗干预靶点。

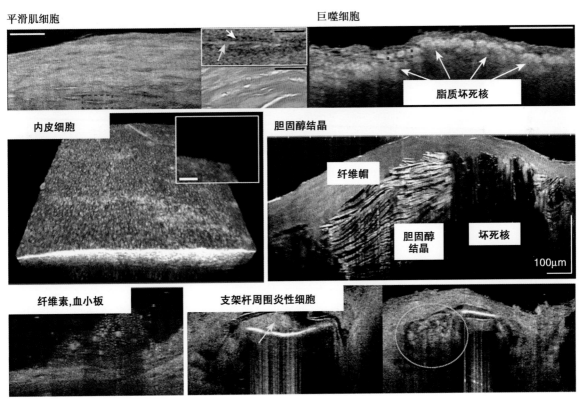

图10-0-2 应用微米级分辨率OCT进行斑块内细胞成分观察具有更高的分辨率

可观察斑块内平滑肌细胞（与组织病理检测一致）、斑块脂质坏死核周围的巨噬细胞、血管内皮细胞、斑块纤维帽附近的胆固醇结晶（呈条形针状）、斑块表面纤维素及血小板的附着、支架杆周围炎性细胞浸润

（三）OCT与CAG共建技术

目前有两种软件技术能够实现OCT与CAG共建。其原理是基于血管解剖标志，如血管分支。明确的血管分支无论是CAG还是OCT影像都能准确识别。一旦确定血管分支形态、位置，即将OCT回撤速度、扫描长度和起始扫描图像一一对应在CAG结果上，其优点是基于OCT导丝在X线下可视。理想状态下的OCT影像是能够在CAG成像的同时获得完整的远心段至近心段的冠状动脉图像（图10-0-3）。

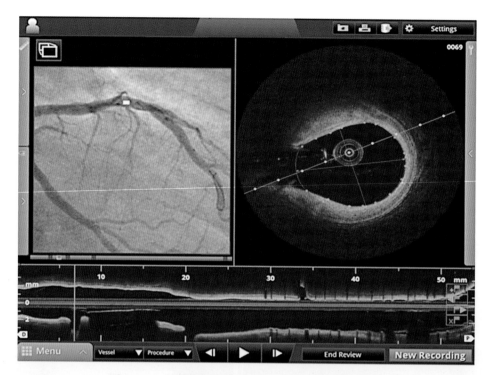

图 10-0-3　目前最新一代 OCT-integrated 系统操作界面
将 OCT 成像系统与导管室造影系统图像共建。　左图为该患者左冠状动脉造影图像，图中白色
的方块示 OCT 导丝正位于该处；右图为当前 OCT 横截面影像。　当 OCT 导丝回撤时，造影同步
显示 OCT 导丝成像所在血管部位

（四）OCT 与其他血管内影像技术的联合应用

伴随着介入诊疗技术的发展，血管内影像的临床研究证据越来越多，包括近红外
光谱法（NIRS）、冠状动脉内磁共振成像（MRI）、血管弹性成像、分子荧光技术等。鉴
于每种影像学方式都有其独特的优缺点，可利用各自的优势进行有效的组合，从而提
高临床实际诊断效用。2013 年 TVC™ NIRS-IVUS 成像系统是第一个获得 FDA 批准临
床应用的血管内双重成像系统。这种实时多种影像学结合的成像模式将成为未来的
发展趋势。

1. OCT-FFR

血流储备分数（FFR）能够评价冠状动脉狭窄基础上血管血流储备功能，其中对中
度狭窄病变、多支病变、左主干病变及分支开口病变有较大的临床指导优势。最早将
OCT 和 FFR 组合的是 ILUMIEN™ PCI Optimization™ 系统，该系统将无线 FFR 测量连
接到 St. Jude Medical OCT 平台，并且采用了单独的压力线和 OCT 导管。应用 FFR 可
决定是否需要 PCI 治疗，粗略估计支架植入部位，并且检测支架植入后缺血改善情况；
而应用 OCT 可以观察斑块特征、测量管腔尺寸、优化 PCI 过程，并且在支架植入后，检
查支架植入效果。

尽管同时应用 OCT 和 FFR 的理论优势非常明确,但是两者的联合应用率仍然较低。为了提高临床工作流程、降低成本,可以研发组合 OCT 和 FFR 的单导管设计,但导管尺寸的大小是临床应用的关键。组合 OCT 和 FFR 的众多不同模型导管尚未注册上市,此外,也缺乏大规模的临床研究对其优势的证实。应用这类导管对不同患者群预后的协同效益评估尚待进一步研究。

2. OCT-IVUS

OCT 具有对比度高、分辨率高、近场图像质量高的优势,对动脉形态的描述更为容易[2];而 IVUS 可提供一个长的远场扫描范围,对深层组织透过性好,在左主干开口影像和脂质斑块负荷测量方面更有优势。众多研究团队均试图在同一导管和控制台上实现 OCT 和 IVUS 两者功能的合并[3~5]。这项研究的主要挑战在于维持两者先进性能的同时不会增加操作的复杂性和成本。目前,已经研制出外径 3.6F 的原型导管,并且在动物模型上进行了测试[6]。导管的设计和制造方面还需要进一步改进,以适应临床需要。OCT-IVUS 联合使得影像具有更加精准地区分斑块形态的潜能,并且能够结合两者各自的优势更全面地评估动脉粥样硬化病变[7](图 10-0-4)。

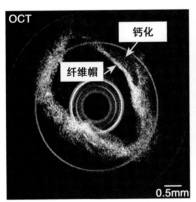
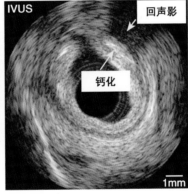
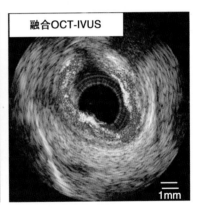

图 10-0-4　OCT 与 IVUS 的整合
整合 OCT 与 IVUS 技术后兼具两者对斑块组成成分的成像优势

3. OCT-NIRS

OCT 是一种具有高分辨率的影像学检查装置,但不能提供组织的分子及化学组成。通过与分子敏感成像技术结合可以提高其对组织成分分析的准确性。而血管内近红外光谱法(NIRS)是其中具有代表性的方法。NIRS 是一种通过近红外光谱来检测和分析化学组成的方法,主要依靠不同化学组成成分具有特征性振动吸收光谱这一特点[8]。NIRS 现已与 IVUS 联合应用检测机体的结构和化学信息[7]。近期,Fard 等人描述了一种结合了双模式导管的 OCT-NIRS 系统原型,可以同时获得 OCT 和 NIRS 的数据[9]。

OCT 和 NIRS 对于组织学研究都具有一定的敏感性,目前对于是否可以通过两者结合来提高检测的敏感性,结果尚不清楚。近期 Pu 等人的研究显示:对比 IVUS、VH-IVUS 和 NIRS,发现 VH 和 NIRS 对于非钙化斑块的检测具有明显的相关性[10]。对比 OCT 和 NIRS,发现两者对于脂质的检测一致性较差[11]。目前这部分临床研究的金标准尚不明确。

4. OCT-分子成像

荧光成像技术可能是检测动脉组织分子组成的最敏感、最特异的方法之一。Barton 等人展示了一种内镜,可以对结合 OCT 和荧光光谱的临床影像进行观察[12]。对正常和斑块病变区域主动脉切除标本的分类正确率分别为 97% 和 91%。并且研发了可以观察小鼠结肠癌影像的综合导管[13]。OCT 可以作为识别异常组织的主要方法,而自体荧光光谱分析可以用于筛选与病变相关的分子。通过特定生物标记物成像可能会实现更高的诊断准确性[14]。然而,大多数天然生物标记物在低浓度状态下并不能通过荧光成像检测到,应用荧光标记物可以实现更好的显像。此外,Yoo 等人近期描述了一个可以同时进行 OCT 和近红外荧光影像采集的导管和成像系统[15]。

血管内 OCT 和分子成像的结合可能会为人类动脉粥样硬化研究提供新视角。虽然仍然处于临床前期,但是早期研究已经证明了这种组合形式的可行性。然而,荧光标记物监管部门的批准仍然是目前临床转化的一大障碍。此外,应着重强调该项系统的临床价值,从而使该系统进入临床后得到广泛的应用。

二、结语

如前面章节所详细介绍的,OCT 是评价冠状动脉血管壁成分、动脉粥样硬化斑块稳定性、优化支架植入效果、评估支架远期有效性和安全性的高分辨率血管内影像手段。如今冠心病介入诊疗时代不仅要求为患者提供更好的介入效果,更要求个体化制订最优策略。随着 OCT 技术的革新和成熟,临床研究证据更加充分,OCT 操作被介入医师熟练掌握,相信其在冠心病动脉粥样硬化临床与基础研究、急性冠状动脉综合征治疗策略选择、介入治疗效果优化、新型支架效果评估、支架内膜覆盖与双抗选择等领域的应用将越来越广泛,并在一定程度上改变或影响现行的冠状动脉介入治疗策略。

(胡思宁 于 波)

参考文献

[1] Shaw LJ, Berman DS, Maron DJ, et al. Optimal medical therapy with or without percutaneous coronary intervention to reduce ische- mic burden: results from the Clinical Outcomes Utilizing Revascularization and Aggressive Drug Evaluation (COURAGE) trial

nuclear substudy. Circulation, 2008, 117
(10):1283-1291.

[2] Jang IK, Bouma BE, Kang DH, et al. Visualization of coronary atherosclerotic plaques in patients using optical coherence tomography: comparison with intravascular ultrasound. J Am Coll Cardiol, 2002, 39 (4): 604-609.

[3] Yin J, Li X, Jing J, et al. Novel combined miniature optical coherence tomography ultrasound probe for in vivo intravascular imaging. J Biomed Opt, 2011, 16(6):060505.

[4] Li BH, Leung AS, Soong A, et al. Hybrid intravascular ultrasound and optical coherence tomography catheter for imaging of coronary atherosclerosis. Catheter Cardiovasc Interv, 2013, 81(3):494-507.

[5] Li X, Li J, Jing J, et al. Integrated IVUS-OCT Imaging for Atherosclerotic Plaque Characterization. IEEE J Sel Top Quantum Electron, 2014, 20(7):7100108.

[6] Kern MJ, Samady H. Current concepts of integrated coronary physiology in the catheterization laboratory. J Am Coll Cardiol, 2010, 55(3):173-185.

[7] Bourantas CV, Garcia-Garcia HM, Naka KK, et al. Hybrid intravascular imaging: current applications and prospective potential in the study of coronary atherosclerosis. J Am Coll Cardiol, 2013, 61(13):1369-1378.

[8] Caplan JD, Waxman S, Nesto RW, et al. Near-infrared spectroscopy for the detection of vulnerable coronary artery plaques. J Am Coll Cardiol, 2006, 47(8):C92-C96.

[9] Fard AM, Vacas-Jacques P, Hamidi E, et al. Optical coherence tomography--near infrared spectroscopy system and catheter for intravascular imaging. Optics Express, 2013, 21 (25):30849-30858.

[10] Pu J, Mintz GS, Brilakis ES, et al. In vivo characterization of coronary plaques: novel findings from comparing greyscale and virtual histology intravascular ultrasound and near-infrared spectroscopy. Eur Heart J, 2012, 33(3):372-383.

[11] Yonetsu T, Suh W, Abtahian F, et al. Comparison of near-infrared spectroscopy and optical coherence tomography for detection of lipid. Catheter Cardiovasc Interv, 2014, 84(5):710-717.

[12] Barton JK, Guzman F, Tumlinson A. Dual modality instrument for simultaneous optical coherence tomography imaging and fluorescence spectroscopy. J Biomed Opt, 2004, 9(3):618-623.

[13] Tumlinson AR, Hariri LP, Utzinger U, et al. Miniature endoscope for simultaneous optical coherence tomography and laser-induced fluorescence measurement. Appl Opt, 2004, 43(1):113-121.

[14] Vasan RS. Biomarkers of cardiovascular disease: molecular basis and practical considerations. Circulation, 2006, 113 (19): 2335-2362.

[15] Yoo H, Kim JW, Shishkov M, et al. Intra-arterial catheter for simultaneous microstructural and molecular imaging in vivo. Nat Med, 2011, 17(12):1680-1684.

图书在版编目（CIP）数据

心血管临床光学相干断层成像技术/于波等主编
. —北京：人民卫生出版社,2020
ISBN 978-7-117-27925-3

Ⅰ.①心… Ⅱ.①于… Ⅲ.①心脏血管疾病-计算机
X 线扫描体层摄影-诊断 Ⅳ.①R816.2

中国版本图书馆 CIP 数据核字(2020)第 010440 号

人卫智网	www.ipmph.com	医学教育、学术、考试、健康，购书智慧智能综合服务平台
人卫官网	www.pmph.com	人卫官方资讯发布平台

心血管临床光学相干断层成像技术

主　　编：于　波　葛均波　韩雅玲　霍　勇
出版发行：人民卫生出版社(中继线 010-59780011)
地　　址：北京市朝阳区潘家园南里 19 号
邮　　编：100021
E - mail：pmph @ pmph. com
购书热线：010-59787592　010-59787584　010-65264830
印　　刷：三河市宏达印刷有限公司（胜利）
经　　销：新华书店
开　　本：889×1194　1/16　　印张：16
字　　数：367 千字
版　　次：2020 年 3 月第 1 版　2023 年 1 月第 1 版第 4 次印刷
标准书号：ISBN 978-7-117-27925-3
定　　价：188.00 元

打击盗版举报电话：010-59787491　E - mail：WQ @ pmph.com
质量问题联系电话：010-59787234　E - mail：zhiliang @ pmph.com